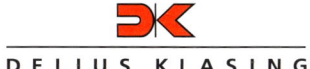

DELIUS KLASING

BJÖRN KAFKA & OLAF JENEWEIN

FUNCTIONAL FITNESS

Einfach // effektiv // zeitsparend

DELIUS KLASING VERLAG

Bibliografische Information der Deutschen Nationalbibliothek
Die Deutsche Nationalbibliothek verzeichnet diese Publikation
in der Deutschen Nationalbibliografie; detaillierte bibliografische
Daten sind im Internet über http://dnb.d-nb.de abrufbar.

1. Auflage
ISBN 978-3-7688-3343-1
© by Delius, Klasing & Co. KG, Bielefeld

Buchgestaltung: *Arndt Knieper*
Fotos: *Robert Niedring*
Titel-Fotos: *Inmagine, iStock Photo, Shutterstock*
Illustrationen: *Thomas Thiesen*
Lektorat: *Klaus Bartelt*
Reproduktionen: *scanlitho.teams, Bielefeld*
Druck: *aprinta druck, Wemding*
Printed in Germany 2011

Delius Klasing Verlag, Siekerwall 21, D-33602 Bielefeld
Tel.: 0 521 / 5 59-0, Fax: 0 521 / 5 59-115
E-Mail: info@delius-klasing.de
www.delius-klasing.de

ARMÜBUNGEN **72**

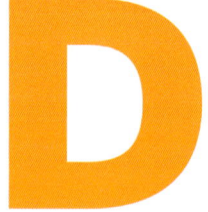

ieses Buch entstand aus einem einfachen Grund: Zeitmangel. In meinen Jahren als Radsportler waren Trainingsumfänge von zehn bis 20 Stunden in der Woche eher die Regel als eine Seltenheit. Mit Beruf, Familie und den sonstigen Dingen des außersportlichen Lebens schwanden die Stunden, die ich für den Sport gebraucht hätte. Ein Dilemma, dem man entweder dadurch entkommt, dass man Familienzeit abknapst oder fehlende Trainingszeit mit höherer Intensität kompensiert. Ich entschloss mich für die Intensität. In Zusammenarbeit mit Olaf Jenewein, den ich deutschlandweit für einen der hellsten Köpfe im Bereich Krafttraining und Physiotherapie halte, entwickelte sich ein Trainingssystem, das mich wieder in Form brachte, aber weniger Zeit benötigte. Der Erfolg des Systems, das auch viele meiner Freunde anwenden, ermutigte uns, ein Buch darüber zu schreiben. Die Maxime war dabei immer: Die Workouts sollen schnell durchführbar sein, und das Training soll leicht zu verstehen sein, sodass die Leserinnen und Leser mit einfachen Mitteln in die Lage versetzt werden, sich selbst in Form zu bringen.

Dieses Buch wäre nie ohne die Hilfe meiner Frau Emily entstanden. Sie ermutigte mich, mein Trainingsregime in Buchform zu verarbeiten. Arndt Knieper gelang es, durch seine Layouts ein leicht verständliches Buch zu erstellen. Anke Hartmann quälte sich für uns auf den Fotos, ohne dass es anstrengend aussah. Die ehemalige Eisschnelllauf-Weltmeisterin wurde von Robert

Sie wollen mehr erfahren? Besuchen Sie uns auf *Facebook* unter „functional fitness".

Niedring abgelichtet, der mit viel Ruhe und Perfektion die Bilder erstellte. Besonderer Dank gilt auch Thomas Thiessen, der mit seinen Illustrationen das umsetzte, was wir in unseren Köpfen hatten.

Ich wünsche Ihnen viel Spaß beim Trainieren und Erreichen Ihrer Ziele.

Björn Kafka

BJÖRN KAFKA arbeitet als Redakteur beim *Bike*-Magazin (Europas größter Mountainbikezeitschrift) und als freier Autor für die Zeitschriften *Tour* und *Allmountain*. Der ehemalige Leistungsradsportler betreut dort die Bereiche Fitness und Rennsport. Durch seinen Beruf erhält Kafka einen umfassenden Einblick in das Training von Profisportlern wie kaum ein anderer.

OLAF JENEWEIN (Bachelor of Science) arbeitet als Physiotherapeut und Dozent in Hamburg. Nach seiner aktiven Zeit als Kraft- und Ausdauersportler verlagerte Jenewein sein Augenmerk auf das Training von Leistungssportlern. Jeneweins Urteil und Tipps machen ihn zu einem gefragten Experten. Neben der Sportlerbetreuung schreibt er für die Magazine *Bike*, *Tour* und *Allmountain*.

EIN FÜH RUNG

SPORT? DAS IST NIX FÜR MICH.

Irrtum! Wenn dem so wäre, würden Sie jetzt nicht diesen Satz lesen. So wie Sie jetzt über diesem Buch sitzen, sind Sie das Ergebnis von vielen tausend Jahren natürlicher Auslese. Das heißt, eine endlose Reihe Ihrer Vorfahren rannte flott genug, um dem Säbelzahntiger zu entgehen und Kaninchen zu fangen. Sie hatten genügend Kraft und Ausdauer, um Kriege und Völkerwanderungen zu überleben, und fanden bei all dem Gerenne, Gejage, Geschleppe noch die Zeit, ihren Chromosomensatz unters Volk zu bringen.

Wir alle strafen Gene für unsere Schwächen ab. Bluthochdruck, Diabetes, Bindegewebsschwäche, Übergewicht lasten wir unseren Vorfahren an. Dann sollten wir aber auch anerkennen, dass wir als letztes Glied an einer Kette von Vorfahren hängen: Sie siegten in dem Spiel, das Überleben heißt und in dem häufig der zweite Platz den Tod bedeutete. Um es mit den Worten eines Hits der 1970er-Jahre zu sagen: „Everyone's a winner baby, that's the truth".

Betrachtet man den Chromosomensatz wie dieses Buch, unterscheiden Sie sich von Usain Bolt, Vitali Klitschko und Reinhold Messner nur durch wenige Satzzeichen und Buchstaben.

Okay, fragen Sie, wieso quillt dann das Hüftgold über meinen Hosenbund, wovon bei den Klitschkos partout nichts zu sehen ist? Die Antwort ist das, was neudeutsch epigenetische Faktoren genannt wird.

Viele Gene schlummern in uns und warten auf den richtigen Stimulus, um sich einzuschalten. Die Neigung zu Bluthochdruck beispielsweise kann in unzivilisierteren Zeiten ein Überlebensvorteil gewesen sein, weil diese Menschen bei Gefahr schneller in Fahrt kamen. Heute schleichen Raubtiere eher selten durchs Büro und Menschen mit Bluthochdruck nerven vor allem ihre Kollegen. Dabei stecken in solchen Menschen geborene Athleten – sie profitieren sehr von körperlichem Training, da Stresshormone von der Evolution für Kampf oder Flucht geschaffen wurden und nach einer körperlichen Verarbeitung verlangen.

Ähnlich verhält es sich mit Diabetes Typ II, früher Altersdiabetes genannt – bis 14-jährige Computerkids ihn entwickelten. Der Körper kann die Zuckeraufnahme der Zellen in Notzeiten herunterfahren, inzwischen aber geschieht das Gegenteil: Es herrscht ein ständiges Überangebot im Körper und der Körper nutzt denselben Mechanismus, um die Zelle vor all der nutzlosen Energie zu schützen. Macht man den Lackmustest Bewegung, hebt der Körper die Blockade auf und die Zelle kann wieder etwas mit der Energie anfangen. Bewegung schützt vor den Folgen des Diabetes und verringert die Wahrscheinlichkeit seiner Entstehung.

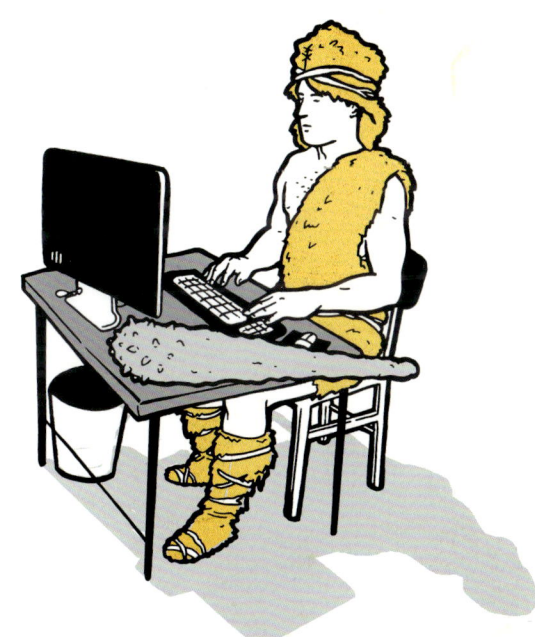

Entwicklungsstopp: Wir stecken in einem Urzeitkörper.

Dennoch: Bewegung kann kein Allheilmittel sein. Sie schützt aber sehr gut vor den Auswirkungen, die ein statischer Lebenswandel auf ein Lauf-, Kletter-, Jagd- und Sammeltier hat. Wir nicken wohl alle die Tatsache ab, dass es Tierquälerei ist, einen Husky in einer Dreizimmerwohnung zu halten und mit ihm dreimal am Tag für 10 Minuten rauszugehen. Ihrem eigenen Organismus, der theoretisch Marathon laufen und den Ärmelkanal durchschwimmen könnte, gönnen viele nicht einmal diese zehn Minuten. Sie quälen sich selbst, ohne es zu wissen.

SIE WOLLEN FITTER WERDEN – GUT SO!

Fitness ist relativ. Im Englischen sind Leute oder Sachen fit für eine bestimmte Aufgabe („fit for the job"). Daraus folgt: Vor der Frage „wie werde ich fit?" steht die Frage „wofür möchte ich fit sein?".

Lautet Ihre Antwort: „Ich will's vom Bett in die Küche, ins Auto, in den Bürostuhl und wieder zurück schaffen", dann klappen Sie dieses Buch wieder zu. Es ist nichts für Sie!

Sie lesen weiter, gut. Formulieren Sie einen Satz der Art: „Ich geh' öfter mal ein Stündchen Laufen, aber ich träume vom Ironman." Oder: „Wenn die Kollegen umziehen, mach ich meistens die Schnittchen; eigentlich würde ich lieber auftauchen und sagen: ‚Wo steht die Waschmaschine?'" Oder: „Diese Hose passte schon mal besser …"

Gibt es einen dieser Sätze, kann dieses Buch Ihnen helfen, Wunsch und Wirklichkeit zusammenzubringen.

WER SICH SCHONT, WIRD SCHLAPP

Nun wissen Sie, was Sie können und was Sie können möchten. Die Frage ist, was fehlt und wie

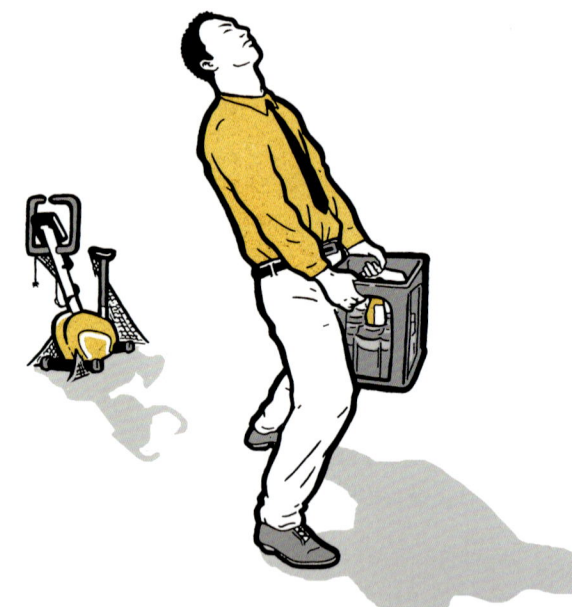

Überschont: Wenn der Alltag zum Leistungssport wird.

können Sie das Fehlende ausgleichen? Dazu müssen wir uns als Erstes mit Ihrem Leistungsvermögen auseinandersetzen. Die Bewegungswissenschaften kennen fünf Dimensionen menschlichen Leistungsvermögens, die motorischen Grundeigenschaften:

→ *Kraft*
→ *Ausdauer*
→ *Koordination*
→ *Beweglichkeit*
→ *Schnelligkeit*

Ihre Kombination bezeichnet man landläufig als Kondition. In einer idealen Welt hätte man von allen fünf eine ausgewogene Menge. Zu dem Zeitpunkt im Leben, in dem man über seine Kondition nachdenkt, ist das meist nicht (mehr) der Fall. Eine Reihe von Faktoren bestimmt über unsere Kondition. Den bedeutendsten hat Andrew Taylor Still, der Urvater der Osteopathie, formuliert: Die Funktion formt die Struktur – oder zeitgenössischer: Use it or lose it. Alles was Sie zum Beispiel an Muskeln oder Bewegungsvielfalt nicht nutzen, werden Sie verlieren. Das heißt: Je mehr Sie sich schonen, desto schneller verfallen Sie. Den gegenwärtigen Zustand unseres Körpers verdanken wir zum überwiegenden Teil seinem Gebrauch oder eben Nicht-Gebrauch. Ein Beispiel: Sie haben aus einer Laune heraus mit den Kollegen gewettet, dass Sie in sechs Monaten 100 Liegestütz schaffen. Sie üben fleißig und am Tag X demonstrieren Sie 100 saubere Liegestütz – Hurra, geschafft. Sie hören auf zu üben und zwei Wochen später hat es sich dann mit den 100.

Das Gleiche gilt für Marathon laufen, Jonglieren, Spagat oder Sprinten. Etwas nicht zu tun, sichert nur eines: Es nicht zu können. Also besteht der Weg zum Ziel aus Üben – aber nicht irgendwas: Wer das Ziel hat, sein Körpergewicht zu stemmen und dafür vor allem läuft, wird im Moment der Wahrheit eine Niederlage erleben. Die Trainingsinhalte müssen zum angestrebten Ziel passen. Dieses Buch liefert Ihnen das Gerüst für ein funktionelles Training, bei dem die Inhalte einander ergänzen, statt sich zu paralysieren.

FUNKTIONELLES TRAINING – WAS IST DAS?

◉ Funktionell bezeichnet Bewegungen, die aus unserer Lebenswirklichkeit als Sportler, Arbeiter, Rettungssanitäter usw. stammen und dort als Training funktionieren.

◉ Derartige Bewegungen oder Spielzüge finden normalerweise in allen drei Ebenen des Raumes (vor, zurück, seitwärts, Drehung) statt. Dabei wird Kraft von der Aufstandsfläche des Athleten durch dessen Körper hindurch in andere Körperabschnitte übertragen und eventuell an ein Sportgerät weitergegeben.

◉ Für alle, die meinen, dass Kraftgeräte in Fitnessstudios besonders effektiv seien: Training an Kraftmaschinen, die mit geführten Bewegungsbahnen arbeiten, bilden nicht die Wirklichkeit ab. Denken Sie nur an einen Sack Blumenerde, den Sie in den Kofferraum wuchten. Da folgt nichts einer Bahn, der Sack will mit Macht aus Ihren Hände gleiten.

◉ In einem Positionspapier der amerikanischen NSCA (National Strength and Conditioning Association) wird Functional Training wie folgt definiert: „Functional training involves movements that are specific — in terms of mechanics, coordination and/or energetics — to one's activities of daily living (ADLs)" [Funktionelles Training beinhaltet Bewegungen, die spezifisch sind – in Mechanik, Koordination und/oder energetisch – für die Aktivitäten des täglichen Lebens der betreffenden Person].

Prominente Vertreter der Trainingsmethode funktionelles Training, wie Alwyn Cosgrove, Michael Boyle und Gray Cook, betonen reduzierte Ansätze bei der Übungsauswahl: Sie orientieren sich an den Grundformen menschlicher Bewegung und schlagen dabei folgende Vorbilder vor:

→ *Kniebeuge (Squat)*
→ *Heben (Deadlift)*
→ *Kniebeuge im Ausfallschritt (Lunge)*
→ *Drücken oder Stoßen (Push)*
→ *Ziehen (Pull)*
→ *Drehung (Twist)*
→ *Gehen und Laufen*
→ *Einarmiges Tragen (Farmer's Walk)*
→ *Drehen von Bauch- in Rückenlage und zurück*

WIESO IST ES SO GUT?

Klare Antwort: Funktionelles Training bereitet den Körper auf die Wirklichkeit vor. Das fängt schon bei so einfachen Dingen wie dem Heben einer Wasserkiste an und endet beim Stabhochsprung. Jeder, der zwei Beine hat und bis drei zählen kann, profitiert von dieser Form des Trainings. Wir dürfen eines nicht vergessen: Unser modernes Leben bietet jede Menge Haltungen, Bewegungen und Tätigkeiten, die nicht als „gesund" gelten können; sie aber schlicht zu unterlassen, brächte das gesellschaftliche Leben schnell zum Erliegen: Krankenschwestern, Feuerwehrleute, Gerüstbauer, Installateure, Musiker, Tänzerinnen, Sachbearbeiter, Soldaten, Friseurinnen, Programmierer, Radsportler, Läufer/innen oder Uhrmacher könnten dann auf der Stelle Job oder Hobby an den Nagel hängen. Funktionelles Training bereitet Ihren Körper darauf vor, die Lasten des Alltags und Sports besser zu verkraften.

IN FÜNF DIMENSIONEN TRAINIEREN

In diesem Buch werden wir Ihren Körper nach seinem kompletten Leistungsvermögen abfragen. Also nach Kraft, Ausdauer, Koordination, Beweglichkeit und Schnelligkeit. Wieso wir das machen? Weil es dem echten Leben am nächsten kommt. Unser Körper hat sich in den letzten 500 000 Jahren wenig verändert. Und genau für diese Urzeit hat ihn Mutter Natur auch angelegt. Bildlich gesprochen: Sie können Speere werfen, auf Bäume klettern oder tief in die Hocke gehen, um ein Mammut zu beobachten. Im Zuge der Evolution haben wir dann unser Wissen dazu genutzt, unserem Körper schwere Arbeit abzunehmen. Wir essen Tiefkühlpizza, anstatt Kaninchen zu jagen, fahren Rolltreppen oder Fahrstühle. Im Grunde nichts Schlechtes, aber in den letzten Jahrzehnten nehmen wir mehr Rücksicht auf unsere Bequemlichkeit, als unserem Körper gut tut, wodurch wir unsere Kraft, Ausdauer, Koordination, Beweglichkeit und Schnelligkeit aufs evolutionäre Abstellgleis schieben.

Aber was bedeuten die Schlagwörter Kraft, Ausdauer oder Koordination eigentlich? Ein kleiner Exkurs, der Sie die Bedeutung dieser Schlagworte verstehen lässt:

Kraft: Bezeichnet die Fähigkeit des Nerv-Muskel-Systems, durch Muskelkontraktion Widerstände zu überwinden (konzentrische Arbeit), ihnen entgegenzuwirken (exzentrische Arbeit) oder sie zu halten (statische Arbeit). Jetzt das Ganze zum Nachspüren: Legen Sie sich bäuchlings auf den Boden, stützen Sie die Hände unter Ihren Schultern auf (Finger parallel zur Körperlängsachse), machen Sie Ihren Körper steif, als hätten Sie einen Stock verschluckt und stemmen Sie Ihre Hände so fest Sie können in den Boden. Hebt sich Ihr Körper jetzt vom Boden, haben Ihre Arm- und Brustmuskeln eine Kraft erzeugt, die höher ist als die Schwerkraft, die Sie Richtung Erdmittelpunkt zieht. Oben angekommen verweilen Sie ein paar Augenblicke; jetzt halten sich Ihre Kraft und die Schwerkraft die Waage. Nun kehren Sie in die Ausgangslage zurück; die Schwerkraft überwindet Ihre Muskelkraft. Wenn die Schwerkraft die ganze Zeit Siegerin bleibt, fehlt Ihnen ein Quäntchen Kraft.

Ausdauer: Die Fähigkeit, physisch und psychisch einer Belastung zu widerstehen, deren Intensität und Dauer letztendlich zu einer unüberwindbaren (manifesten) Ermüdung (= Leistungseinbuße) führt, um sich nach psychischer und physischer Belastung rasch zu regenerieren. Kurz ausgedrückt ist *Ausdauer = Ermüdungswiderstandsfähigkeit + rasche Wiederherstellungsfähigkeit* (Zintl 1994). Was heißt das in Wirklichkeit? Ihr bester Freund wird heute Abend auf ein Bierchen vorbeikommen – oh Schreck, Bier und Knabberkram sind alle, also schnell zur Nachttanke Ihres Vertrauens. Die liegt drei Kilometer von Ihrem Heim entfernt, also eine halbe Stunde Fußmarsch. Schaffen Sie beide Wege, oder nutzen Sie auf dem Rückweg den Bus? Wenn ja, könnte ein wenig mehr Ausdauer nicht schaden.

 **Koordination:** Die Steuerung von Bewegung und Haltung. Nichts Besonderes, denken Sie … na ja, schauen wir mal: Suchen Sie sich einen Platz in Ihrer Wohnung, an dem Sie sich mit zu den Seiten gestreckten Armen einmal um die eigene Achse drehen können, ohne irgendwo anzuecken. Dann stellen Sie eine Stoppuhr auf 45 Sekunden, heben beide Arme gestreckt nach vorn, schließen die Augen, fangen an auf der Stelle zu gehen und starten die Stoppuhr. Nach 45 Sekunden öffnen Sie die Augen wieder und staunen darüber, wo Sie gelandet sind.

 **Beweglichkeit:** Legen Sie eine Hand an den Hinterkopf und die andere an den Hosenbund oberhalb des Pos. Nun beugen Sie beide Ellbogen so stark Sie können und schieben die Hände zueinander. Berühren sich die Fingerspitzen … auch wenn Sie die Arme tauschen? Wenn ja, weisen Ihre Schultergelenke eine gute Beweglichkeit auf. Falls nicht, haben Sie noch einiges an Arbeit vor sich.

 **Schnelligkeit:** Nehmen Sie einen Medizinball, werfen Sie ihn nach oben, klatschen Sie in die Hände, und fangen Sie den Ball wieder auf.

Nun haben Sie die fünf Grundeigenschaften im richtigen Leben gesehen; besonders das letzte Beispiel zeigt aber, dass die fünf nicht unabhängig voneinander existieren. Haben Sie einen sieben Kilo schweren Medizinball in Händen, schaffen Sie es nicht, ihn ausreichend zu beschleunigen, wenn Sie nicht genügend Kraft haben. Wem es an Koordination mangelt, der kann zwar werfen und klatschen – den Ball aber wieder zu fangen, wird eher zum Glücksspiel.

DER MYTHOS „VIEL HILFT VIEL" BRÖSELT

Rad fahren kommt vom Radfahren – über viele Jahrzehnte war dieser Leitsatz das Grundprinzip des Radsporttrainings. Trainer, Wissenschaftler, und selbsternannte Gurus nahmen an, dass eine motorische Grundeigenschaft (Kraft, Ausdauer usw.) nur über das Training genau jener Eigenschaft verbessert werden konnte: Wer schnell Rad fahren will, muss viel Rad fahren. Mitte der 1990er-Jahre endete dieser Versuch, die Leistung in einem Bereich durch immer ausgedehnteres Training zu verbessern. Dies gipfelte in Jahreskilometerleistungen von mehr als 40 000 Kilometern bei der Radsportelite. Mit anderen Worten: Die Athleten mussten im Schnitt 110 Kilometer pro Tag auf dem Rad zurücklegen – wenn sie jeden Tag des Jahres im Sattel saßen. Subtrahiert man trainingsfreie Tage und die Saisonpause, entstehen absurde Tagesleistungen. Beim Radsport setzte daraufhin ein Paradigmenwechsel ein, der die Trainer und Athleten stärker in Richtung Krafttraining blicken ließ. Der Gedanke dahinter: Motorische Grundeigenschaften beeinflussen sich wechselseitig. Ein Läufer, der zusätzlich Kraft und Koordinationstraining absolviert, wird im Verhältnis zum Nurläufer schneller besser werden und weniger verletzungsanfällig sein. Auf dieser Tatsache beruht das Wirkprinzip des hier vorgestellten Trainingssystems. Wir mischen die fünf motorischen Grundeigenschaften. Übrigens: Das in Deutschland bekanntere Beispiel für einen Gedankenwechsel im Sport stellt die Zusammenarbeit des damaligen Bundestrainers Jürgen Klinsmann mit Mark Verstegen dar. Von der Bild-Zeitung wurde Verstegens Training erst als „Gummi-Twist" verspottet, doch der Erfolg gab dem neuen Denken Recht. Verstegens Ansätze finden sich heute mehr oder weniger gelungen kopiert in den Trainingsroutinen aller Bundesliga-Vereine.

Ebenfalls Mitte der 1990er-Jahre platzte in der Sportwissenschaft eine Bombe, deren Stoßwelle

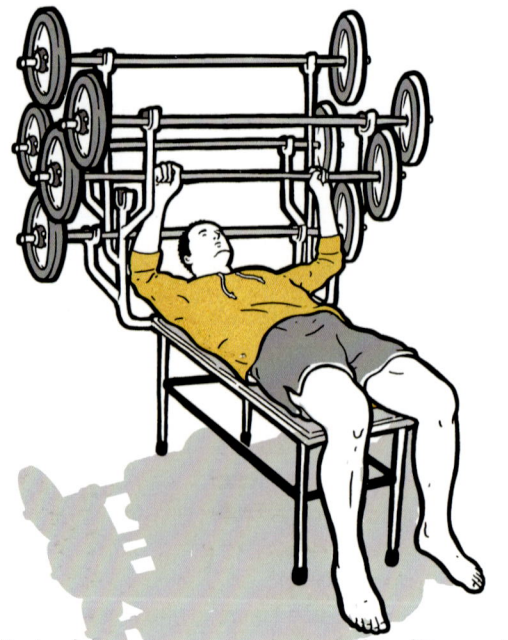

Festgefahren: Das Immergleiche hilft auf Dauer nicht.

ein paar Grundfesten der Trainingslehre bis heute erschüttert. Die Tabata-Studie, 1996 veröffentlicht, verglich moderates Ausdauertraining mit hochintensivem Intervalltraining (eine Stunde Radergometer in Dauerform im Vergleich zu 7- bis 8-mal 20 Sekunden Intervall mit 10 Sekunden Pause zwischen den Intervallen) und stellte fest, dass letztere Trainingsform die Ausdauer verbesserte und dabei klassischem Ausdauertraining überlegen war. Der nette Nebeneffekt dieses Trainings: Man verliert mehr Körperfett als bei endlosen Ausdauereinheiten.

DAS KÖNNEN SIE VOM DIESEM BUCH ERWARTEN

Wir haben Übungsfolgen für Sie zusammengestellt, die ein kraft- und koordinationsbetontes Training ermöglichen. Die rasche Abfolge der Übungen sorgt für hohe Anforderungen an Ihr Herz-Kreislauf-System und verbessert so die Ausdauer und Fettverbrennung. Die kurzen Pausenzeiten sind nicht zufällig. Sie werden erleben, dass der erste Durchgang eines Trainings leicht scheint, der letzte Willensstärke erfordert. Zudem werden Sie von den kurzen Trainingszeiten erstaunt sein. Länger als 20 Minuten trainieren Sie kaum. Wir stellen Ihnen damit das aktuelle Wissen aus Trainings- und Bewegungswissenschaften zur Verfügung. Das können Sie erwarten:

Wirkung eines Krafttrainingsreizes auf das Herz-Kreislauf-System: Sie werden ausdauernder. Bei jeder Form körperlicher Arbeit muss das Herz-Kreislauf-System mit einer Anpassung von Puls, Blutdruck und Atmung reagieren, um dem gesteigerten Energieverbrauch Rechnung zu tragen. Wird der Körper wiederholt dieser Anforderung ausgesetzt, reagiert er mit verbesserter Pumpleistung, also Größenzunahme des Herzens mit verbesserter Kontraktionskraft und niedrigerer Ruhefrequenz. (Baechle & Earle 2008, S. 110 ff.).

Wirkung komplexer Übungen mit freien Gewichten auf die Koordination: Sie werden schneller. Wer ab und an die olympische Disziplin Gewichtheben verfolgt, staunt, wie grazil und schnell die massiv gebauten Athleten beim Reißen und Stoßen unter die Hantel tauchen.

Wirkung verbesserter Maximalkraftwerte auf die Ausdauerleistung: Sie sind länger stärker. Die Markscheide zwischen Kraft- und Ausdauerleistungen liegt bei dem Anteil der Maximalkraft, mit dem eine Bewegung ausgeführt wird. Übersteigt dieser Anteil 30%, so wird die Leistung immer mehr zur Kraftleistung. Umgekehrt heißt das: Wer mehr Kraft hat, kann mehr Leistung bringen, bevor eine Ausdauerleistung in eine Kraftleistung umschlägt.

Und bevor wir es vergessen: Sie werden schneller schlank als bei jedem herkömmlichen Ausdauertraining, das Sie stundenlang im sogenannten Fettverbrennungsbereich trainieren lässt.

WIE IHR TRAINING AUSSEHEN WIRD

Turnhose an, durch die Botanik toben und dann schweißgebadet zusammensacken – so kann Training aussehen. Aber nicht alles, was so aussieht, darf sich Training nennen. Andernfalls wären Galeerensklaven und Pyramidenbauarbeiter die besten Athleten der Welt gewesen. Waren sie aber nicht; sie schufteten sich zu Tode. Zugegeben, alles wonach es sich zu streben lohnt, zieht Anstrengung mit sich, da macht die

Kondition keine Ausnahme. Es gibt keinen guten Kugelstoßer, der mit Wattebäuschchenwerfen in Form kam – also vergessen Sie Trainingsgeräte, die Ihnen Titelblattfiguren ohne Anstrengung versprechen. Der Körper eines Models, Schauspielers oder Athleten wurde mit Schweiß und Tränen erkämpft, Punkt. Was bedeutet das für Sie? Sie müssen Ihren Körper aus dem Sofamodus holen. Was wir damit meinen: Ihr Körper muss durch eine Überforderung einen Belastungsreiz erhalten, der dem Körper ein Umbausignal gibt, damit er sich vor der nächsten Überforderung schützt. Also, immer das gleiche Gewicht stemmen macht auf Dauer nicht besser. Sie müssen sich steigern. Dieses Prinzip heißt: das Prinzip des wirksamen Belastungsreizes. Nun können Sie nicht gleich 100 Liegestütze machen, aber der Weg ist das Ziel. Der Weg zu 100 Liegestützen führt über einen, zehn, zwanzig Liegestütze. Aber es gibt noch ein Dilemma: Ihr Körper passt sich schnell an eine gegebene Belastung an, also muss diese regelmäßig auftreten und sich dabei ändern. Denken Sie an den Neujahrseffekt: „Ab 1. Januar mach ich mehr Sport", heißt die Devise, gefolgt von fünf Joggingversuchen im Stadtpark, die vor allem die eigene Vergänglichkeit spüren lassen. Der Erfolg wäre im März vermutlich messbar gewesen, wären die Schuhe nicht im Februar im Regal gelandet.

Über eines sollten Sie sich im Klaren sein: Man kann nicht gleichzeitig der Athlet mit der meisten Kraft und der meisten Ausdauer sein. Denken Sie ans Wahlbarometer: Es kann immer nur ein Kuchendiagramm auf die fünf „Parteien" verteilt werden. Wer also versucht, das Stück Ausdauer immer weiter zu vergrößern, muss hinnehmen, dass weniger Kuchen für die anderen vier Stücke übrig bleibt. Allerdings: Anders als bei Wahlen können Sie die Größe des Kuchens ändern. Wer viel trainiert, hat eine Hochzeitstorte aufzuteilen, wer nicht trainiert, dem bleibt nur ein Muffin. Zu guter Letzt: Es reicht nicht, sich müde zu trainieren – Sie werden erst in der Erholungsphase stärker. Also brauchen Sie immer eine Pause.

Ziel des Konditionstrainings in diesem Buch ist es, Sie im Ganzen zu fordern. Dabei wenden wir uns an eine breite Zielgruppe: vom „Schreibtisch-täter" bis zum Elite-Athleten. Die vorgestellten Übungen sind in Körperabschnitte gegliedert, um dem Novizen ein ausgewogenes Ganzkörper-training zu ermöglichen. Fortgeschrittenen oder Athleten aus dem Radsport, Fußball, Laufen, Schwimmen haben wir farbige Icons an die Übungen gehängt. Diese zeigen, welche Bewe-gungen sich besonders gut für Ihren Sport eignen. Dadurch fällt die Übungsauswahl wesentlich leichter. Wer gleich loslegen möchte, startet mit den Trainingsplänen. Wir haben für Anfänger, Fortgeschrittene und Profisportler Pläne zusammengestellt. Doch bevor Sie damit anfangen, ordnen Sie sich in eine der Leistungs-gruppen ein.

SO STARTEN SIE IHR TRAINING

1. Leistungstest machen und sich in eine Leistungsgruppe einteilen (ab Seite 19).

2. Übungen zusammensuchen und Zeitschema bestimmen (ab Seite 22).

3. Training absolvieren: Jede der vier Übungen wird im Wechsel trainiert. Ein Beispiel: Machen Sie Kniebeugen, dann eine Pause. Weiter mit Liegestütz, Pause, Bergsteiger, Pause, Burpees, Pause. Danach beginnen Sie wieder mit den Kniebeugen, bis Sie die vier Durchgänge absol-viert haben.

4. Trainieren Sie drei- bis viermal in der Woche nach diesem Prinzip. Training dokumentieren.

IHRE TRAININGSGERÄTE

Um Ihnen ein optimales Training zu bieten, arbeiten wir mit fünf Trainingsgeräten. Sie müssen sich nicht all diese Sachen anschaffen – auch wenn die Kosten unter 100 Euro liegen. Anfangs reicht das „Trainingsgerät" Körper.

Kugelhantel/Kettlebell: In der Kettlebell steckt ein unglaubliches Trainingsgerät. Kettlebell-Übungen beanspruchen den ganzen Körper, verbessern Kraft, das Zusammenspiel der Muskeln, und das Herz-Kreislauf-System.

Medizinball: Werfen, stemmen, prellen; der Medizinball ist ein Klassiker unter den Trainings-geräten. Er ermöglicht ein wirk-sames, aber gefahrloses Training für Sie und Ihren Fußboden.

Klimmzugstange: Nicht nur für Teppiche. Wer an der Klimmzugstange trainiert, überwindet die Schwerkraft und sich selbst. Ideal für kräftige Schultern und einen gesunden Rücken.

Kasten: Die Welt besteht aus Kästen: Treppen, Mauern, Badewannenrand. Wer auf den Kasten springt, steigt oder sich dort abstützt, bereitet sich aufs echte Leben vor.

Körpergewicht: Immer und überall dabei, an die Möglichkeiten des Bewegungs-apparates angepasst – und zudem zum Nulltarif.

Wie fit bin ich?

Wie steht es um Ihre Fitness? In diesem Kapitel prüfen Sie Ihren Ist-Zustand. Mit den vorgegebenen Tests können Sie einordnen, ob Sie eher zu den Anfänger- oder doch zu den Fortgeschrittenen- oder den Profiübungen greifen sollten.

Wie fit bin ich? Diese Frage können Sie sich in diesem Kapitel selbst beantworten. Anhand von neun Übungen checken Sie Ihre Stärken und Schwächen. Dabei fragen wir Ihre Beweglichkeit, Kraft, Ausdauer und Koordination ab. Dieser Kurztest hilft Ihnen, die richtige Auswahl der Übungen zu finden und sich in die passende Kategorie einzuordnen (Anfänger, Fortgeschrittener, Profi). Grundsätz-

lich empfehlen wir Ihnen aber, mit den Anfänger- übungen und Trainingsplänen zu starten. Wiederholen Sie den Test monatlich, um Ihre Fitnessentwicklung zu überprüfen. Zur Einschätzung Ihrer Fitness bedienen wir uns der Anforderung, die man beim Militär findet. Das hat nichts mit unserer militanten Ader zu tun, vielmehr mit der großen Vielseitigkeit dieser Tests.

TEST IHRER FITNESS:

① *Sind Sie in der Lage, mit Ihren Fingern den Boden vor Ihren Zehen zu berühren und dabei die Knie durchgedrückt zu lassen?*

ANFÄNGER: Sie erreichen knapp die Schienbeine
FORTGESCHRIT- TENE: Sie berühren mit den Fingerspitzen den Boden
PROFIS: Die Handflächen liegen auf dem Boden.

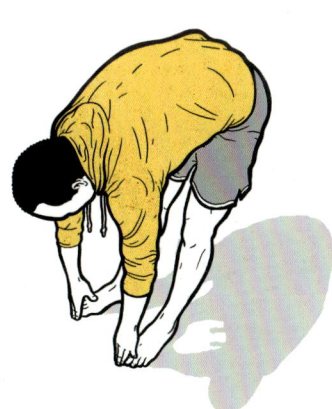

② *Können Sie mit Fersen, Po, Schulterblättern und Hinterkopf an einer Wand stehen und die Arme so weit nach vorne oben heben, dass Ihre Arme neben Ihren Ohren sind und Ihre Daumen die Wand berühren?*

ANFÄNGER: Po und Schulter bekommen Sie an die Wand, den Hinterkopf nicht.
FORTGESCHRITTENE: Sie schaffen es, die Daumen an die Wand zu legen.
PROFIS: Die Daumen sind an der Wand, Kopf und Schulter können abgelöst werden.

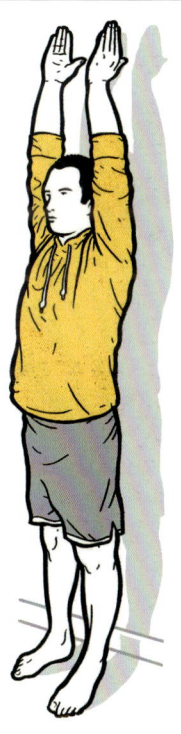

③ *Stellen Sie sich barfuß mit dem Gesicht zu einer Wand mit etwa 15 cm Abstand. Stand etwas weiter als hüftbreit, Großzehen zeigen minimal nach außen. Versuchen Sie eine Kniebeuge, ohne mit Stirn oder Nase die Wand zu berühren und die Fersen vom Boden zu lösen, bis Ihr Oberschenkelknochen waagerecht steht.*

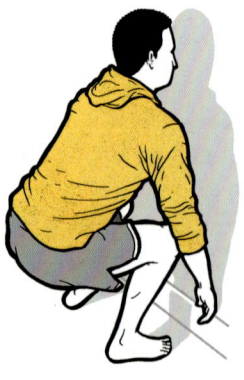

ANFÄNGER: Sie schaffen einen rechten Winkel im Knie, Fersen am Boden.
FORTGESCHRITTENE: Oberschenkel stehen parallel zum Boden, die Fersen am Boden.
PROFIS: Senken das Gesäß bis zum Fersensitz.

④ *Marine Corps Situp: Sie liegen auf dem Rücken, die Beine sind angestellt, die Arme vor der Brust verschränkt. Können Sie nun den Oberkörper abheben (ohne den Kontakt der Füße mit dem Boden zu verlieren), bis die Arme die aufgestellten Beine berühren? Wenn nicht, haben Sie massiven Nachholbedarf.*

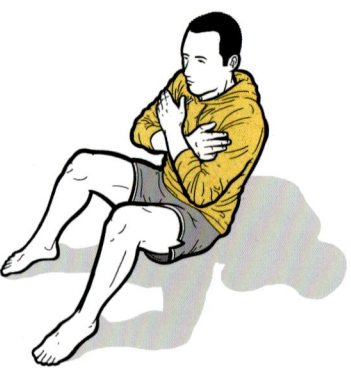

ANFÄNGER: 0–10 Wiederholungen
FORTGESCHRITTENE: 11–20 Wiederholungen
PROFIS: über 20 Wiederholungen

⑤ *Einbeinaufstehen: Sie sitzen auf einem Stuhl mittlerer Höhe (ca. 47 cm). Verschränken Sie die Arme vor der Brust und versuchen Sie mit einem Bein aufzustehen. Wenn Sie dazu nicht in der Lage sind, liegt Ihre Beinkraft im unteren Durchschnitt.*

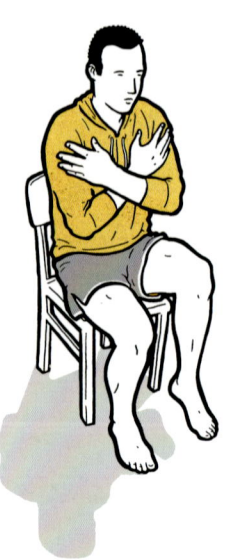

ANFÄNGER: keine
FORTGESCHRITTENE: 5 in 10 Sekunden
PROFIS: ab 8 in 10 Sekunden

⑥ *Beim United States Marine Corps gelten 3 volle Klimmzüge als Minimalanforderung, bei den Navy SEALs sind es derer schon 8 als Einstellungsvoraussetzung. Um mithalten zu können, sind dort 15 bis 20 gern gesehen.*

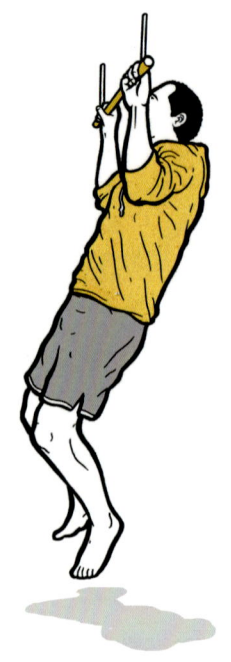

ANFÄNGER: Nur Hängen mit Kinn über der Stange für 5 Sekunden
FORTGESCHRITTENE: 5 Klimmzüge
PROFIS: ab 10 Klimmzüge

⑦ *Liegstütz: Im aktuellen Fitnesstest der Bundeswehr kommt der Liegstütz als Minimalanforderung nicht mehr vor. Noch 2009 war das anders. Wiederholungszahlen unter 10 galten nur bei Soldaten jenseits des 50. Lebensjahrs als akzeptabel. Bei den Elitesoldaten der SEALs hingegen sind 42 das Minimum und 100 gelten als guter Durchschnitt.*

ANFÄNGER: unter 10 Wiederholungen
FORTGESCHRITTENE: 15–20 Wiederholungen
PROFIS: über 30 Wiederholungen

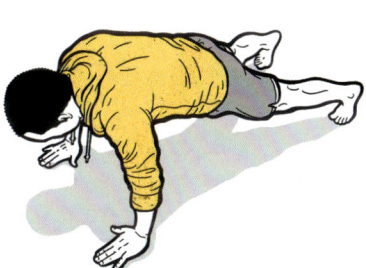

⑧ *1000-Meter-Lauf: Der Klassiker zeigt genau, wie es um Ihre Ausdauer bestellt ist.*

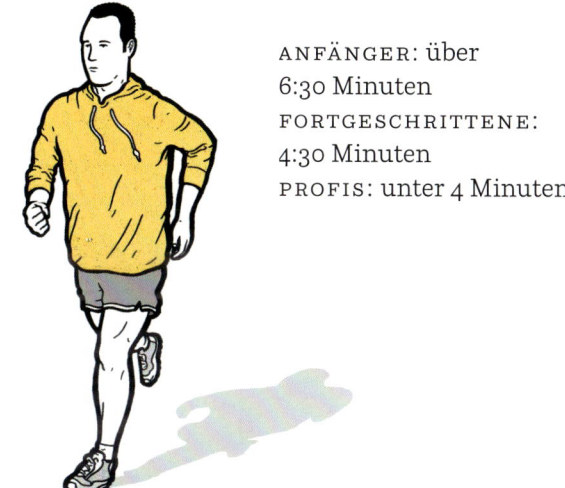

ANFÄNGER: über 6:30 Minuten
FORTGESCHRITTENE: 4:30 Minuten
PROFIS: unter 4 Minuten

⑨ *Sind Sie in der Lage, 30 Sekunden auf einem Bein zu stehen? Wenn nicht, zeigt Ihr Gleichgewicht deutliche Defizite. 30 Sekunden Einbeinstand mit geschlossenen Augen hingegen gelten als gute Leistung, alles darüber als sehr gut.*

ANFÄNGER: unter 30 Sekunden mit offenen Augen
FORTGESCHRITTENE: 30 Sekunden mit geschlossenen Augen
PROFIS: über 45 Sekunden mit geschlossenen Augen

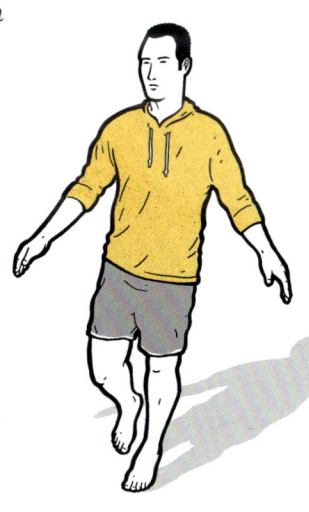

SO FIT SIND SIE:

	ANF.	FORTG.	PROFI
Beweglichkeit			
1. Vorbeugen	O	O	O
2. Daumen an die Wand	O	O	O
3. Hocke	O	O	O
Kraft			
4. Sit-Ups	O	O	O
5. Einbeinaufstehen	O	O	O
6. Klimmzüge	O	O	O
7. Liegestützen	O	O	O
Ausdauer			
8. 1000-Meter-Lauf	O	O	O
Koordination			
9. Auf einem Bein stehen	O	O	O

21

Trainingpläne selbst schreiben

Erfolg im Sport knüpft an einen Trainingsplan an. Ohne eine Struktur können Sie kein sinnvolles Training aufbauen und Ihre Fortschritte nicht dokumentieren. Zudem hilft ein Plan kontinuierlich zu arbeiten – das Wichtigste für Erfolg.

Die älteste im Original erhaltene Aufzeichnung planmäßigen Trainings stammt aus dem 14. Jahrhundert vor Christus und beschreibt eine Art Intervalltraining für Wagenpferde. Es gilt die Regel: Jedes Training wirkt. Aber wirkt es auch in der angestrebten Art und Weise? Die Erfahrung aus der Trainingswissenschaft hat über die Jahrtausende Reihenfolgen und Inhalte von Trainingshandlungen identifiziert, die besser wirken als andere:

→ *Ein Training besteht aus* Einleitung (Vorbereitung des Organismus auf die bevorstehende Belastung), Hauptteil (das Beüben der angestrebten Fähigkeiten) und Schluss (den Körper wieder systematisch in den Ruhezustand zurückführen).

→ *Training sollte (wenn möglich) das Schwache stärken, ohne die Stärken zu schwächen,* sie vielmehr betonen (nicht immer ist das aber möglich: Lance Armstrong musste ein weniger kraftvoller Fahrer werden, um die Tour de France gewinnen zu können. Er opferte seine herausragende Kraft zugunsten eines besseren Leistungsgewichtes, das ihn dann auch am Berg siegfähig machte).

→ *Koordination sollte vor Schnelligkeit, Schnelligkeit vor Kraft und Kraft vor Ausdauer trainiert werden* (diese Reihenfolge entstammt der Erkenntnis, dass auch das Nervensystem ermüden kann, und spiegelt die Reihenfolge der Grundeigenschaften von der am meisten zur am wenigsten anstrengenden fürs Nervensystem).

→ *Hat ein Training* Druck- und Schubübungen, dann sollte es ebenso viele Zugübungen haben.

→ *Enthält eine Zielsportart oder ein Beruf* bestimmte Haltungen oder Bewegungen, sollte ein Training auch Bewegungen anbieten, die der entsprechende Sport oder Beruf nicht bietet.

→ *Geeignet zum Aufwärmen sind* Radfahren, Laufen, Seilspringen und dergleichen – kurz: alles, was geeignet ist, das cardio-pulmonale System anzuregen und Skelettmuskulatur und Gelenke auf die Belastung vorzubereiten. Zum Aufwärmen gehört ferner, die Gelenke der Körperabschnitte, die im Zentrum des folgenden Trainings stehen werden, mehrfach über ihre vollständige Bewegungsbahn zu bewegen. Dafür sollten 10 Minuten aufgewendet werden.

SUCHEN SIE SICH IHR ZIEL

In diesem Buch bieten wir Ihnen zwei Möglichkeiten, Ihren Körper in Form zu bringen: Muskelwachstum oder Kraftausdauer. Die beiden Methoden unterscheiden sich dadurch, dass die eine mit viel Gewicht und wenigen Wiederholungen arbeitet (Muskelwachstum), während die andere weniger Gewicht über einen längeren Zeitraum einsetzt (Kraftausdauer).

Methode Muskelwachstum

Wählen Sie aus den vier Kategorien eine Übung, die Sie maximal 10-mal ausführen können. Pro Übung sollten Sie 2 bis 4 Sätze ausführen. Die Pause zwischen den Sätzen beträgt 2 bis 4 Minuten. Bedenken Sie: je kürzer die Pause, desto mehr wird Ihr Herz gefordert. Dieses Training sollten Sie dreimal in der Woche durchführen.

Methode Kraftausdauer

Wählen Sie aus den vier Kategorien einige Übungen, die Sie länger als 30 Sekunden ausführen können. Suchen Sie sich danach Ihr Belastungsschema, das aus Belastung und Pause besteht. Absolvieren Sie die Übungsfolge drei- bis fünfmal. Beispiel: Pistol, Pause, Planke, Pause, Kreisel, Pause, Reißen, Pause. Jetzt wieder mit Pistol beginnen, bis Sie vier Sätze absolviert haben.

ANFÄNGER: 30 Sekunden Belastung, 60 Sekunden Pause (leicht); 30 Belastung, 45 Pause (mittel); 30 Belastung, 30 Pause (schwer)

FORTGESCHRITTENE: 30 Sekunden Belastung, 30 Sekunden Pause (leicht); 45 Belastung, 30 Pause (mittel); 60 Belastung, 30 Pause (schwer). Wer will, kann natürlich die Pausenzeiten noch etwas kürzen. Denkbar wäre auch 45/20 als Be- und Entlastungsschema.

PROFI: 45 Sekunden Belastung, 20 Sekunden Pause (leicht); 45 Belastung, 15 Pause (mittel); 50 Belastung, 10 Pause (schwer)

Trainingsablauf perfektionieren

Mit Audio-Unterstützung: Wer nach dem Zeitschema trainiert (z.B.: 30/30 Sekunden), der profitiert von akustischen Signalen, die anzeigen, wann ein neues Intervall beginnt. Sprich: Alle 30 Sekunden piept es. Dafür gibt es Geräte (Gymboss) oder, falls Sie Smartphone-Besitzer sind, Apps (HIIT-, Intervall-Timer).

Beispiel für einen Anfänger:

ÜBUNGSFOLGE: Liegestütz, Planke, Kniebeuge, Hampelmann
SERIEN: 4
BELASTUNGSSCHEMA: 30 Belastung, 60 Pause

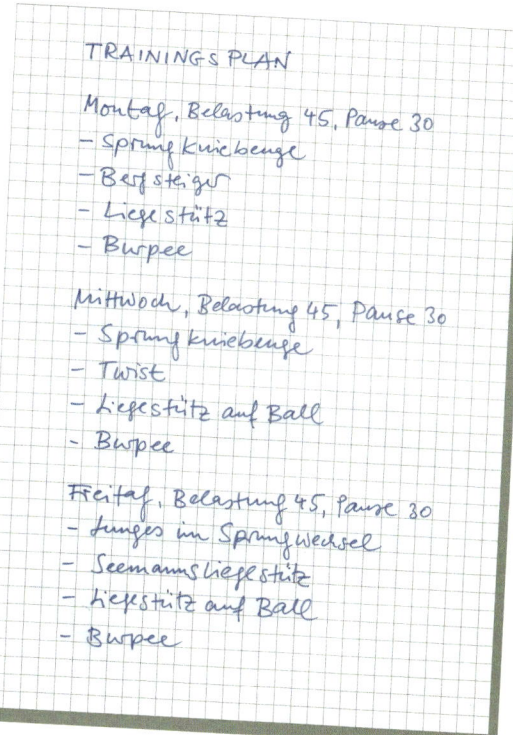

TRAININGS PLAN

Montag, Belastung 45, Pause 30
- Sprung Kniebeuge
- Bergsteiger
- Liegestütz
- Burpee

Mittwoch, Belastung 45, Pause 30
- Sprung kniebeuge
- Twist
- Liegestütz auf Ball
- Burpee

Freitag, Belastung 45, Pause 30
- Lunges im Sprungwechsel
- Seemanns liegestütz
- Liegestütz auf Ball
- Burpee

BEIN ÜBUN GEN

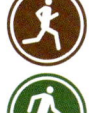

1. Kniebeuge

Die Kniebeuge stärkt die Beinmuskulatur und das Herzkreislaufsystem.

1} Stehen Sie etwas mehr als schulterbreit. Das Körpergewicht liegt auf den gesamten Fußsohlen. Die Fußspitzen zeigen in die gleiche Richtung wie die Knie. Die Arme gebeugt vor den Oberkörper. **2}** Jetzt die Beine beugen und das Gesäß möglichst weit nach hinten führen. Wenn die Oberschenkel parallel zum Boden sind, wieder hochkommen.

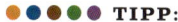 **TIPP:**

Achten Sie darauf, dass Ihr Knie bei der Beuge nicht über die Zehen wandert. Knie und Zehen sind in einer Flucht.

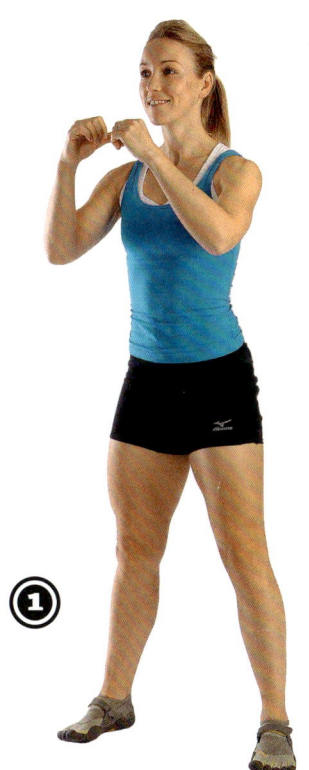

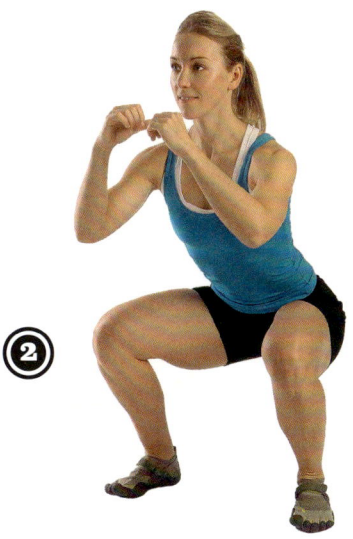

2. Ausfallschritt

Macht Ihre Hüften flexibel und die Oberschenkel stark.

1} Stehen Sie schulterbreit und verschränken Sie die Arme vor der Brust. Machen Sie einen Schritt nach vorne. **2}** Beugen Sie das vordere Bein, bis der Oberschenkel parallel zum Boden ist. Das hintere Knie berührt fast den Boden. Gehen Sie zurück in den Aufrechtstand, und führen Sie die Bewegung mit dem anderen Bein aus.

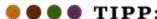 **TIPP:**

Fixieren Sie einen entfernten Punkt – dass hilft Ihnen beim Gleichwichthalten. Das Knie sollte in der Beugeposition nicht über die Zehen hinausragen.

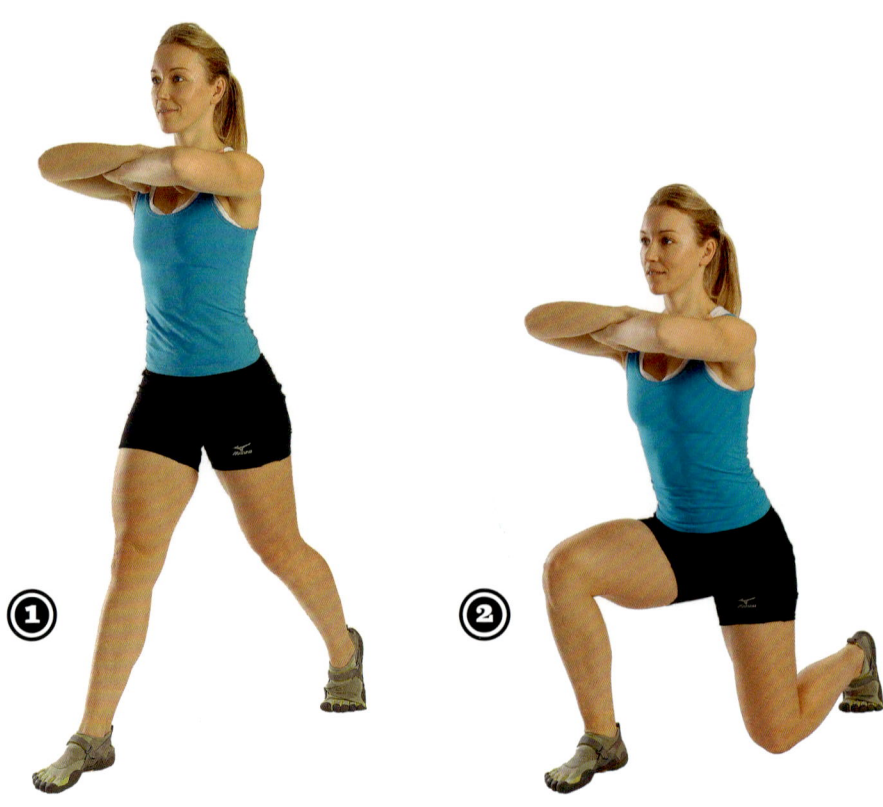

3. Seit-Ausfallschritt

Für bewegliche Hüften und stabile Knie. Perfekt für Spielsportarten.

1} Machen Sie aus dem schulterbreiten Stand mit dem linken Fuß einen Ausfallschritt nach links. Rücken gerade lassen und geradeaus blicken. Die Arme ausgestreckt. **2}** Jetzt das linke Knie beugen, bis der Schenkel parallel zum Boden steht. Die Füße bleiben am Boden. Den Oberkörper beim Kniebeugen nach vorne schieben. **3}** Gehen Sie zurück in die Ausgangsposition, und wiederholen Sie die Übung mit dem rechten Bein.

●●●● **TIPP:**
Denken Sie daran, dass beide Füße auf dem Boden bleiben. Die vorgestreckten Arme helfen Ihnen in Balance zu bleiben.

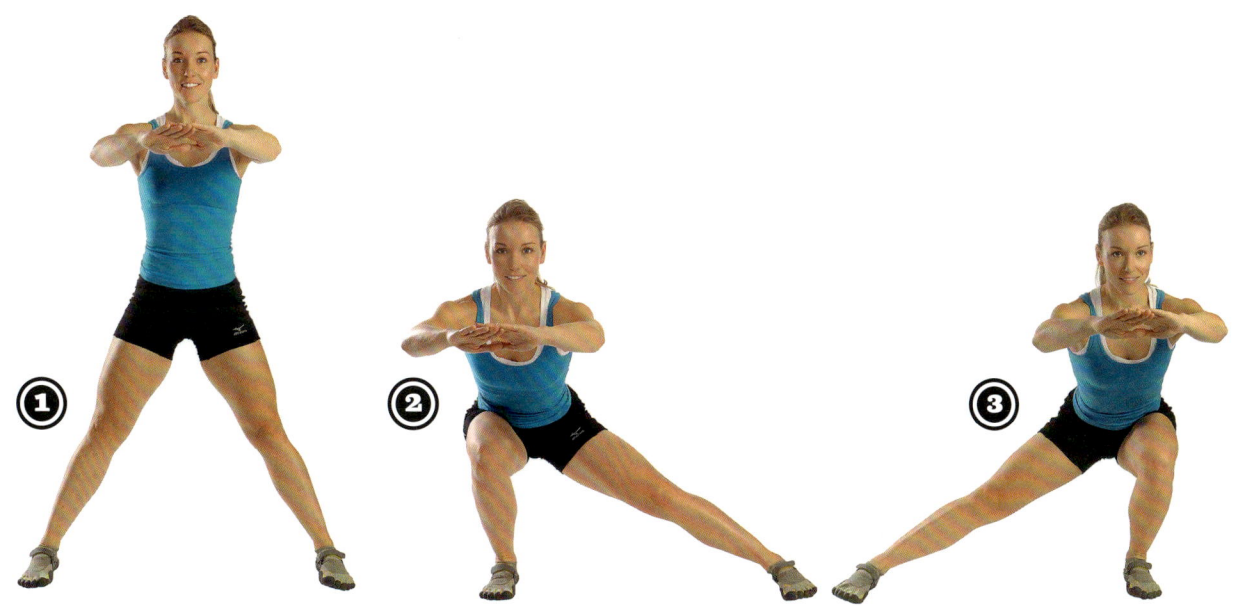

4. Good Morning

Klasse gegen Rückenprobleme und für ein straffes Gesäß.

1} Greifen Sie die Kugelhantel wie ein Lenkrad, und positionieren Sie sie unterhalb Ihrer Brust. Die Füße stehen schulterbreit auseinander. Die Knie beugen sich leicht. Den Rücken gerade halten, der Blick schaut geradeaus.   **2}** Beugen Sie sich nun aus den Hüften heraus nach vorn bis Sie waagerecht sind. Der Rücken bleibt dabei immer gerade, besonders in den Lendenwirbeln. Jetzt wieder zurück in die Ausgangsposition.

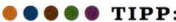 **TIPP:**

Der größte Fehler bei dieser Übung: Sie werden rund in den Lendenwirbeln. Halten Sie die Spannung im unteren Rücken.

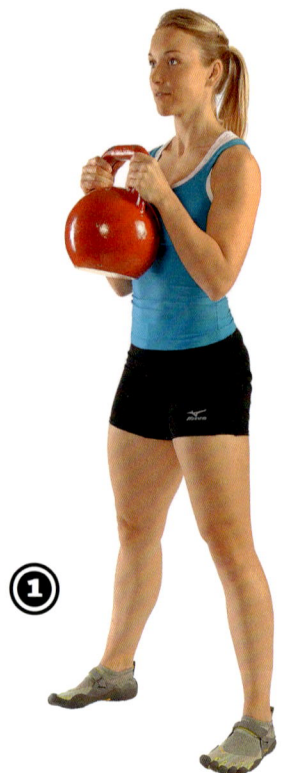

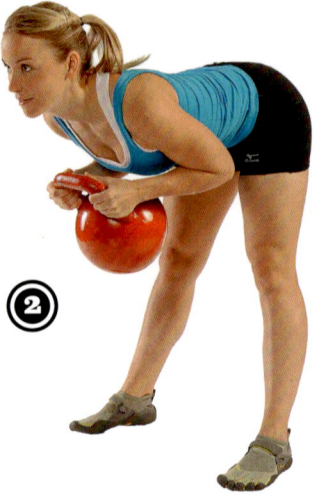

5. W-Ausfallschritt

Verbesserung der Hüftstreckung und Brustwirbelsäule – ideal für Bürohengste.

1} Stehen Sie hüftbreit. Den Rumpf aufrichten. Die Arme formen den Buchstaben W. **2}** Ihr rechtes Bein macht einen Schritt nach hinten. Sie beugen die Knie bis der rechte Oberschenkel waagerecht und der linke senkrecht steht. Ihr Rumpf bleibt gerade. Kehren Sie in die Ausgangsposition zurück, und nehmen Sie das andere Bein.

●●●●● **TIPP:**

Achten Sie darauf, dass Ihre Arme mit dem Oberkörper in einer Flucht bleiben. Das fällt besonders Menschen mit Schreibtischjobs schwer.

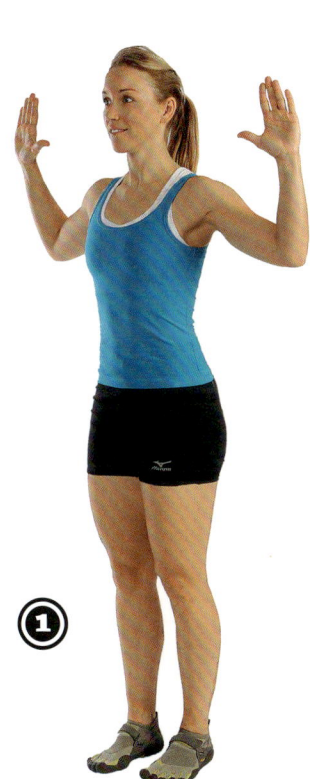

①

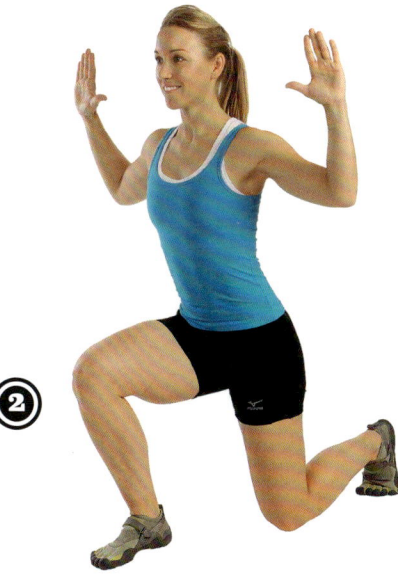

②

6. Aufsteiger

Gute Übung für seitengleiche Kraft und die Schulung der Balance.

1} Stellen Sie sich mit einer Fußlänge Abstand vor den Kasten. Steigen Sie mit dem linken Bein auf den Kasten, sodass sich der Fuß komplett auf dem Tritt befindet. Ihr linker Oberschenkel ist parallel zum Boden.   **2}** Jetzt abdrücken und das linke Bein komplett durchstrecken. Beim Absenken kontrolliert in die Ausgangsposition zurückkehren.

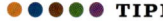 **TIPP:**

Die Knie sollten in der Beugeposition und beim Aufrichten nicht über die Zehen hinausragen – vor allem nicht, wenn Sie Probleme mit den Knien haben.

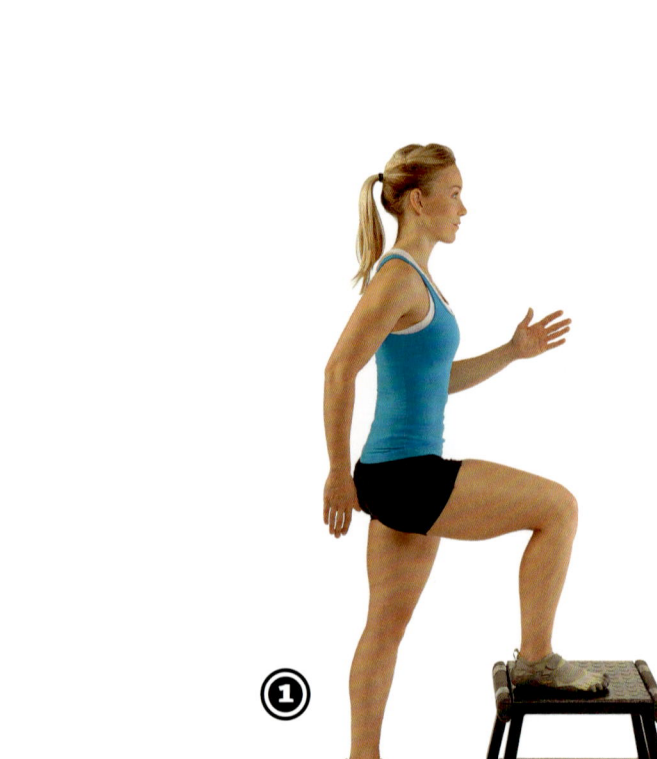

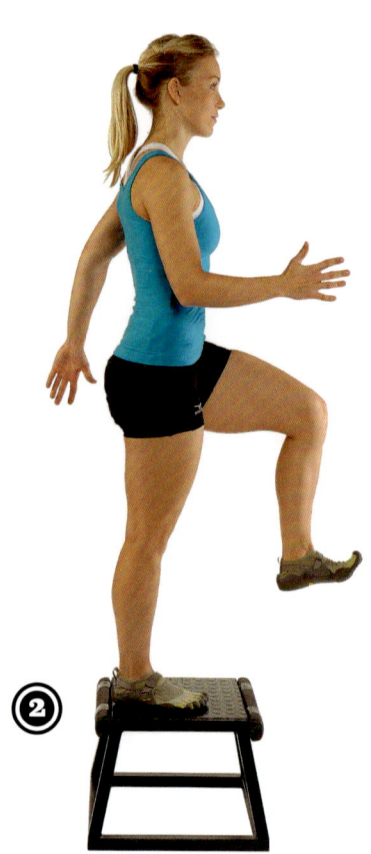

7. Seit-Aufsteiger

Macht Ihre Knie fit und agil – ideal für alle Spielsportarten.

1} Stellen Sie Ihr linkes Bein auf den Kasten. Die Hände auf die Hüften legen.   **2}** Drücken Sie sich mit dem linken Bein hoch, und leiten Sie den Beinwechsel ein. Tauschen Sie das zu belastende Bein auf der Kastenmitte aus.   **3}** Senken Sie langsam das Körpergewicht zur Seite ab.
4} Sie stehen in der spiegelverkehrten Ausgangsstellung. Drücken Sie sich jetzt mit dem rechten Bein ab.

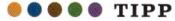 **TIPP:**

Wählen Sie am Anfang eine Kastenhöhe, die etwa auf der Mitte ihrer Schienbeine endet. Später trainieren Sie mit einem Kasten, der auf Höhe Ihrer Knie liegt.

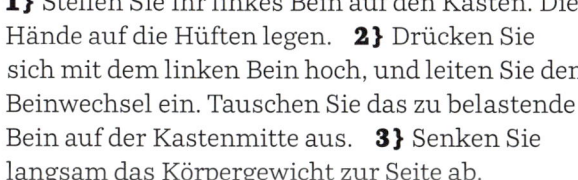

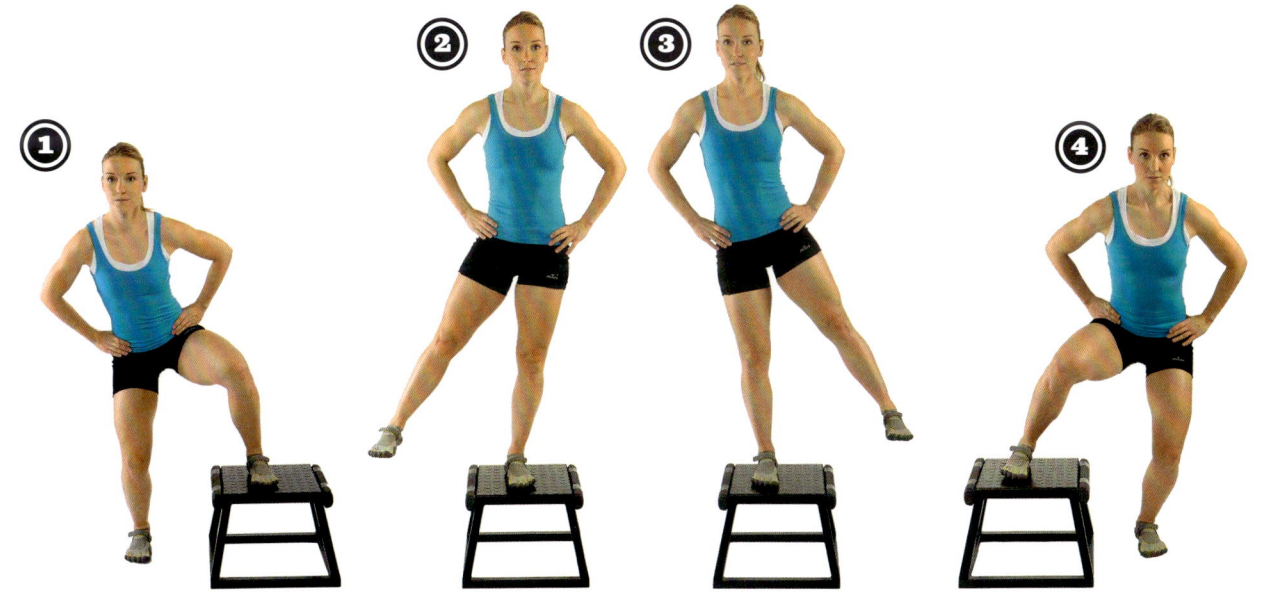

8. Beinstemme

Drei in einem: Hüftbeweglichkeit, Kraft und Rumpfstabilität.

1} In Rückenlage den linken Fuß angewinkelt auf den Boden stellen. Die Hände flach und seitlich neben den Körper ablegen. Das rechte Bein zur Decke strecken. **2}** Heben Sie jetzt die Hüfte so weit an, bis zwischen Schulter und Knie eine Gerade entsteht. Diese Position ein Intervall lang halten. Bei der nächsten Wiederholung das andere Bein benutzen.

● ● ● ● **TIPP:**

Spannen Sie Bauch und Gesäß aktiv an – das hilft, diese Position besser zu halten.

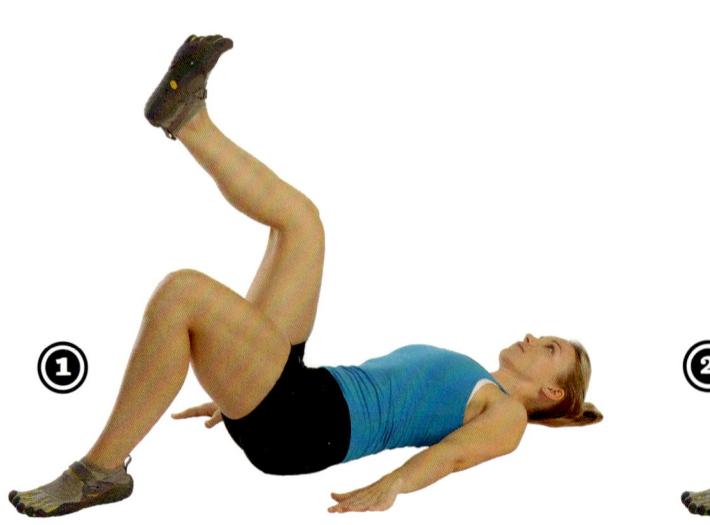

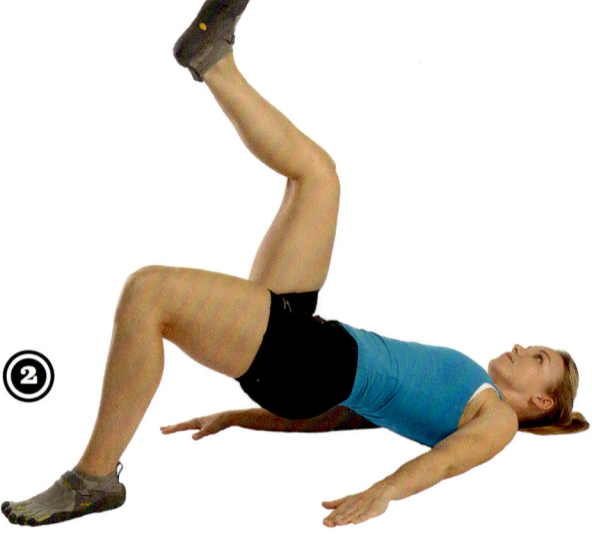

9. Sprung-Kniebeuge

Für Schnelligkeit, Ausdauer und eine gute Kondition.

1} Stehen Sie etwas über schulterbreit. Das Körpergewicht liegt auf den gesamten Fußsohlen. Die Fußspitzen zeigen in die gleiche Richtung wie die Knie. Blick geradeaus, Rücken gerade. Arme vor der Brust. **2}** Jetzt schnell Becken absenken, bis die Oberschenkel etwa parallel zum Boden stehen. Danach explosiv hochspringen, Arme nach hinten strecken und mit leicht gebeugten Knien den Sprung abfangen.

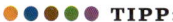 **TIPP:**

Versuchen Sie sich beim Hochspringen in der Luft komplett durchzustrecken.

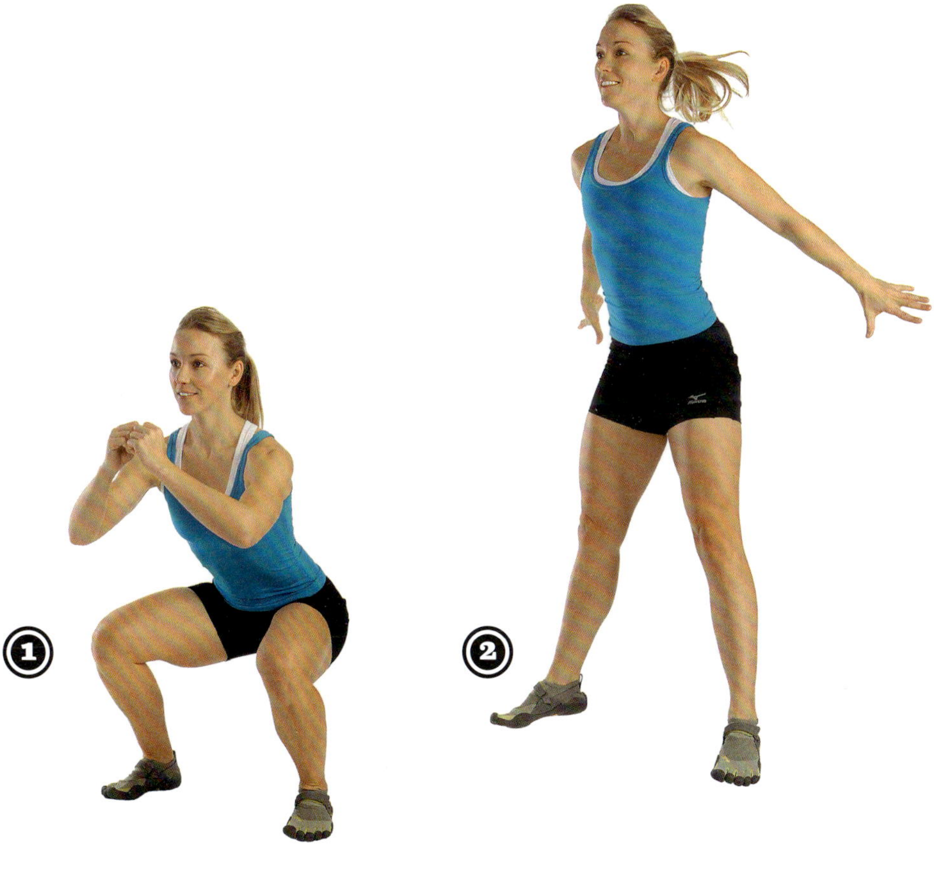

①

②

10. Kreuz-Ausfallschritt

Perfekt für die Schulung des Gleichgewichts und der Flexibilität.

1} Stehen Sie schulterbreit. Hände gefaltet vor der Brust. Den Rücken gerade halten und geradeaus schauen.   **2}** Machen Sie einen Schritt nach vorne, und kreuzen Sie mit dem linken Bein über das rechte. Gehen Sie dabei in eine Beuge, bis der linke Oberschenkel parallel zum Untergrund steht. Der Oberkörper wandert leicht nach vorne. Danach zurück in die Ausgangsposition und das rechte Bein belasten.

● ● ● **TIPP:**

Die Beugung des Oberkörpers kommt aus der Hüfte. Machen Sie also keinen krummen Rücken – die Lendenwirbel bleiben gerade.

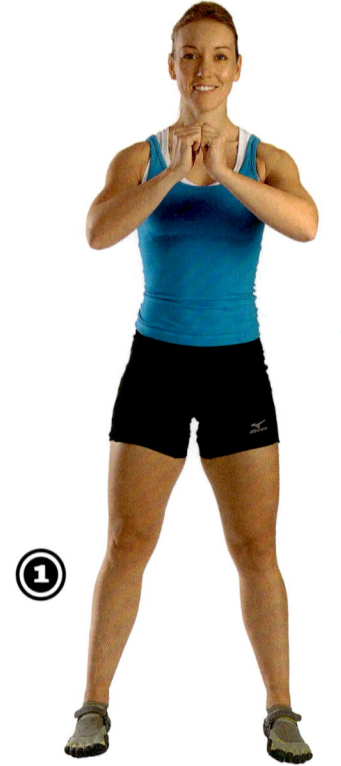

①

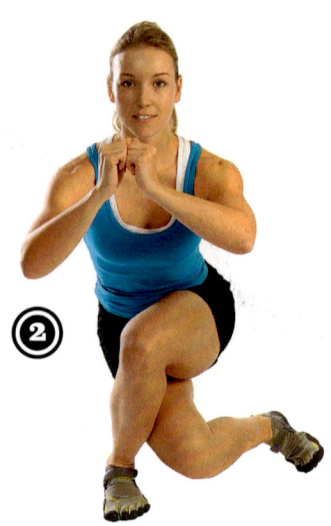

②

11. Eisläufer

Zur Steigerung des Gleichgewichts und der explosiven Beinkraft.

1} Sie stehen schulterbreit. Führen Sie das rechte Bein und den linken Arm nach hinten. Beugen Sie das linke Knie etwa 90 Grad. Neigen Sie den Oberkörper nach vorne, und führen Sie den rechten Arm gebeugt nach vorne. **2}** Drücken Sie sich explosiv mit dem linken Bein nach rechts ab. Nutzen Sie den Schwung, um rechten Arm und linkes Bein gebeugt nach vorn zu bringen. **3}** Landen Sie auf dem rechten Bein.

●●●● **TIPP:**

Gehen Sie tief in die Beuge und senken Sie den Oberkörper – nur so entwickeln Sie genug Kraft für diesen Sprung.

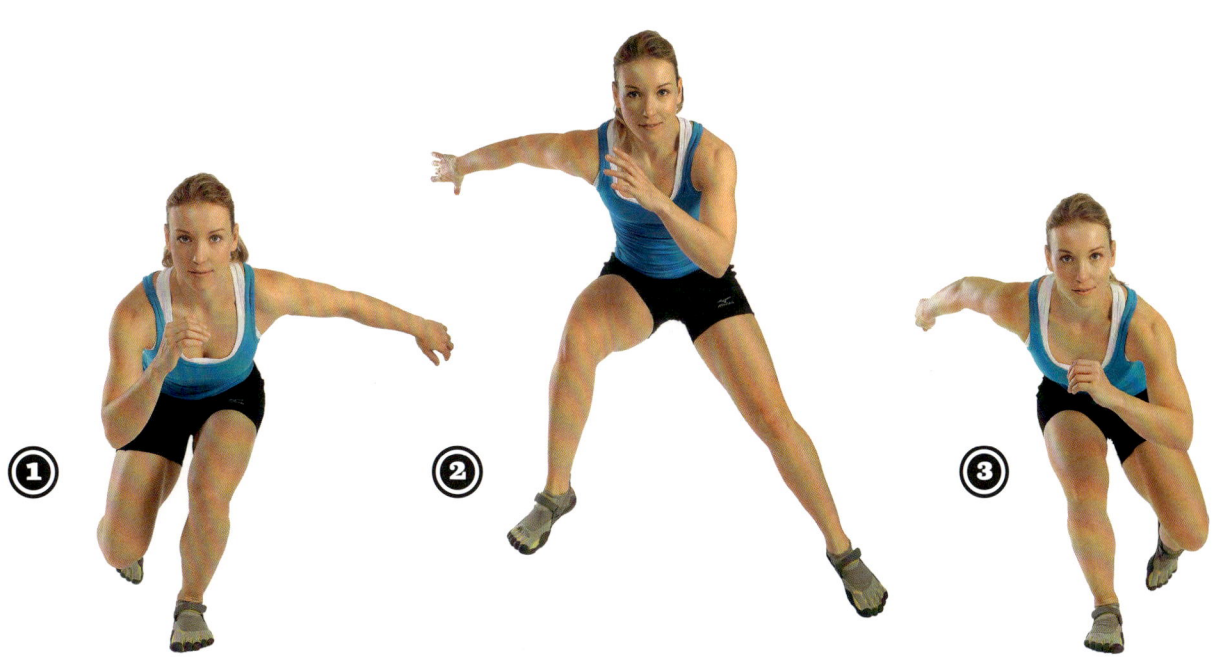

12. Sprung-Ausfallschritt

Hier trifft Balance auf Durch-haltevermögen

1}Stehen Sie schulterbreit und machen Sie einen Schritt nach vorne. Beugen Sie das vordere Bein, bis der Oberschenkel parallel zum Boden steht. Der Blick geht geradeaus. Hände auf die Hüfte.
2} Drücken Sie sich explosiv mit dem vorderen Bein vom Boden ab, und wechseln Sie in der Luft die Schrittstellung.   **3}**Landen Sie so, dass Ihr anderes Bein vorne ist. Danach wieder hochspringen und die Schrittstellung wechseln.

● ● ●❙ TIPP:

Fangen Sie den Sprung mit gebeugten Beinen ab. Dadurch bekommen Sie mehr Stabilität in diese Übung hinein.

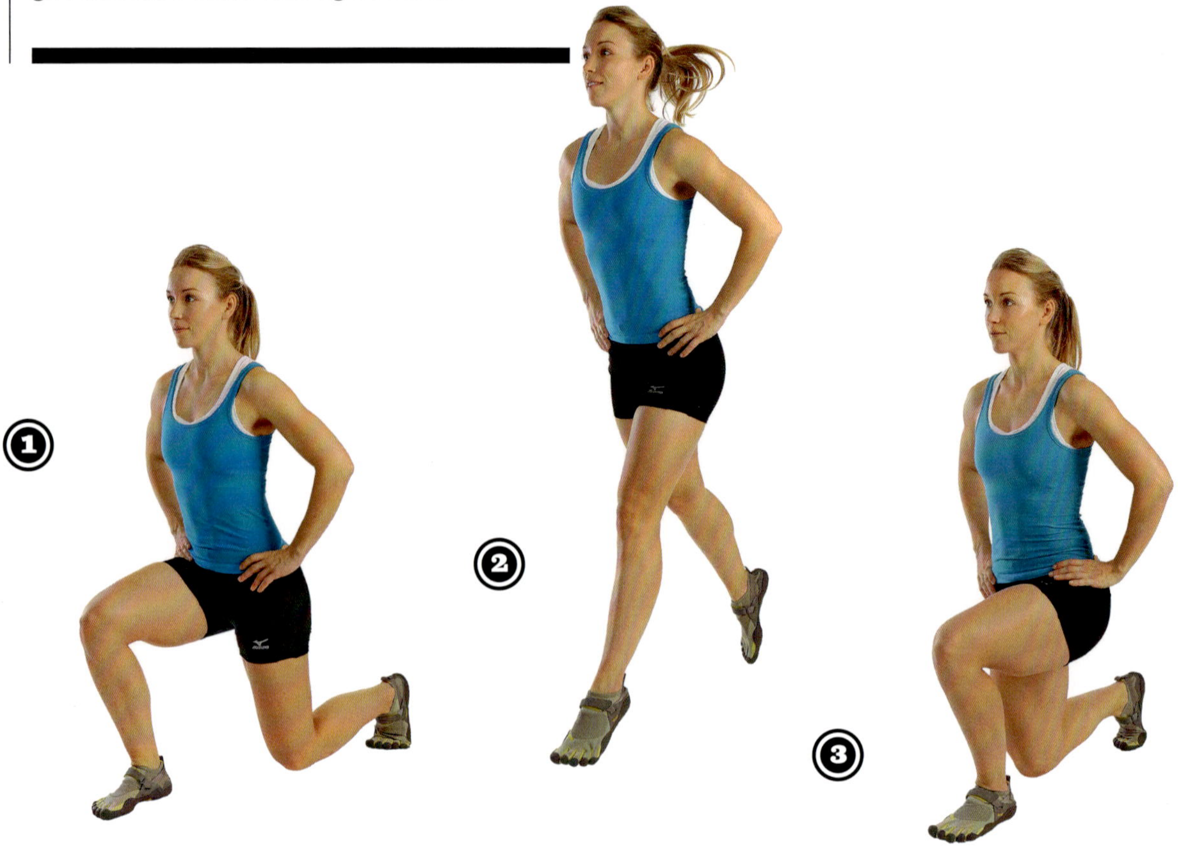

13. Kniebeuge mit Gewicht

Perfekt um Kraft und Mechanik fürs richtige Heben zu lernen.

1} Halten Sie das Gewicht kurz unterhalb der Brust. Die Hände umfassen die Kugelhantel wie ein Lenkrad. Die Oberarme stehen zum Boden, die Füße etwas über schulterbreit auseinander. Die Knie leicht gebeugt und den Rücken gerade halten.   **2}** Gehen Sie jetzt in die Knie, bis die Oberschenkel parallel zum Boden stehen. Ihr Oberkörper beugt sich nach vorne. Danach wieder in die Startposition zurückkehren.

 **TIPP:**

Beugen Sie sich nicht zu weit nach vorn. Die Füße bleiben am Boden, die Fersen heben nie ab. Die Zehen bleiben in einer Flucht mit den Knien.

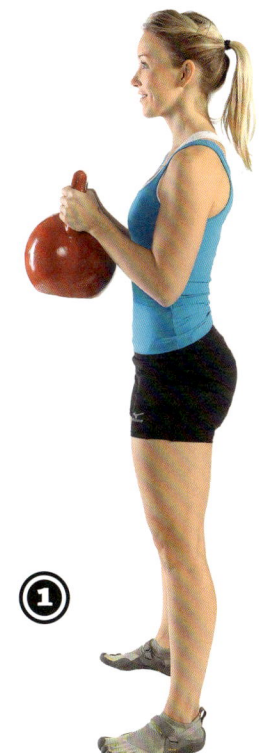
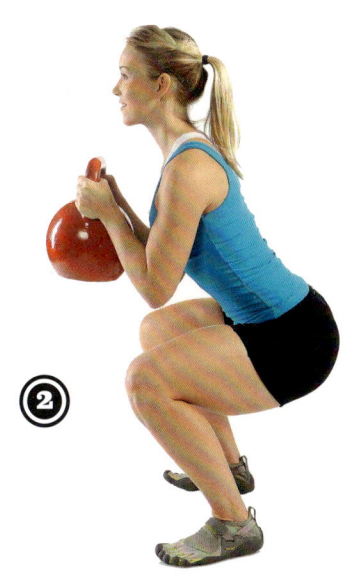

14. Kastensprung

Der Klassiker für überragende Schnelligkeit und Koordination.

1} Stehen Sie etwas mehr als schulterbreit und mit mindestens einer Fußlänge Abstand zum Kasten. Das Körpergewicht liegt auf den gesamten Fußsohlen. Jetzt schnell das Becken absenken, bis Ihr Knie etwa einen rechten Winkel bildet.   **2}** Explosiv hochspringen. **3}** Mit gebeugten Knien landen. Anfänger springen beim Runterkommen nach vorne vom Kasten. Fortgeschrittene nach hinten.

●●●●● **TIPP:**

Springen Sie mit beiden Füßen ab – man neigt dazu, mit nur einem zu springen. Suchen Sie sich am Anfang einen niedrigen Kasten. Dadurch ist die Gefahr des Hängenbleibens geringer.

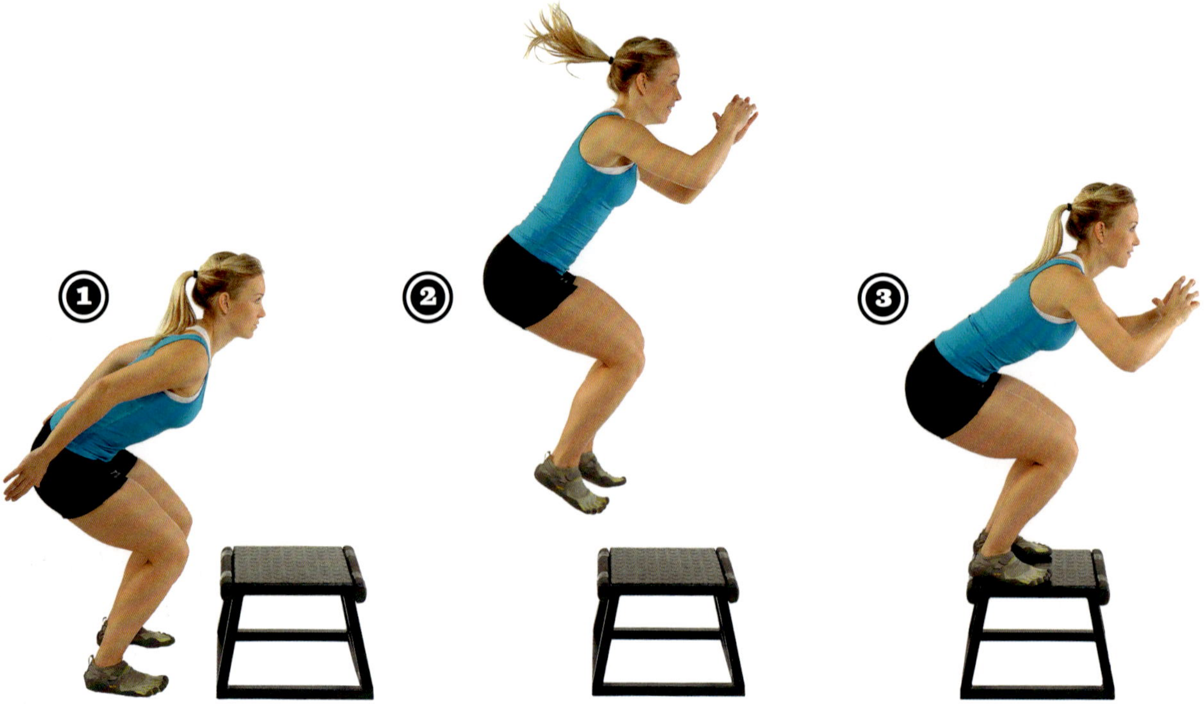

①   **②**   **③**

15. Teil-Kniebeuge

Eine der besten Übungen, um die Oberschenkelmuskulatur zu stärken.

1} Stehen Sie mit mindestens zwei Fußlängen Abstand zum Kasten. Legen Sie den rechten Fuß mit dem Fußrücken auf dem Kasten ab. Oberkörper gerade. **2}** Senken Sie das Becken so weit ab, bis der linke Oberschenkel parallel zum Untergrund ist. Der rechte Arm wird gebeugt nach vorn gehoben. Kehren Sie in die Ausgangslage zurück. Diese Übung ein Intervall lang mit einem Bein wiederholen.

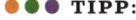 **TIPP:**

Achten Sie darauf, dass Ihr Knie bei der Beuge nicht über die Zehen wandert. Schauen Sie geradeaus. Wer es schwerer möchte, nimmt ein Gewicht in die Hand.

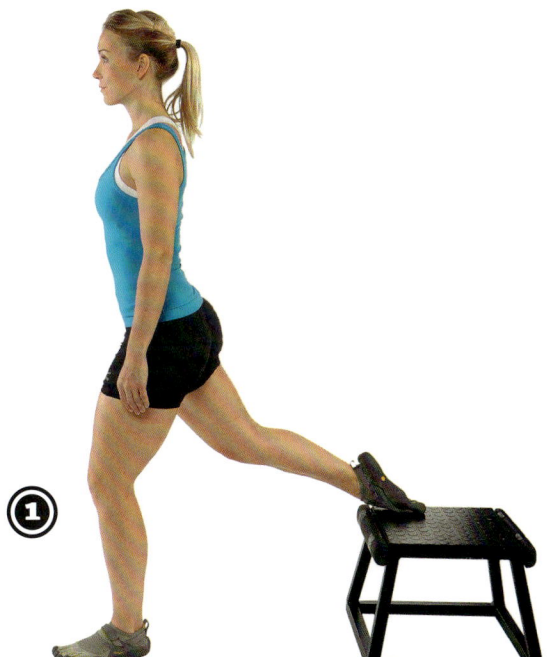

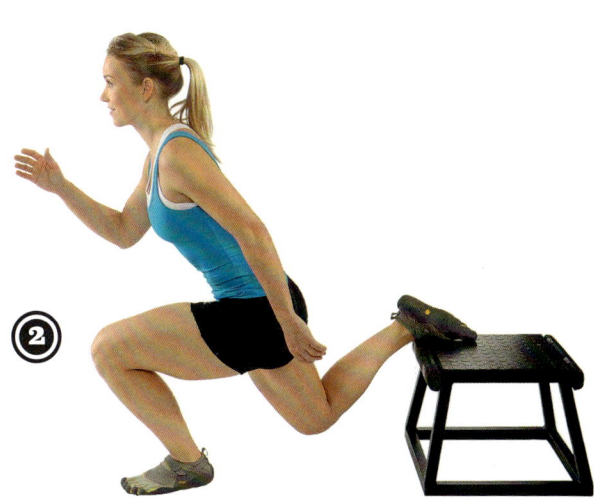

16. Sprung-Aufsteiger

Koordination und Kreislauf-Booster vom Allerfeinsten.

1} Sie stehen mit einer Fußlänge Abstand vor dem Kasten. Stellen Sie den rechten Fuß auf den Kasten, und beugen Sie den linken Ellenbogen.
2} Drücken Sie sich explosiv vom Kasten ab. Rechter Arm und linkes Bein schwingen nach vorn. Rechtes Bein und linker Arm schwingen zurück. Der linke Fuß landet auf dem Kasten. Sie stehen in spiegelverkehrter Ausgangslage.

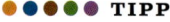 **TIPP:**

Beginnen Sie mit einem Kasten, der Ober- und Unterschenkel höchstens 90 Grad anwinkeln lässt.

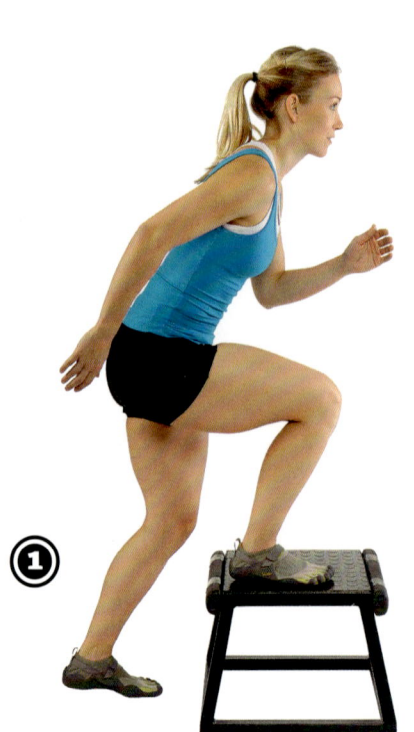

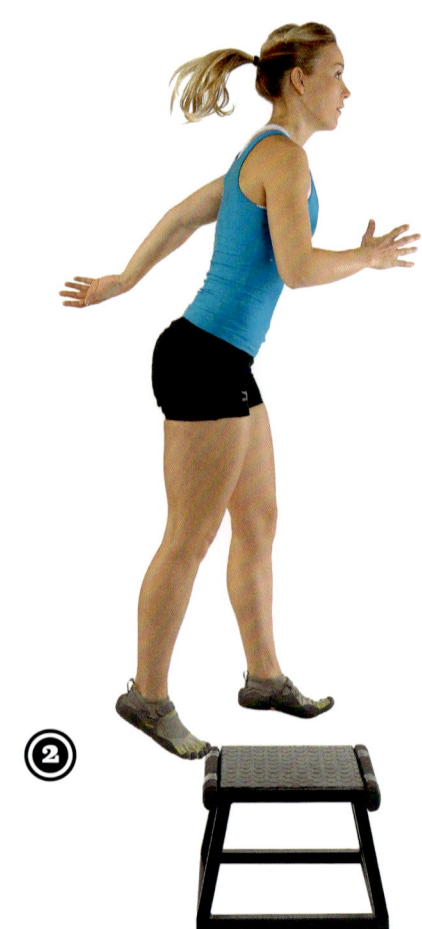

17. Kasten-Kniebeuge

Für Gleichgewicht und seiten-gleiche Kraft.

1} Stehen Sie mit einem Fuß auf dem Kasten. Heben Sie das rechte Bein sowie beide Arme gestreckt nach vorne.   **2}** Senken Sie Ihr Becken so weit ab, bis Ihr Oberschenkel parallel zum Boden steht. Verlagern Sie bei der Bewegung den Oberkörper nach vorne. Wichtig: Die Fußsohle des belasteten Beines hält vollständig den Bodenkontakt.

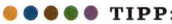 **TIPP:**

Diese Übung ist ideal zur Vorbereitung der Pistols. Versuchen Sie das ausge-streckte Bein hochzuhalten. Das gebeugte Knie nicht über die Zehen ragen lassen.

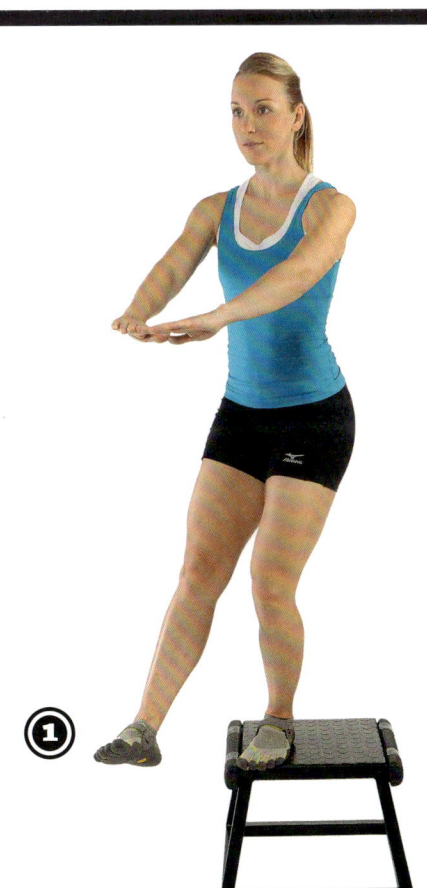

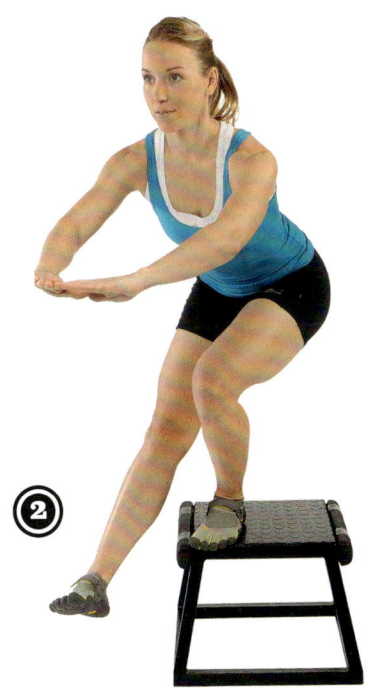

18. Pistols

Die Königin der Beinübungen.

1} Stehen Sie hüftbreit. Heben Sie das rechte Bein sowie beide Arme gestreckt nach vorne.

2} Senken Sie Ihr Becken so weit ab, bis Sie fast den Fersensitz erreichen. Verlagern Sie bei der Bewegung den Oberkörper nach vorne. Wichtig: Die Fußsohle des belasteten Beines hält vollständig den Bodenkontakt.

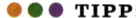 **TIPP:**

Tasten Sie sich an diese Übung heran: Stellen Sie einen Stuhl oder Hocker hinter sich, auf den Sie sich beim Absenken setzen können.

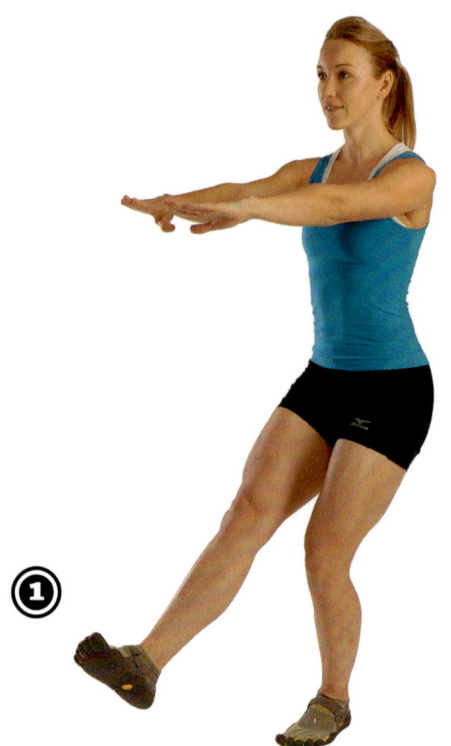

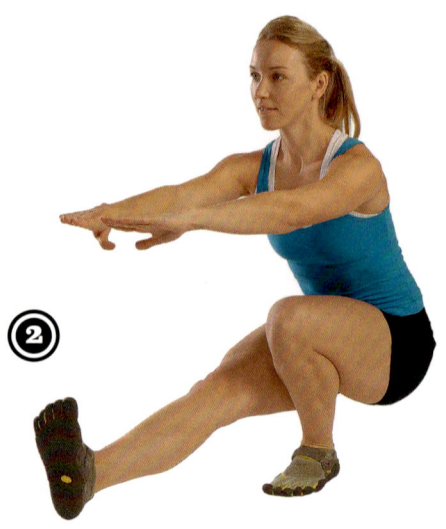

19. Kniebeuge über Kopf

Macht Rücken und Beine beweglich, stark und ausdauernd.

1} Sie halten die Kugelhantel an der Schulter – die Kugel ruht in der Ellenbogenbeuge. Die Füße etwas über schulterbreit auseinander. **2}** Gehen Sie leicht in die Knie. **3}** Richten Sie Ihren Körper explosionsartig auf. Dabei stoßen Sie das Gewicht über den Kopf. **4}** Gehen Sie in die Kniebeuge. Das Gewicht immer über den Körper strecken. Den unbelasteten Arm zur Seite halten. Danach wieder aufrichten. Im zweiten Intervall den Arm wechseln.

●●●● **TIPP:**

Die Füße bleiben immer auf dem Boden. Wählen Sie am Anfang ein leichtes Gewicht, damit Sie es exakt über dem Körper platzieren können.

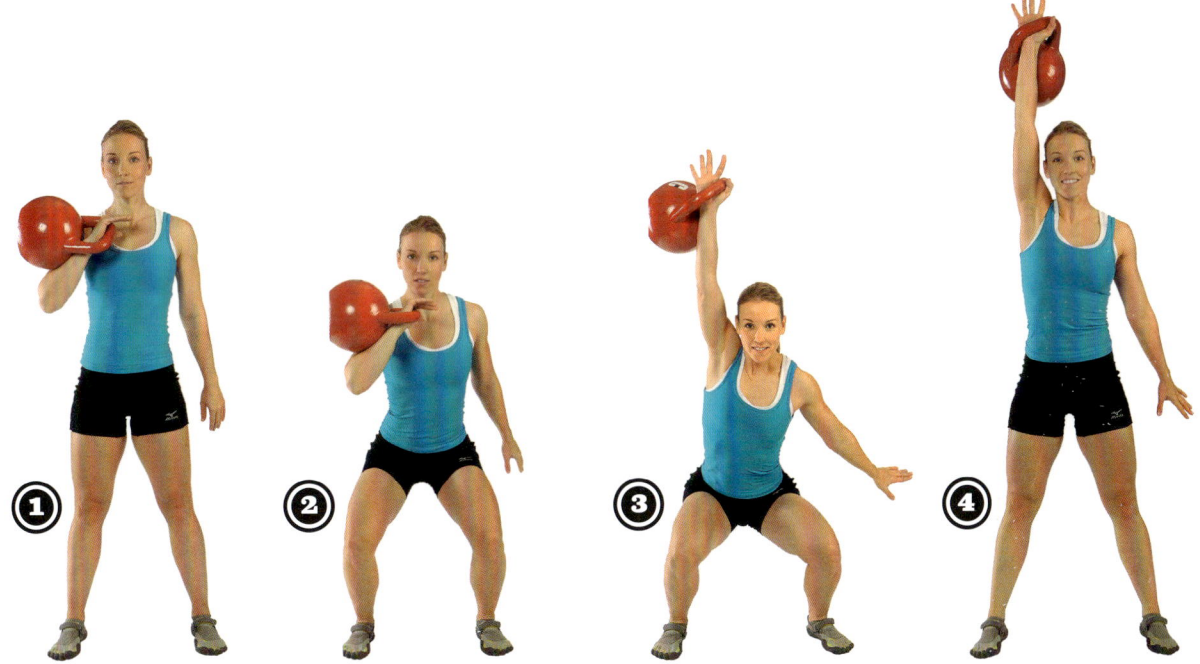

RUMPF ÜBUN GEN

20. Beckenheben

Straffer Bauch und Po für die Strandfigur.

1} Legen Sie sich rücklings auf den Boden und platzieren Sie die Füße auf einem Kasten. Die Beine sind gestreckt. Die Hände liegen flach und seitlich neben dem Körper. **2}** Heben Sie die Hüfte an, bis Ihr Körper eine gerade Linie bildet. Halten Sie diese Position ein Intervall lang, und atmen Sie weiter.

●●●●● **TIPP:**

Spannen Sie die Bauchmuskulatur und das Gesäß an. Verlieren Sie diese Spannung nicht im Laufe der Übung.

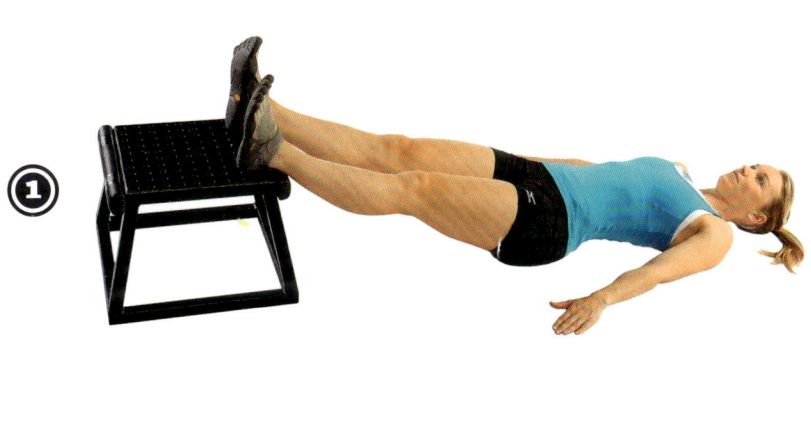

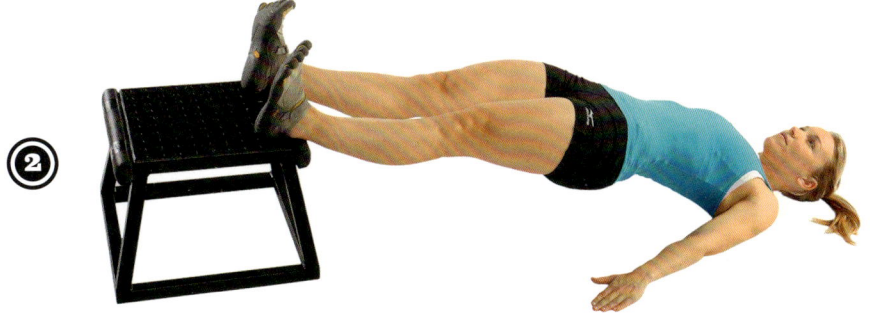

45

21. Twist

Perfekt für Kraft und Koordination der seitlichen Bauchmuskeln.

1} Sitzen Sie auf dem Boden. Die Füße angehoben, sodass Ober- und Unterschenkel einen 45-Grad-Winkel ergeben. **2}** Falten Sie Ihre Hände und bewegen Sie sie zur linken Seite. Ihr Oberkörper dreht sich in die gleiche Richtung. Tippen Sie mit der gefalteten Hand leicht auf den Boden, und wechseln Sie die Seite. **3}** Drehen Sie nach rechts.

● ● ● **TIPP:**

Halten Sie die Beine zusammen und achten Sie darauf, dass Sie die Füße auf einer Höhe halten.

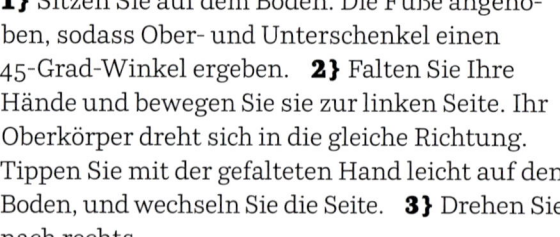

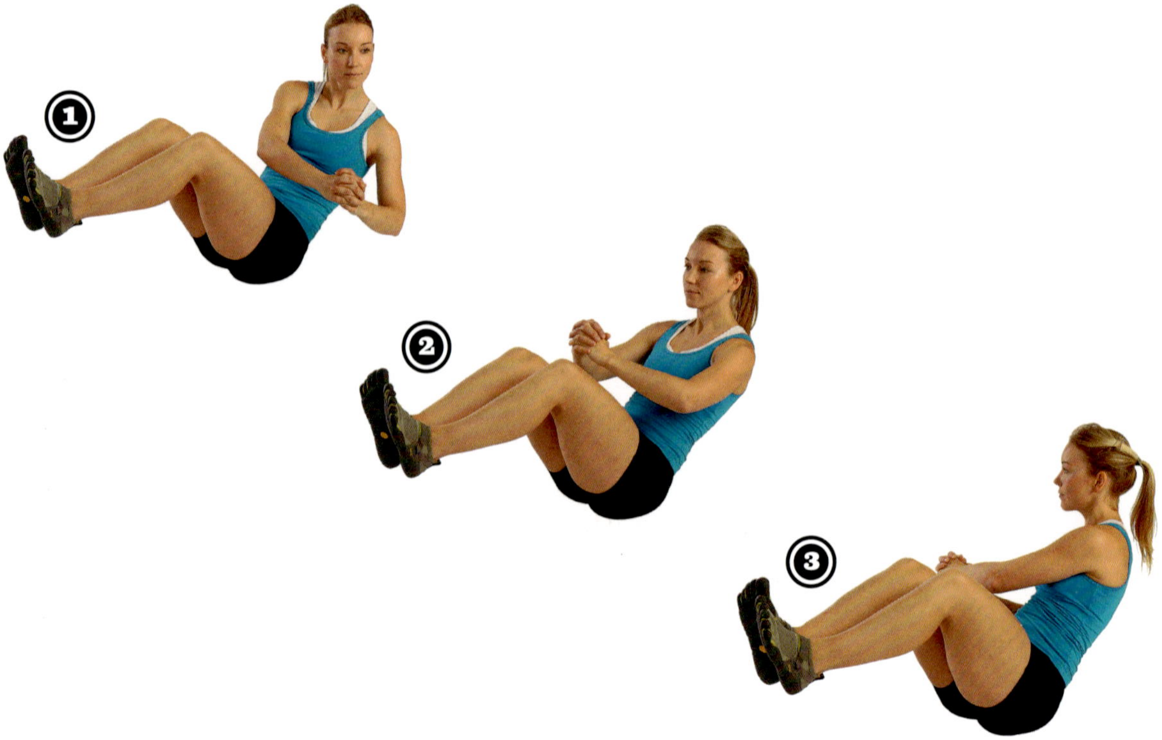

22. Medizinballwurf

Explosivübung, die Herz, Kreislauf und Rumpf fordert.

1} Stehen Sie etwas über schulterbreit. Halten Sie den Ball auf Hüfthöhe. Heben Sie jetzt den Ball explosiv über den Kopf.　**2}** Werfen Sie den Ball auf den Boden. Wichtig: Die meiste Kraft kommt dabei aus der Rumpfmuskulatur. Versuchen Sie die Hüfte beim Herunterwerfen schnell zu beugen.　**3}** Fangen Sie den Ball, und beginnen Sie von vorne.

●●● **TIPP:**

Die Lendenwirbel sollten beim Runterwerfen gerade bleiben. Beim Aufsammeln oder Fangen des Balls in die Hocke gehen.

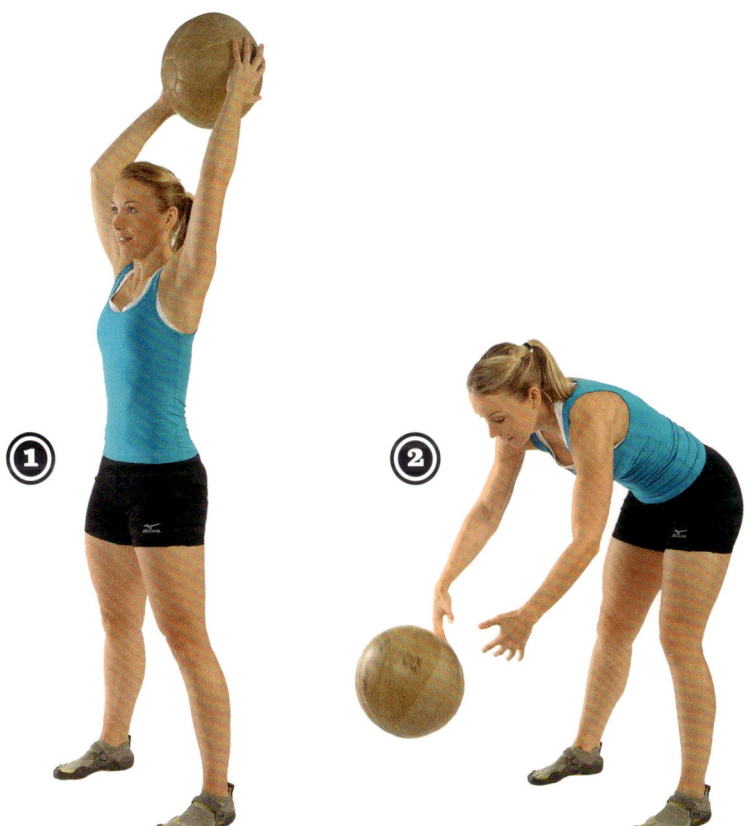
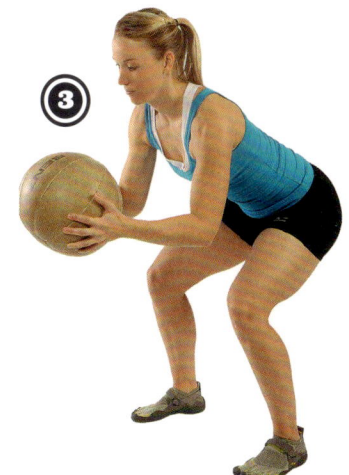

47

23. Planke

Statisches Muskel-Feuerwerk für den gesamten Rumpf.

1} Nehmen Sie die Liegestützhaltung ein. Anstatt auf Ihren Händen legen Sie das Körpergewicht auf den Unterarmen ab. Ihr Körper bildet von den Schultern bis runter zu den Füßen eine Gerade. Der Kopf bleibt ebenfalls in dieser Linie. Spannen Sie Rumpf und Gesäß an und verharren Sie ein Intervall lang in dieser Position; atmen Sie weiter.

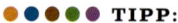 **TIPP:**

Achten Sie darauf, im Lauf der Übung weder in Richtung Katzenbuckel noch Richtung Hängebauch auszuweichen.

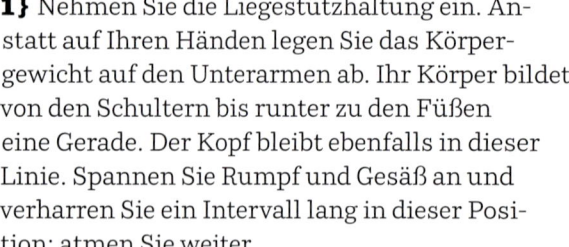

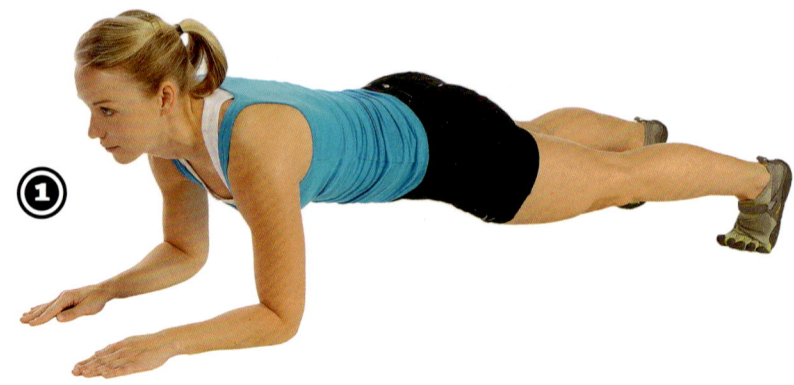

24. Medizinballwurf nach oben

Kraftausdauer und Schnelligkeit für die gesamte Streckmuskulatur.

1} Stehen Sie etwas über schulterbreit. Halten Sie den Ball auf Hüfthöhe. **2}** Gehen Sie explosiv in die Hocke. **3}** Schnellen Sie jetzt hoch, und werfen Sie den Ball nach oben. Wenn Sie es schaffen, fangen Sie den Ball.

● ● ● TIPP:

Versuchen Sie sich beim Hochwerfen komplett aufzurichten – dadurch strecken Sie die gesamte Muskulatur.

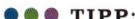

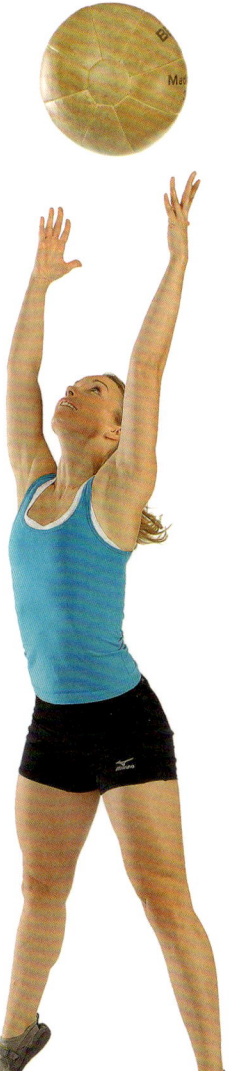

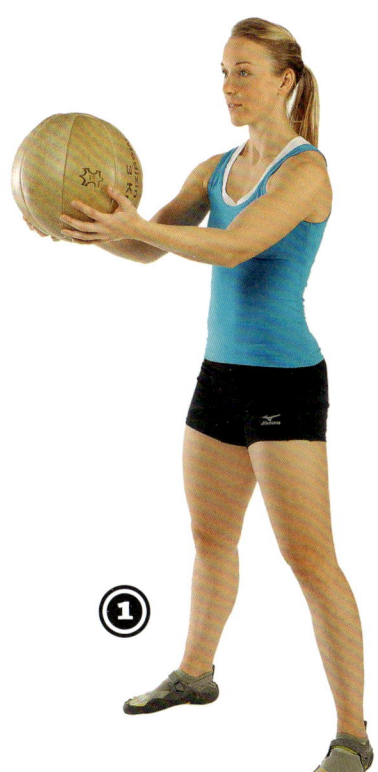

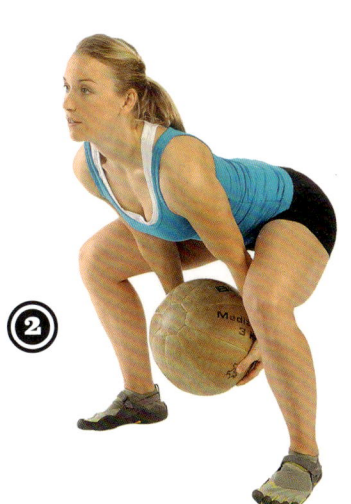

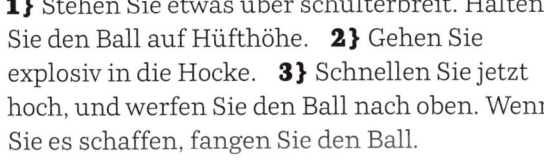

25. Der Strecker

Schulterbeweglichkeit, Stabilität und Kräftigung für Rumpf und Gesäß.

1} Sitzen Sie mit gestreckten Beinen auf dem Boden, die Hände stützen Sie schulterbreit hinter dem Po auf. **2}** Ziehen Sie die Schulterblätter zur Wirbelsäule, spannen Sie Bauch und Gesäß an, und heben Sie den Po. Ihr Körper bildet von Ferse bis Po eine Gerade.

TIPP:

Falls die Handgelenke bei dieser Übung schmerzen, können Sie sich auch auf die Fäuste stützen.

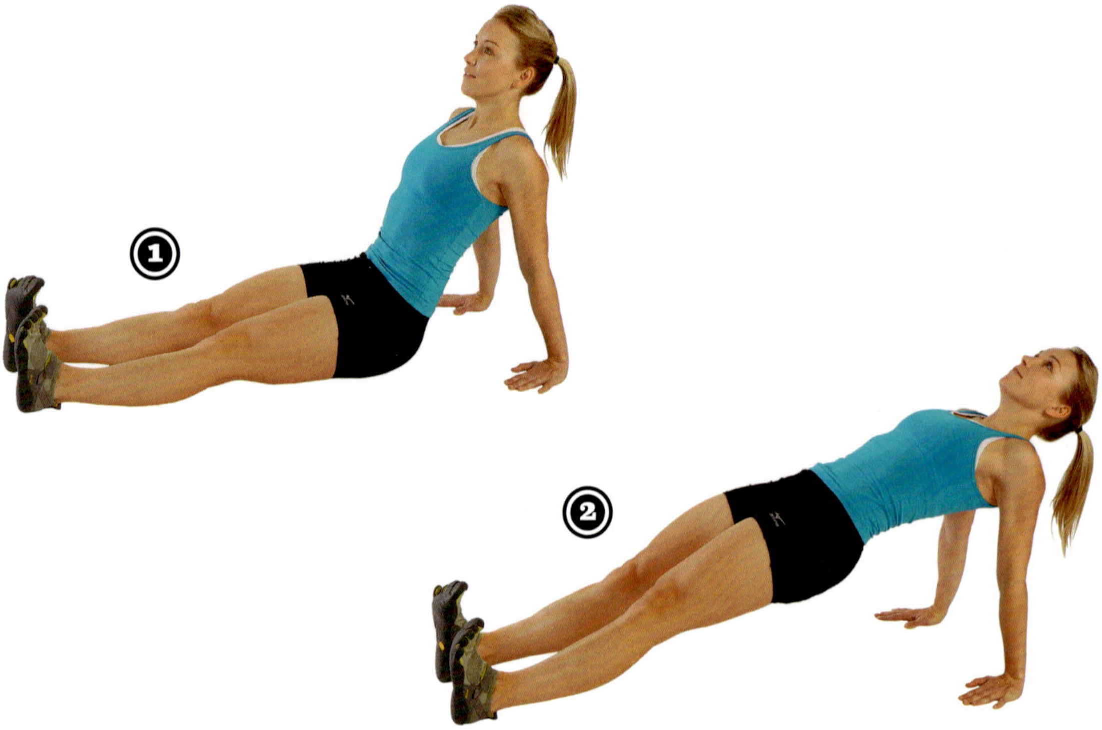

26. Haybailer

Bringt Haltung und Rumpfmuskeln schnell auf Vordermann.

1} Stehen Sie etwas über schulterbreit. Den Medizinball rechts unterhalb der Hüfte halten.
2} Strecken Sie die Arme. Dabei heben Sie den Ball nach links oben. Der Oberkörper folgt dieser Richtung.   **3}** Am höchsten Punkt halten Sie den Ball kurz. Danach führen Sie den Ball auf der gleichen Bewegungsbahn zurück.

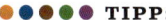 **TIPP:**

Fortgeschrittene, die den Rumpf stabil halten können, dürfen diese Übung auch schnell und explosiv ausführen.

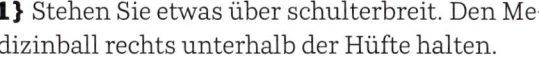
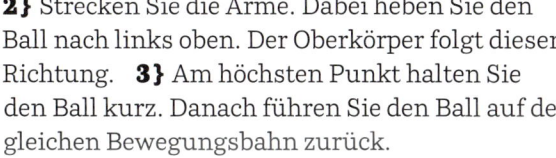

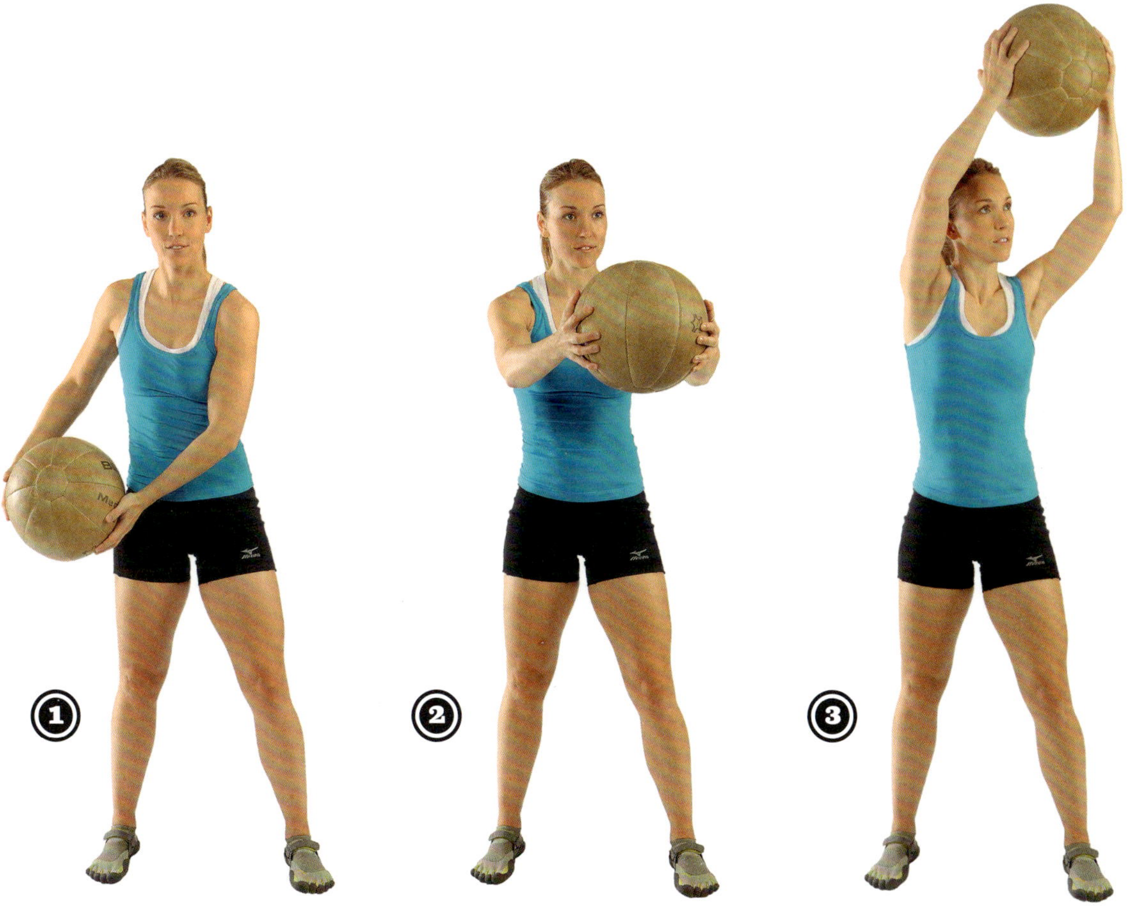

① ② ③

27. Bergsteiger

Hüftbeweglichkeit und Rumpfkraft.

1} Nehmen Sie die Liegstützposition ein. Bauch und Gesäß anspannen. Ihr Blick schaut geradeaus. **2}** Heben Sie jetzt das linke Bein seitlich ab, und ziehen Sie es zum linken Ellenbogen. Führen Sie das Bein wieder zurück, und wiederholen Sie die Bewegung mit dem anderen Bein.

● ● ● ● **TIPP:**

Diese Übung verbessert auch die Hüftbeweglichkeit. Versuchen Sie das angewinkelte Bein so weit wie möglich vom Boden zu heben.

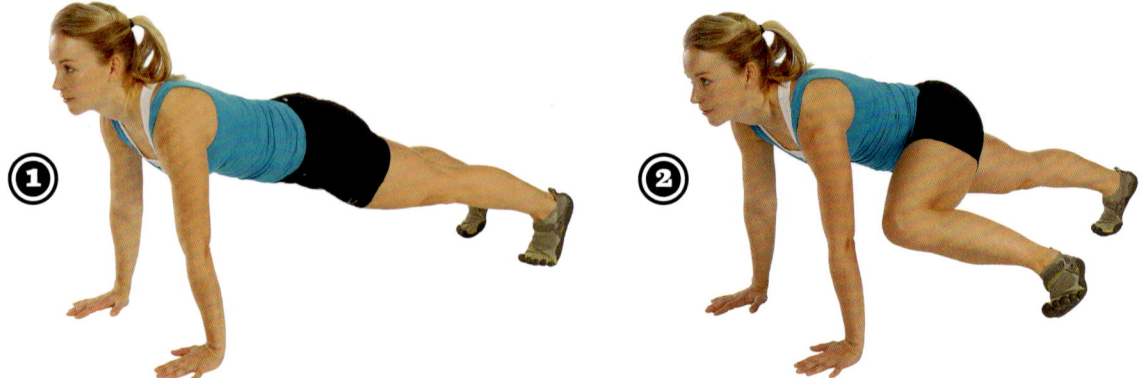

28. Seitwurf

Koordination, Explosivität und seitliche Bauchmuskeln im Dauerbetrieb.

1} Stehen Sie etwas über schulterbreit neben einer Wand. Halten Sie den Ball auf Hüfthöhe. Drehen Sie sich 90 Grad von der Wand weg. Die Füße folgen der Bewegung.   **2}** Schnellen Sie in Richtung Wand zurück. Den Ball werfen Sie dabei gegen die Wand. Fangen Sie den Ball wieder.

●● **TIPP:**
Ihre Hüfte muss der Bewegung folgen. Die Lendenwirbel nicht verdrehen.

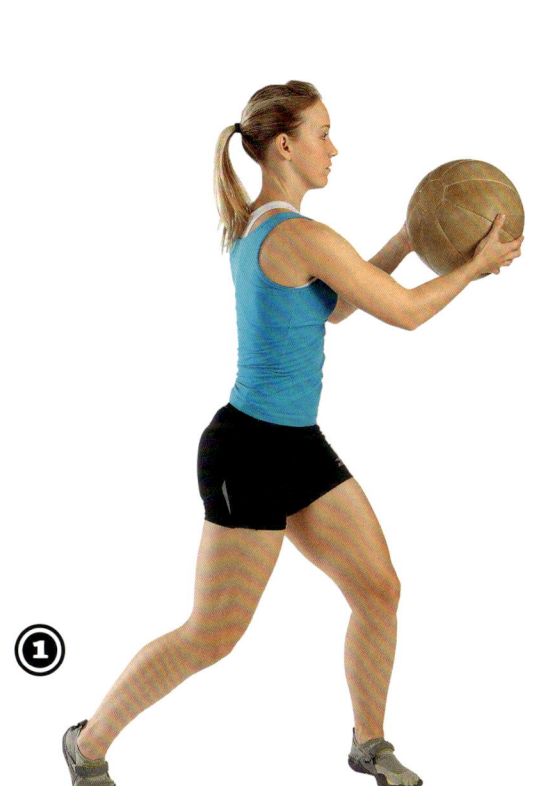

①

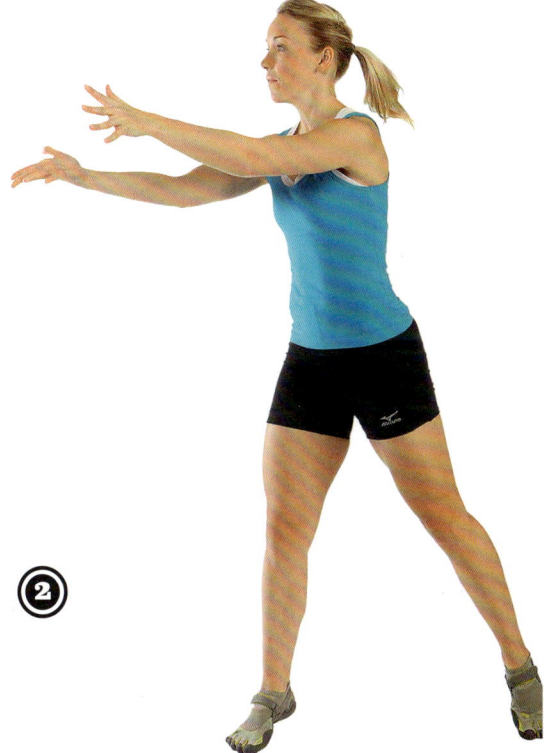

②

53

29. Beine heben

Hier bekommen Sie Schwerstarbeit für die unteren Bauchmuskeln.

1} Liegen Sie rücklings auf dem Boden. Die Beine strecken und senkrecht zum Boden anheben. Die Arme etwa 45 Grad vom Körper abgelegt. **2}** Senken Sie die Beine langsam ab, bis sie fast den Boden berühren, und kehren Sie danach in die Ausgangsposition zurück.

● ● ● ● ● TIPP:
Der Rücken sollte die ganze Zeit am Boden bleiben – gehen Sie nicht ins Hohlkreuz.

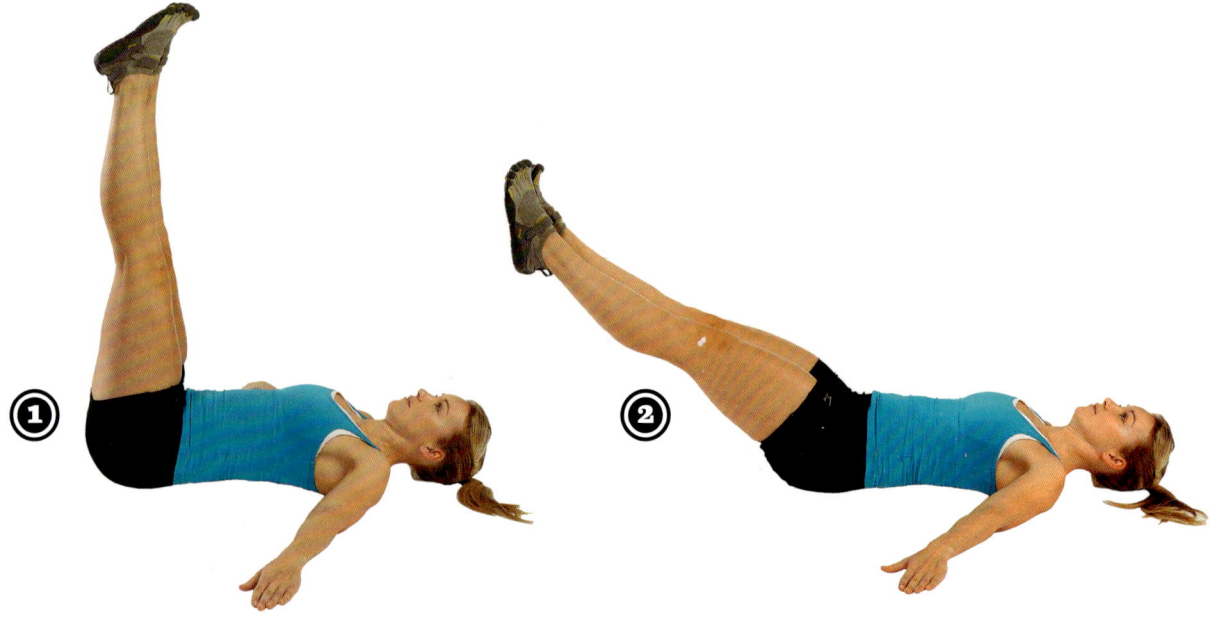

30. Ellenbogenstemme

Zwei auf einen Streich. Training der Bauch- und Rückenmuskulatur.

1} Sie liegen auf dem Rücken, die Beine angestellt, das Brustbein gehoben. Ihre Ellbogen stehen im Winkel von etwa 45 Grad zur Körperlängsachse aufgestützt. **2}** Halten Sie Ihren Rumpf gerade, und stemmen Sie die Ellbogen so fest in den Grund, dass Kopf und Schultern sich vom Boden lösen. Der Abstand zwischen Bauchnabel und Brustbein darf dabei nicht kürzer werden.

●●●●● TIPP:

Die Übung kann dynamisch oder statisch ausgeführt werden. Entweder halten Sie diese Stellung, oder Sie bewegen sich auf und ab.

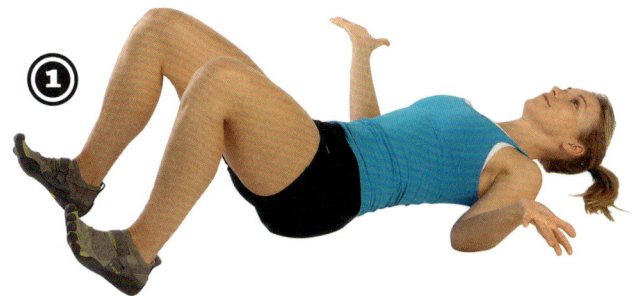

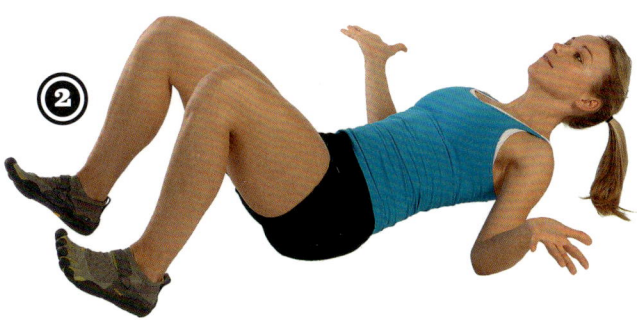

31. Einbein Good Morning mit Gewicht

Drei Stichworte, eine Übung: Gleichgewicht, Gesäß und Rumpf.

1} Sie stehen auf dem linken Bein und halten die Kugel mit der rechten Hand. Das rechte Bein ist vor den Körper gehoben. **2}** Der Oberkörper neigt sich vor, das rechte Bein nach hinten strecken. Die Kugel hängt am gestreckten Arm. Mit der Ausatmung in die Ausgangsstellung zurück.

●●●● TIPP:

Während der Übung bleibt die Wirbelsäule aufgerichtet und beide Schulterblätter werden zur Wirbelsäule gezogen. Rumpf und Gesäß bleiben gerade und werden nicht verdreht.

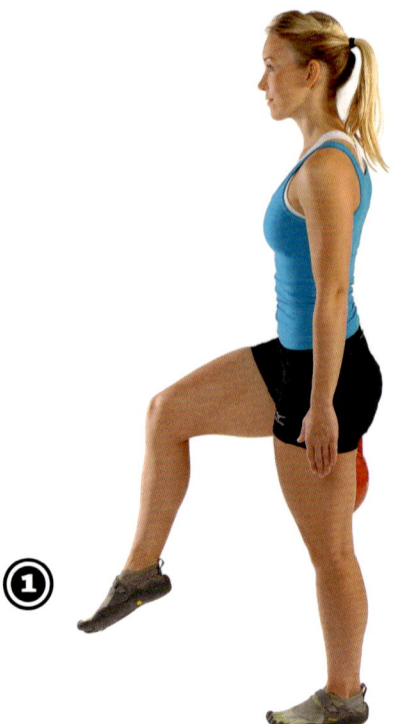

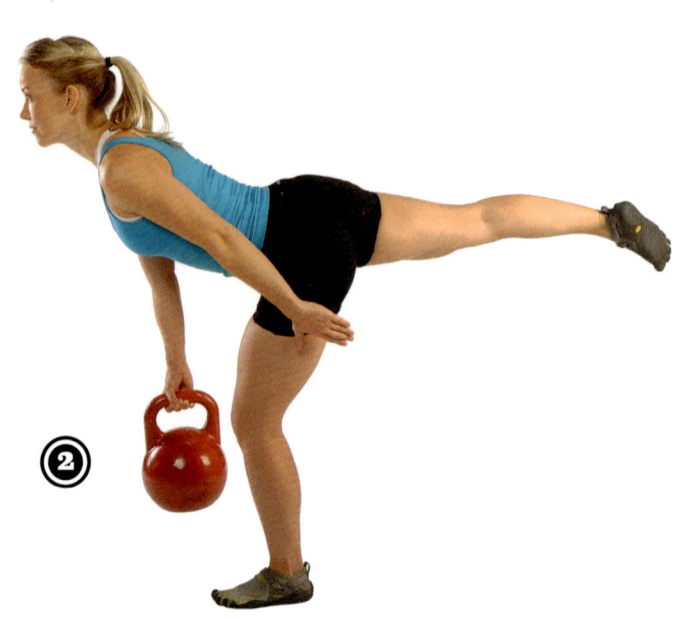

32. Säge

Wem die Planke zu einfach ist, der findet hier die richtige Herausforderung.

1} Nehmen Sie die Liegestützhaltung ein. Anstatt auf Ihren Händen stützen Sie das Körpergewicht auf den Unterarmen ab. Ihr Körper bildet von den Schultern bis runter zu den Füßen eine Gerade. Der Kopf bleibt in dieser Linie. Spannen Sie Rumpf und Gesäß an.   **2}** Schieben Sie im Wechsel die Schultern vor und hinter Ihre Ellenbogen.

● ● ● ● ● TIPP:

Ihr Gesäß bleibt permanent auf einer Höhe. Der Rumpf muss die ganze Zeit angespannt bleiben.

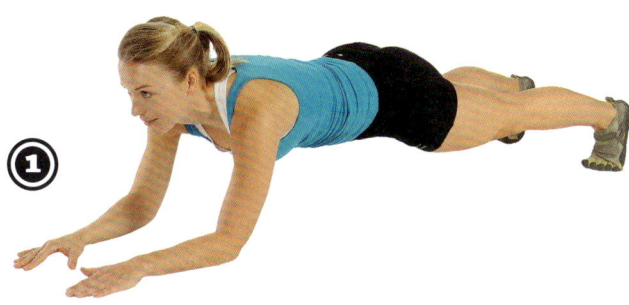

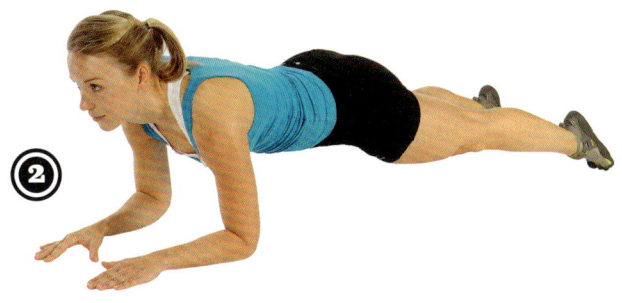

57

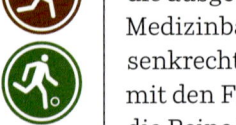

33. Beinheben mit Ball

Es geht auch schwerer: die Steigerung des normalen Beinhebens.

1} Liegen Sie rücklings auf dem Boden. Zwischen die ausgestreckten Beine klemmen Sie einen Medizinball. Heben Sie die Beine an, bis sie senkrecht sind. Pressen Sie permanent den Ball mit den Füßen zusammen.   **2}** Senken Sie die Beine langsam wieder ab, bis der Ball fast den Boden berührt – danach wieder hoch.

●●●● **TIPP:**

Machen Sie kein Hohlkreuz, wenn Ihre Beine nach unten sinken. Nehmen Sie einen weichen Medizinball.

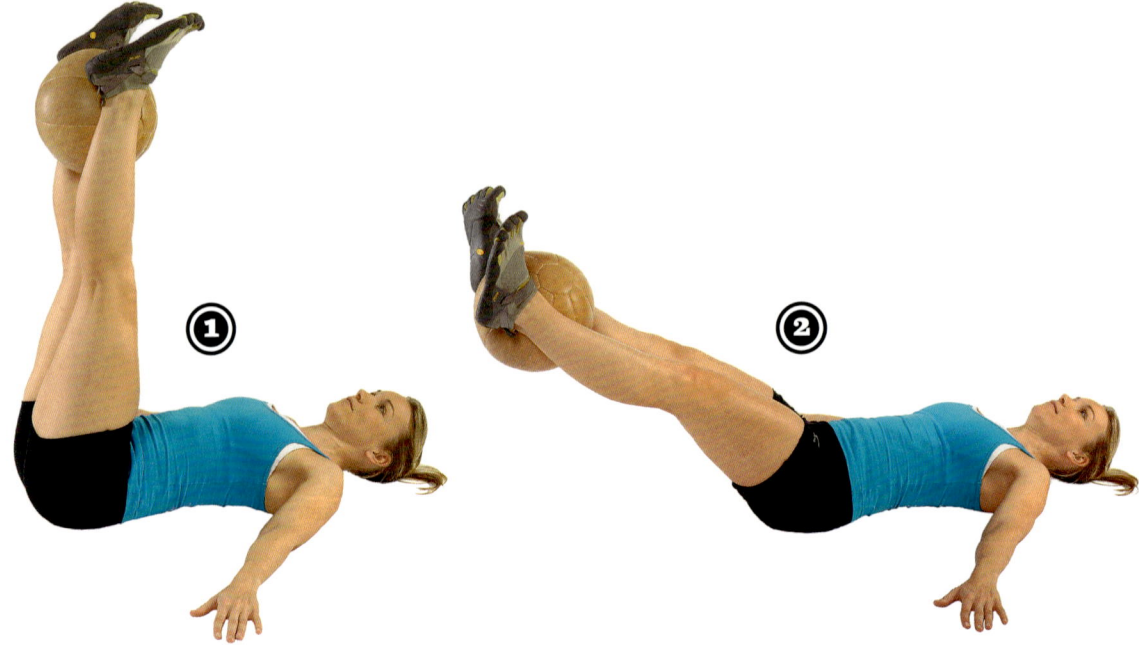

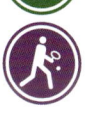

34. Turkish Get up

*Kraft, Beweglichkeit und Balance –
die beste Allround-Rumpfübung.*

1} Liegen Sie rücklings. Das linke Bein gestreckt, der linke Arm 45 Grad abgespreizt. Das rechte Bein angestellt. Der rechte Arm hebt die Kugel Richtung Decke. **2}** Heben Sie die Kugel nach oben. Kopf und Rumpf folgen. Der linke Ellenbogen stemmt am Boden. Vom Ellenbogen auf die Hand. Oberkörper aufrichten. Po heben. **3}** Linkes Knie aufstellen, Oberkörper aufrichten. **4}** Linke Hand verlässt den Boden. **5}** Beide Knie strecken und die Beine nebeneinander. Kehren Sie in umgekehrter Reihenfolge in die Ausgangslage zurück.

● ● ● ● ● **TIPP:**
Anfänger sollten zu jeder Zeit den Blick auf die Kugel richten.

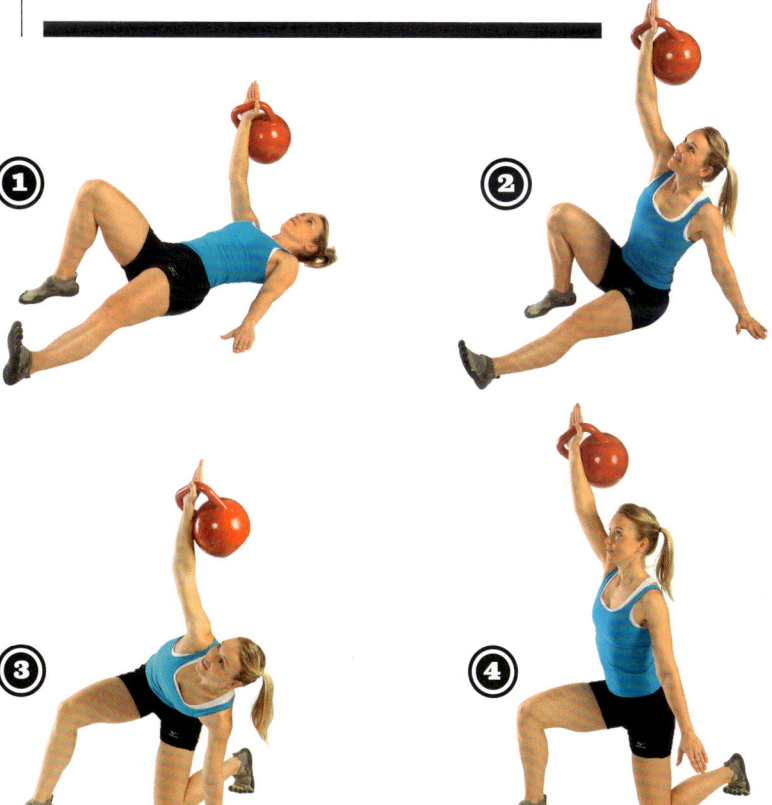
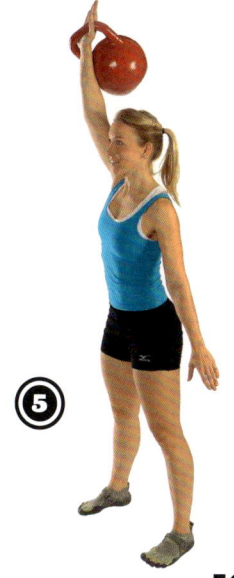

35. Rudern

Für mehr Durchhaltevermögen der Schultern und seitlichen Bauchmuskeln.

1} Sie befinden sich in Liegestützposition. Die Hände stützen sich auf die Griffe der Kugelhantel. Die Füße stehen mindestens schulterbreit.

2} Halten Sie den Rumpf stabil, und heben Sie den linken Ellenbogen nach oben. Danach den Arm wechseln.

● ● ● ● **TIPP:**

Für diese Übung brauchen Sie einen planen Boden, da sonst die Kugeln umkippen können.

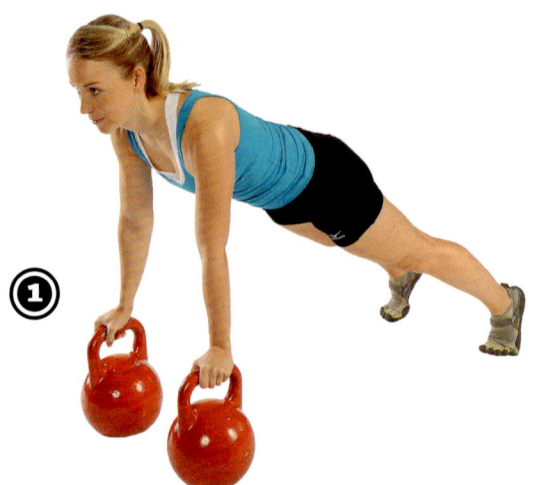

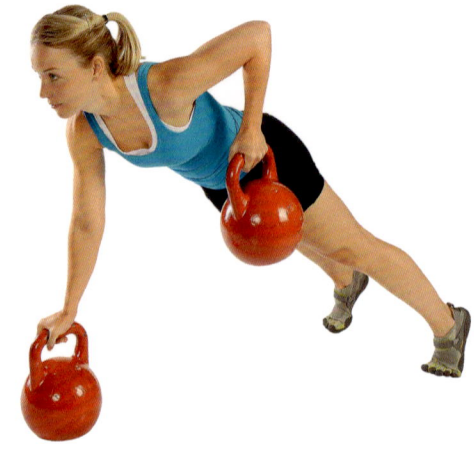

36. Einbein Beckenheben

Hüfte, Rücken, Bauch – alles in einer Übung.

1} In Rückenlage den linken Fuß auf den Kasten legen. Die Hände flach und seitlich neben den Körper. Der rechte Unterschenkel schwebt, die Oberschenkel sind parallel. **2}** Heben Sie die Hüfte so weit, bis Körper und beide Oberschenkel eine gerade Linie bilden; der rechte Unterschenkel setzt diese Linie fort. Diese Position ein Intervall lang halten. Bei der nächsten Wiederholung das andere Bein benutzen.

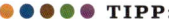 **TIPP:**
Ihr Becken sollte nicht auf der Seite des schwebenden Beins absacken.

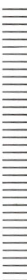

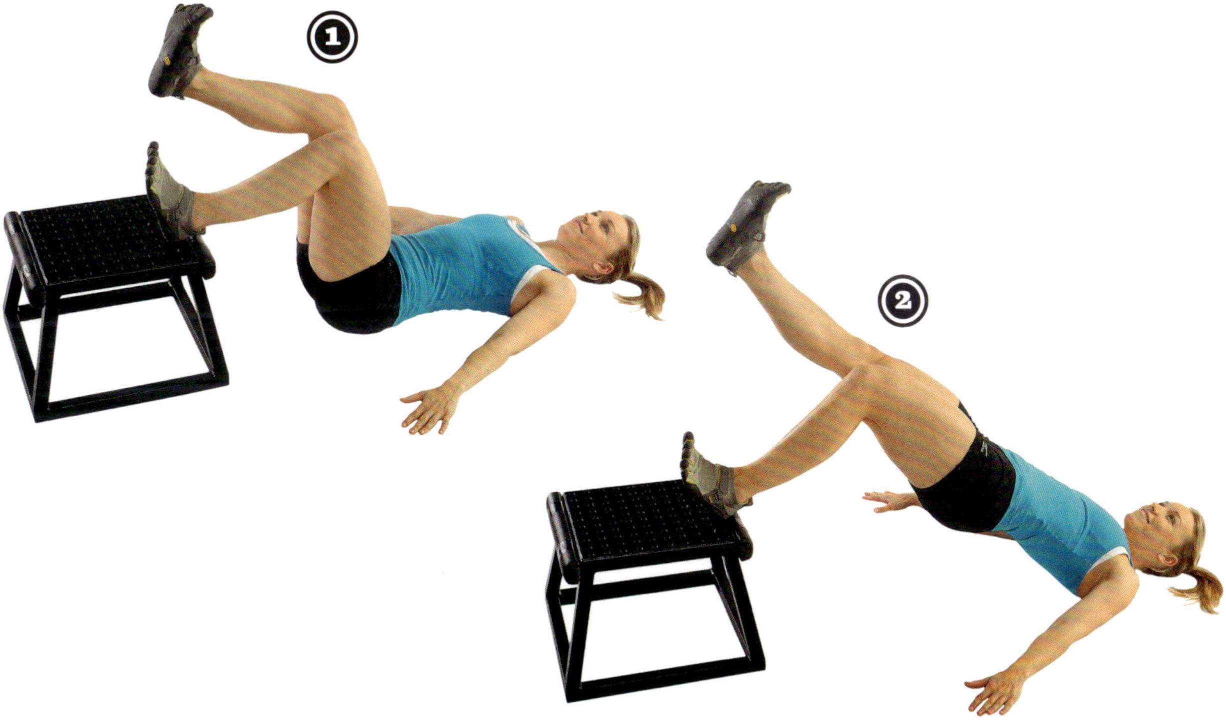

61

37. Rudern mit Liegestütz

Dreidimensionale Kraftentwicklung für Schultern und Rumpf.

1} Sie befinden sich in Liegestützposition. Die Hände stützen sich auf die Griffe der Kugelhantel. Die Füße stehen mindestens schulterbreit. **2}** Halten Sie den Rumpf stabil, und heben Sie den linken Ellenbogen nach oben. **3}** Nach dem Absetzen der Kugel machen Sie einen Liegestütz. Danach den Arm wechseln.

●●●● **TIPP:**

Verdrehen Sie nicht Ihren Rumpf. Je breiter ihre Füße stehen, desto einfacher fällt es Ihnen, den Rumpf zu kontrollieren.

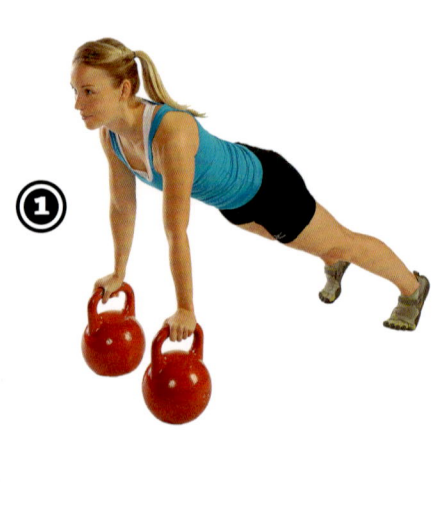

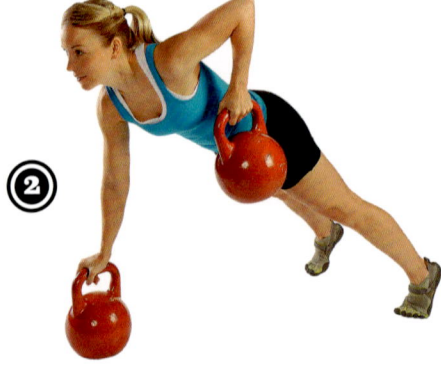

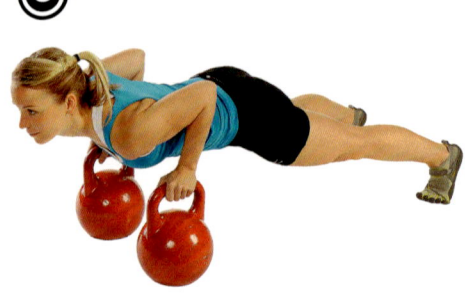

38. Twist mit Kettlebell

Wenn der Twist ohne Gewicht zu leicht wird – hier sind Sie richtig.

1} Sitzen Sie auf dem Boden. Die Füße angehoben, sodass Ober- und Unterschenkel einen 45-Grad-Winkel ergeben. Nehmen Sie das Kugelgewicht vor den Bauch, und bewegen Sie es zur linken Seite. Ihr Oberkörper dreht sich in die gleiche Richtung. Tippen Sie mit dem Gewicht leicht auf den Boden.   **2}** Wechseln Sie die Seite. Drehen Sie nach rechts.

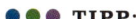 **TIPP:**

Es ist nicht erforderlich, sich bis an sein Bewegungsende zu verdrehen.

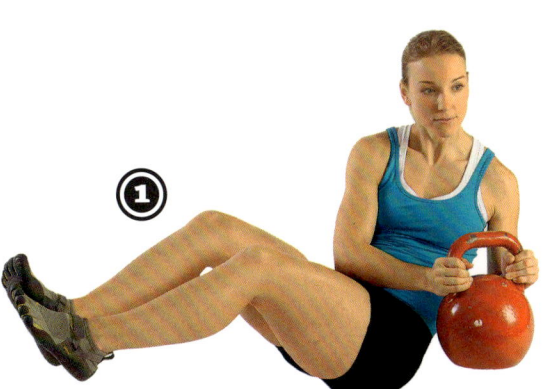

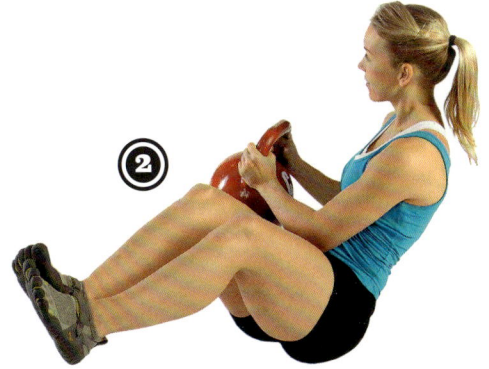

39. Windmühle

Härter können Sie die seitlichen Bauchmuskeln kaum belasten.

1} Stehen Sie schulterbreit, die Kugel am linken Arm gestreckt über Kopf halten. Beide Füße nach rechts drehen und parallel aufstellen. Das Gewicht lastet hauptsächlich auf dem linken Bein, das rechte ist leicht gebeugt. Rumpfmuskulatur und Beckenboden anspannen. **2}** Ihr Rumpf folgt der rechten Hand Richtung rechtem Fuß. Der Po schiebt in die Richtung, in die die Fersen weisen. Mit der Ausatmung kehren Sie in die Ausgangsstellung zurück.

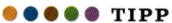 **TIPP:**

Besonders Einsteiger sollten den Blick auf die Kugel richten.

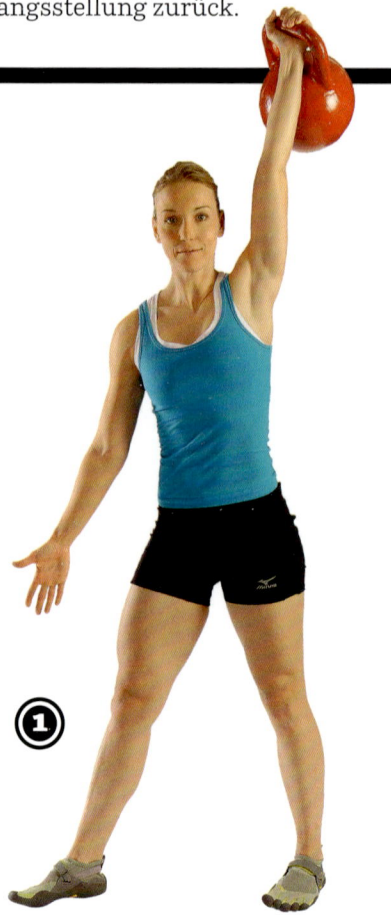

①

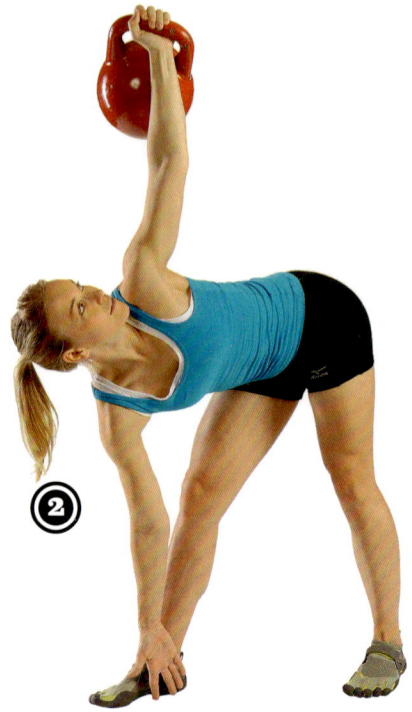

②

40. Ballwandern

Koordination, Hüftmobilität und Armkraft.

1} Stellen Sie sich auf die Knie, die Zehen aufgestellt. Der Ball liegt knapp vor Ihnen. Die Hände auf den Medizinball ablegen. **2}** Spannen Sie Rumpf und Gesäß an. Wandern Sie mit Ihren Händen auf dem Ball nach vorne. Stoppen Sie, bis Sie fast parallel zum Boden stehen. Wandern Sie jetzt wieder zurück.

●●●●● **TIPP:**

Anfänger sacken bei dieser Übung schnell ins Hohlkreuz. Versuchen Sie den Endpunkt zu finden (Bild 2), an dem Sie noch die Körperspannung halten können. Hier sollte der Rückweg beginnen.

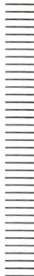

①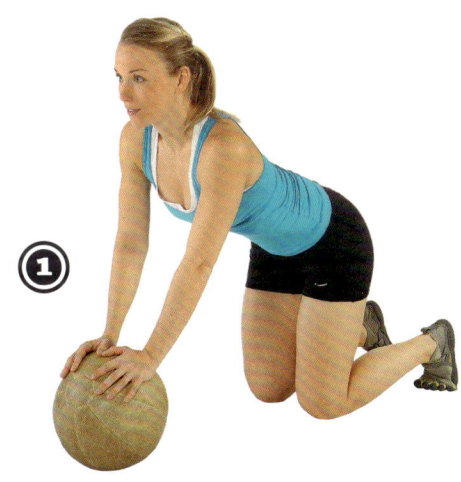

②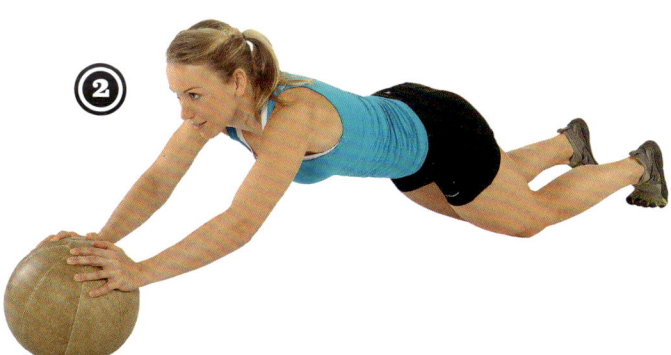

41. Skorpion

*Gute Rumpfkontrolle und
Beweglichkeit par excellence.*

1} Sie begeben sich in Liegestützposition mit hüftbreit aufgestellten Füßen. Die Hände über schulterbreit aufgestellt. **2}** Machen Sie einen Liegestütz. **3}** Danach führen Sie das gestreckte linke Bein unter dem Rumpf hindurch und strecken den Fuß so weit wie möglich nach rechts. **4}** Führen Sie das linke Bein über den Rumpf hinweg und strecken den Fuß weit nach rechts. Dabei darf das Knie gebeugt werden. Beim nächsten Liegestütz das Bein wechseln.

●●●● **TIPP:**

Bei der gesamten Übung muss die Rumpfspannung gehalten werden. Die Beinbewegungen ohne Schwung ausführen.

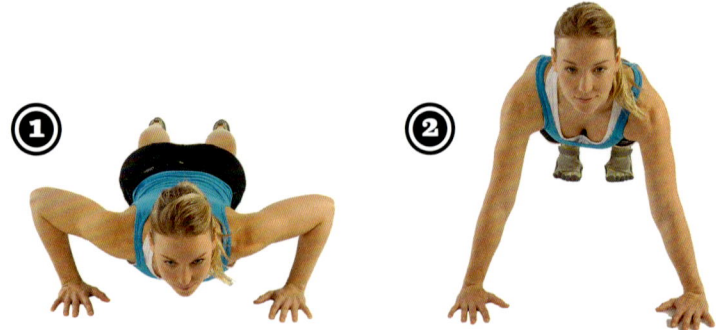

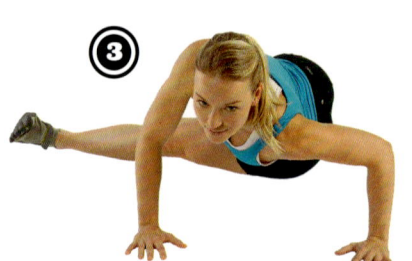

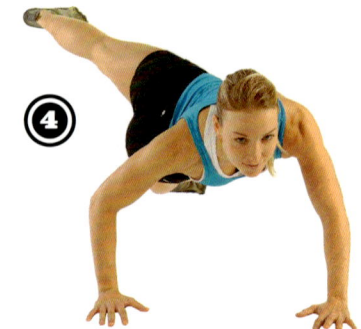

42. Getup Bottom up

Handkraft trifft Rumpfkraft.

1} Liegen Sie rücklings. Das linke Bein gestreckt, der linke Arm 45 Grad abgespreizt. Das rechte Bein angestellt. Greifen Sie die Kugel so, dass der Griff nach unten zeigt. Der rechte Arm hebt die Kugel Richtung Decke.   **2}** Heben Sie die Kugel nach oben. Kopf und Rumpf folgen. Der linke Ellenbogen stemmt in den Boden.   **3}** Vom Ellenbogen auf die Hand wechseln. Oberkörper weiter aufrichten. Po abheben. Linkes Knie aufstellen und Oberkörper aufrichten. Linke Hand verlässt den Boden.   **4}** Beide Knie strecken, Beine nebeneinander. In umgekehrter Reihenfolge zurück in die Ausgangslage.

●●●●● **TIPP:**

Bei den ersten Übungsdurch-gängen sollten Sie mit einem leichten Gewicht arbeiten. Schauen Sie zudem die meiste Zeit auf das Gewicht – außer Bild 4.

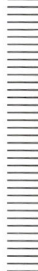

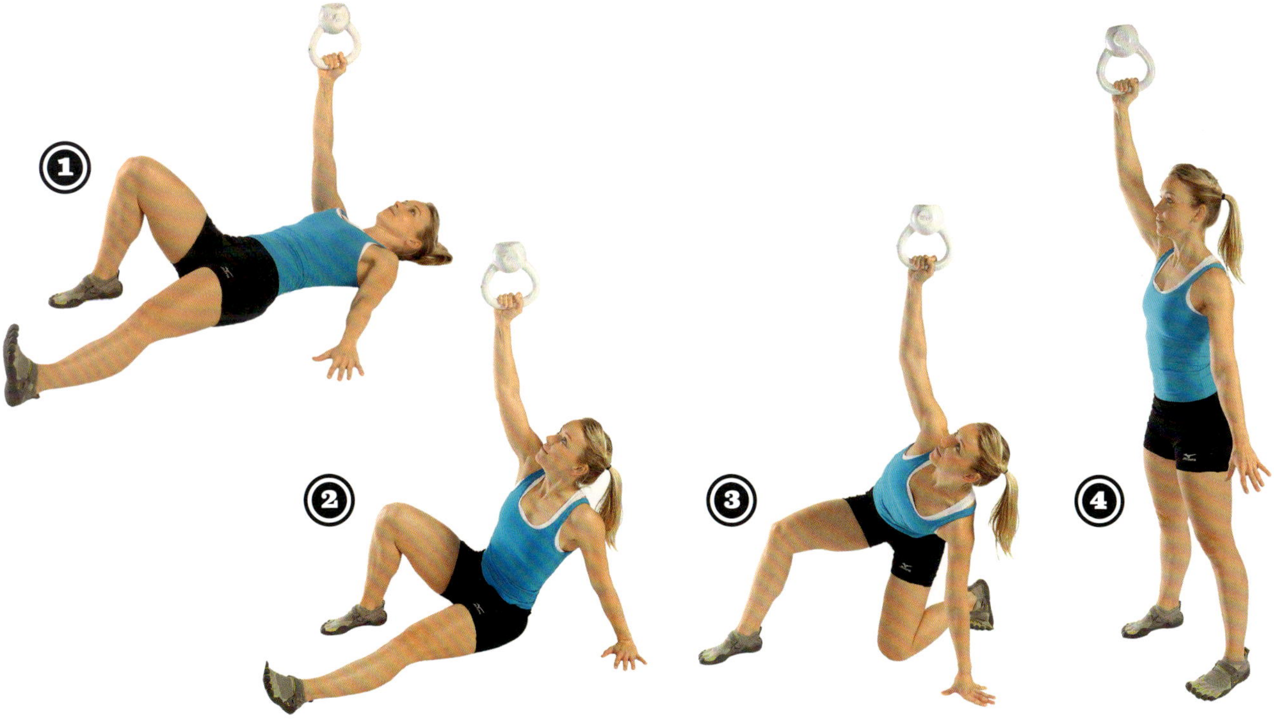

① **②** **③** **④**

43. Knieheben

Flacher Bauch, gesunder Rücken.

1} Greifen Sie die Klimmzugstange im Ristgriff. Hängen Sie mit geradem Rücken. Die Arme komplett strecken. Der Blick schaut geradeaus.
2} Heben Sie die angewinkelten Beine langsam in Richtung Oberkörper. In der Waagerechten einige Sekunden halten, und die Beine danach langsam wieder senken.

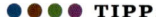 **TIPP:**

Um den vollen Nutzen für einen starken Rücken zu bekommen, heben Sie die Knie bis zur Waagerechten und halten Sie den Rücken gestreckt. Vermeiden Sie ein Hohlkreuz.

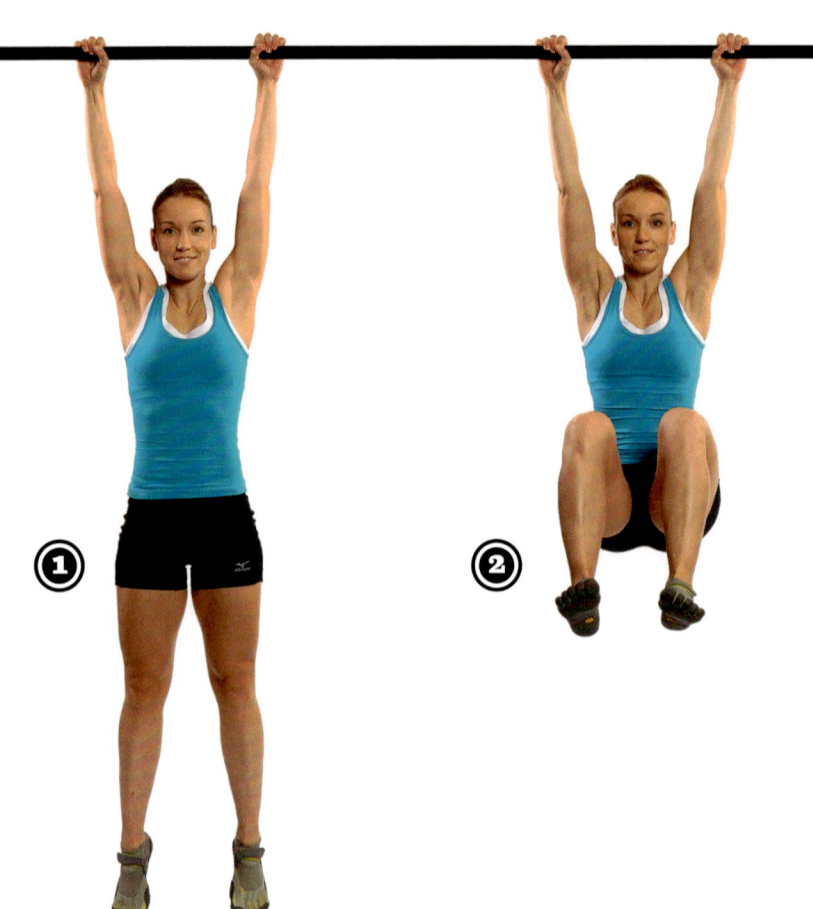

① ②

44. Beine ans Reck

Doppelte Packung: Die Übung für die Rücken- und Bauchmuskeln.

1} Greifen Sie die Klimmzugstange im Kammgriff. Hängen Sie mit geradem Rücken. Die Arme komplett strecken. Der Blick schaut geradeaus.
2} Heben Sie die durchgestreckten Beine langsam in Richtung Oberkörper. Verlagern Sie Ihren Oberkörper nach hinten. **3}** Berühren Sie mit den Schienbeinen die Stange. Senken Sie die Beine danach langsam ab.

●●●● **TIPP:**
Führen Sie die Bewegung langsam aus, da sie so effektiver ist. Zudem kann es schmerzen, wenn Sie mit Wucht auf die Stange treffen.

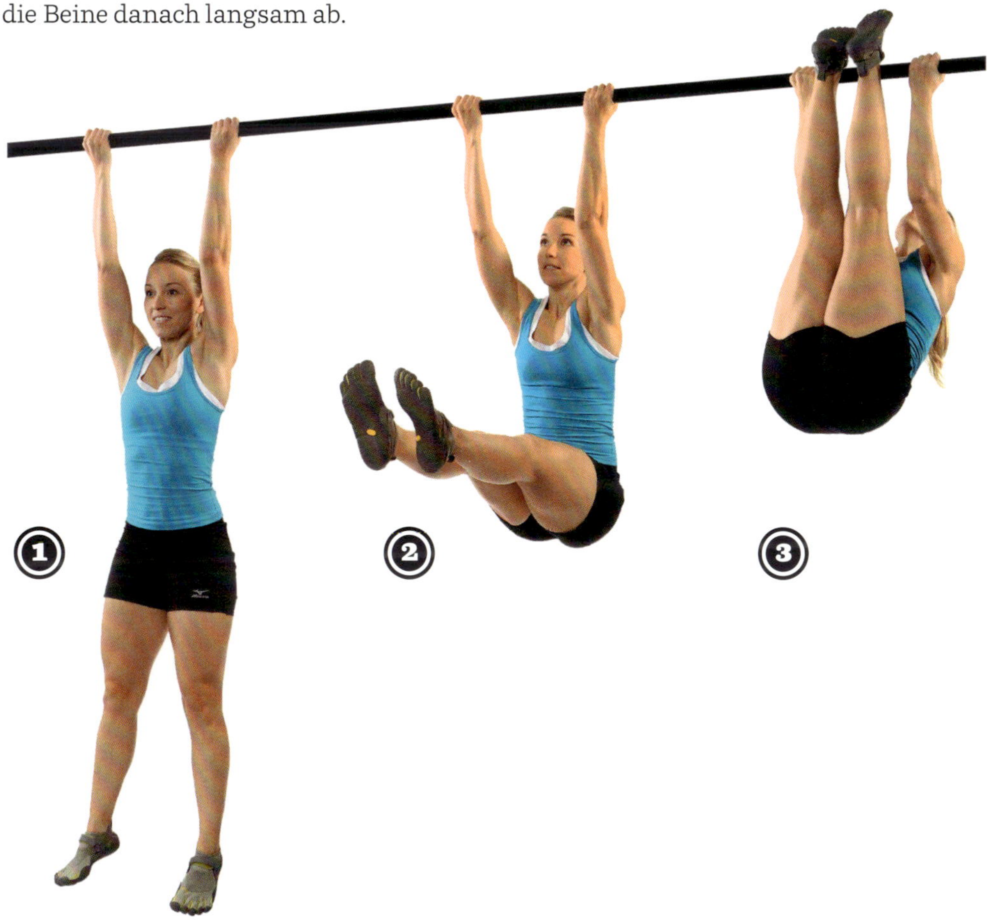

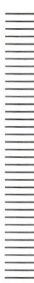

① ② ③

45. Seemanns-Liegestütz

Minimale Bewegung, maximale Kraft für Schultergürtel und Bauch.

1} Legen Sie sich bäuchlings auf den Boden. Die Unterschenkel kreuzen, die Oberschenkel auf dem Boden lassen. Legen Sie Ihre ausgestreckten Unterarme auf einen Medizinball ab. Blicken Sie geradeaus.   **2}** Richten Sie sich auf, indem Sie sich vom Ball hochdrücken. Dabei wandert der Ball auf Ihre Hände und Sie stehen auf den Knien. Wichtig: Rumpf, Gesäß und Schultern anspannen.

●●● **TIPP:**

Achten Sie darauf, die Bewegung nicht durch ein Ausweichen des Pos nach hinten-oben einzuleiten.

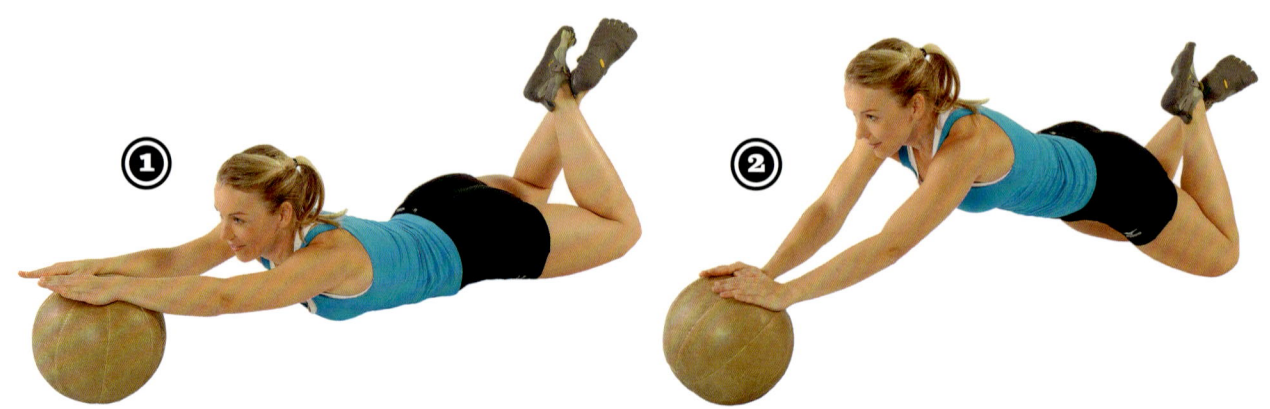

46. Beinheben

Hier bekommen Sie kugelsichere Bauchmuskeln.

1} Greifen Sie die Klimmzugstange im Kammgriff. Hängen Sie mit geradem Rücken. Die Arme komplett strecken. Der Blick schaut geradeaus.
2} Heben Sie die durchgestreckten Beine langsam in Richtung Oberkörper. In der Waagerechten einige Sekunden halten, und die Beine langsam wieder senken.

● ● ● ● **TIPP:**

Beim Heben kommt es vor allem auf eine langsame Bewegung ohne Schwung an. Wer Schmerzen in den Lendenwirbeln hat, sollte aufs Knieheben umsteigen.

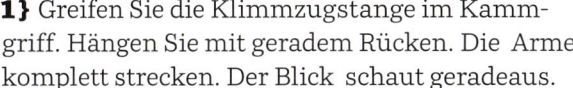

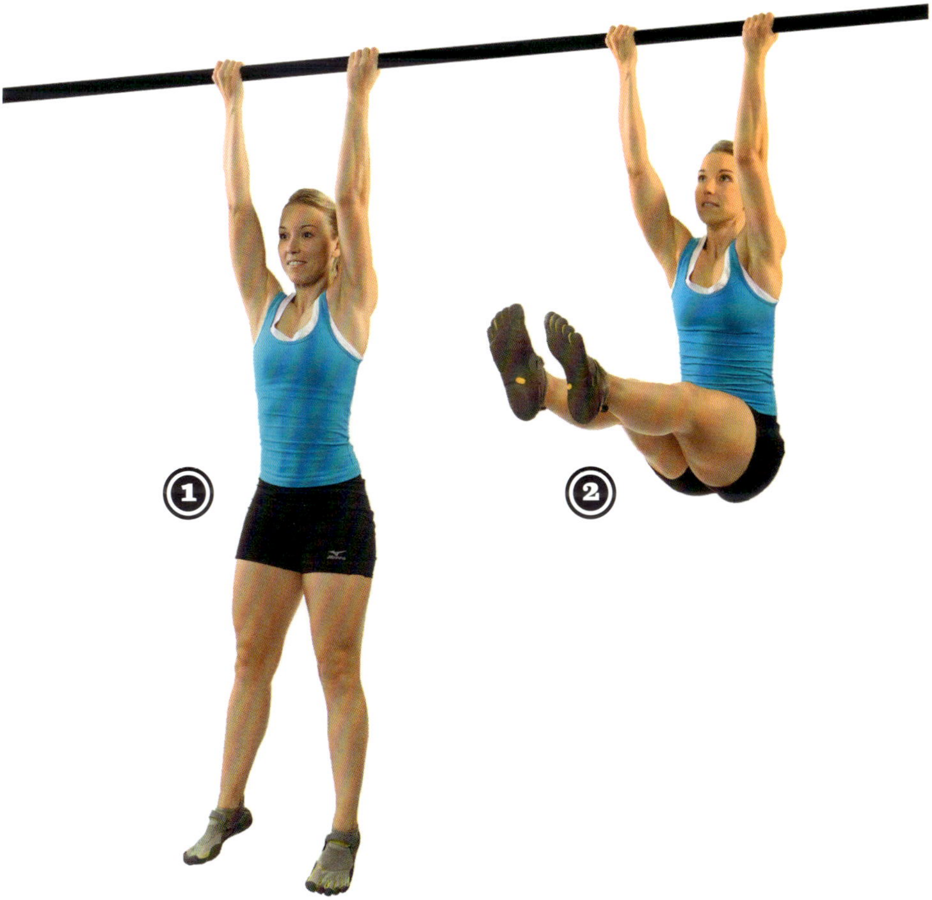

① ②

71

ARM
ÜBUN GEN

47. Knie-Liegestütz

Die einfachste Form, um Arm- und Rumpfmuskulatur zu stärken.

1} Hocken Sie sich schulterbreit auf die Knie. Die Hände etwas über schulterbreit aufstellen und in einer Linie mit den Schultern positionieren. Oberschenkel, Gesäß, Rücken und Kopf bilden eine Gerade. **2}** Senken Sie den Oberkörper kontrolliert ab. Achten Sie darauf, dass Sie nicht ins Hohlkreuz fallen oder einen Buckel machen. Spannen Sie permanent Gesäß und Bauch an.

● ● ● ● ● **TIPP:**
Die Hände sollten sich während des gesamten Bewegungsablaufs unterhalb der Schultergelenke befinden.

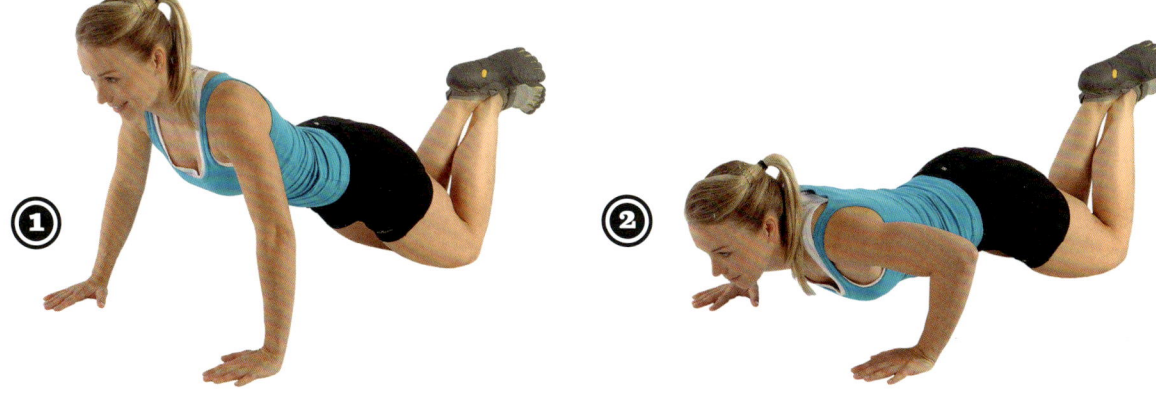

48. Liegestütz

Der Klassiker für Arm- und Brustmuskulatur. Stärkt auch die Bauchmuskeln.

1} Stellen Sie sich auf die Zehen. Die Füße schulterbreit. Die Hände etwas über schulterbreit aufstellen und in einer Linie mit der Schulter positionieren. Beine, Gesäß, Rücken und Kopf bilden eine Gerade. **2}** Senken Sie den Oberkörper kontrolliert ab. Achten Sie darauf, dass Sie nicht ins Hohlkreuz fallen oder einen Buckel machen. Spannen Sie permanent Gesäß und Bauch an.

●●●●● **TIPP:**

Als Variation können die Hände mehr als schulterbreit gestellt werden. Zweite Möglichkeit: Die Hände so eng stellen, dass sich die Daumen berühren.

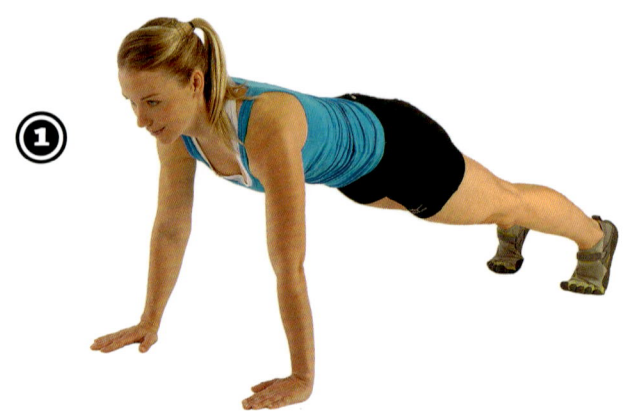

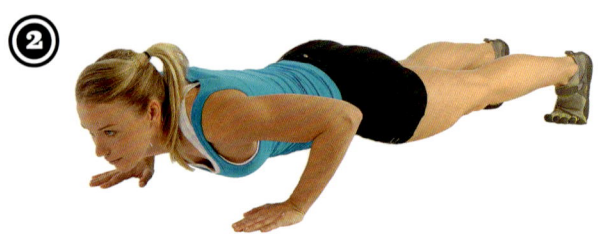

49. Ball-Überzug

Die einfache Variante des Überzugs, die die Vorderseite strafft.

1} Sie liegen auf dem Rücken, beide Beine sind angestellt. Den Ball mit gestreckten Armen im rechten Winkel zur Körperlängsachse halten.

2} Senken Sie die Arme neben Ihren Kopf, bis der Ball den Boden berührt, und atmen Sie dabei ein. Bringen Sie die Arme zurück in die Ausgangsstellung, und atmen Sie dabei aus.

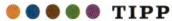 **TIPP:**

Auch hier: Drücken Sie die Lendenwirbelsäule mittels Ihrer Bauchmuskeln auf die Unterlage. Bei der gesamten Bewegung darf kein Hohlkreuz entstehen.

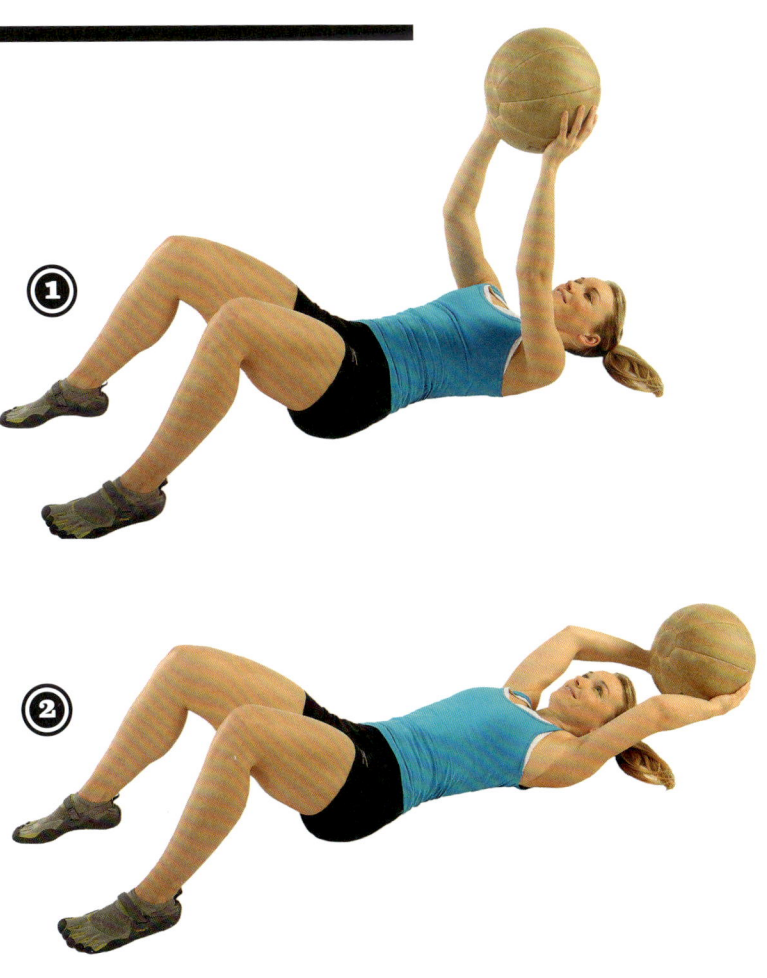

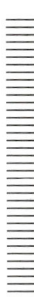

75

50. Schulterpresse

Die Übung für kräftige und gesunde Schultern, die auch den Rumpf stabilisiert.

1} Füße schulterbreit. Das Gewicht ruht in der Ellenbeuge. Die Hand steht auf Höhe der Schulter.
2} Drücken Sie das Gewicht nahe am Ohr nach oben bis der Arm durchgestreckt ist. Führen Sie das Gewicht jetzt wieder zurück. Spannen Sie bei der Übung Ihren Bauch an.

●●●●● **TIPP:**

Im Laufe der Bewegung dreht sich die Handfläche nach vorne; der Ellbogen folgt dieser Bewegung und beschreibt einen Bogen nach außen.

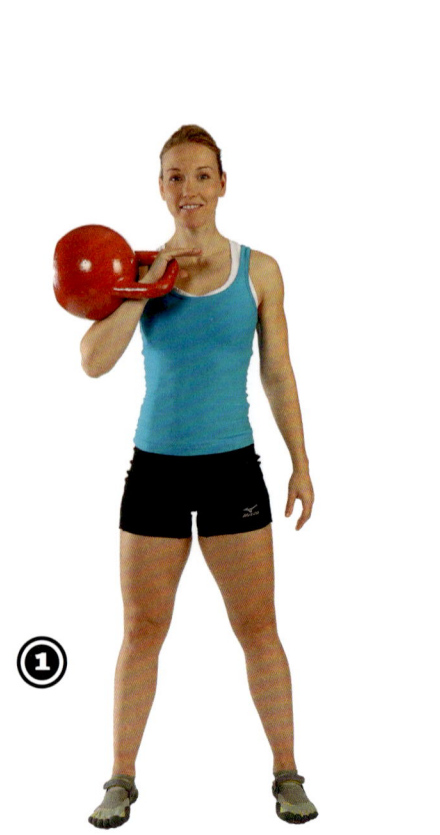
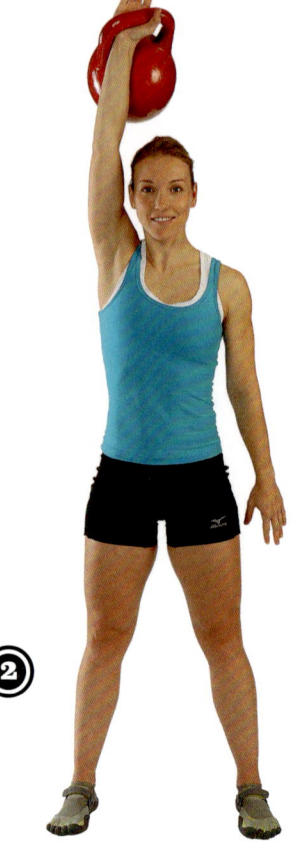

① ②

51. Kreisel

Im Kreis für bewegliche Schultern und einen straffen Rumpf.

1} Halten Sie die Kugelhantel vor Ihrer Brust. Die Griffe sind dabei an der Unterseite. Ihr Stand ist etwas über schulterbreit. **2}** Drehen Sie das Gewicht um den Kopf. Achten Sie auf Spannung in der Rumpfmuskulatur. **3}** In der Endphase der Bewegung kehren Sie in die Ausgangsposition zurück. Wiederholen Sie den Ablauf in die entgegengesetzte Richtung.

●●●●● **TIPP:**

Die Oberarme werden dicht an den Ohren geführt. Achten Sie darauf, dass die Kugel um den Kopf kreist und nicht umgekehrt. Der Rumpf bleibt stabil, die Bauchmuskeln angespannt.

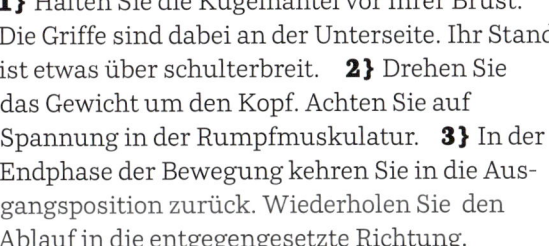

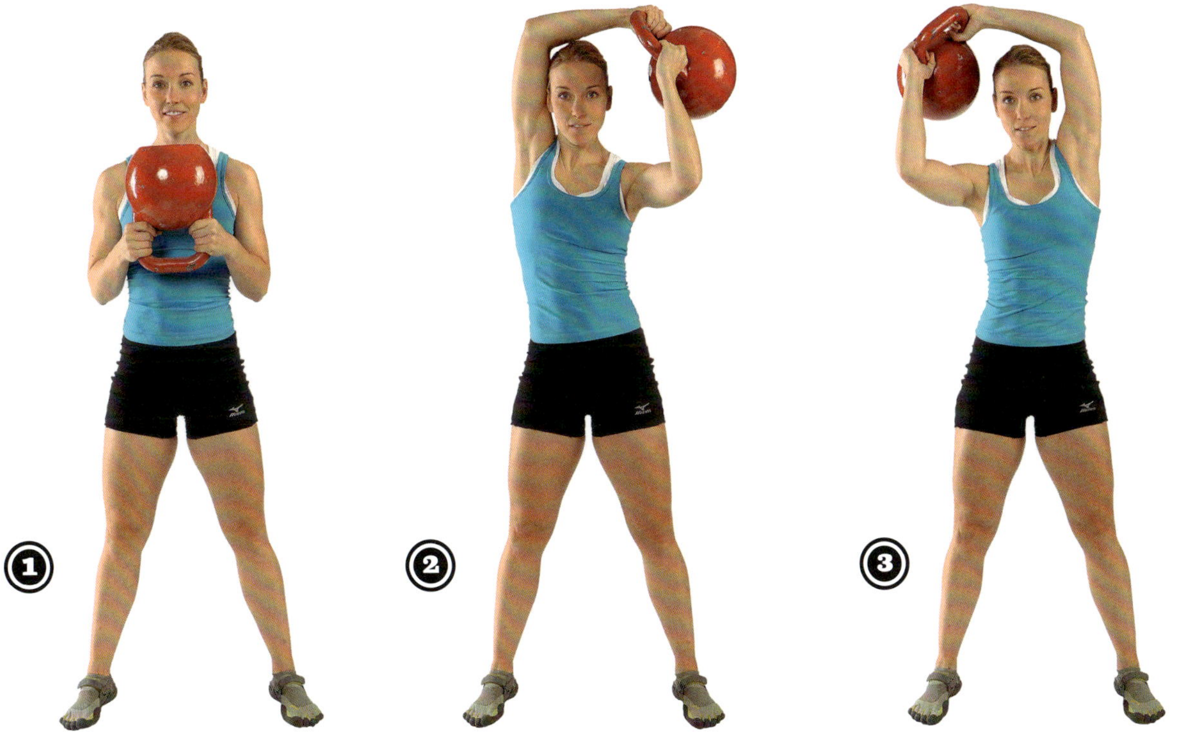

① ② ③

52. Umsetzen

Bereitet auf das Anheben von schweren Gegenständen über Kopf vor.

1} Die Grundbewegung von Rumpf und Hüfte entspricht dem Swing (Seite 101). **2}** Wenn die Kugel auf Höhe der Hüfte angelangt ist, wird kurz mit dem Ellbogen am Rumpf vorbeigezogen. **3}** Die Hand taucht durch den Griff und führt die Kugel in die Ellbogenbeuge. Wie beim Swing wird die Kraft durch den Hüfteinsatz erzeugt; der Arm lenkt die Kugel lediglich. Beim Rückweg in die Ausgangsstellung gleitet die Kugel aus der Ellbogenbeuge. Der Arm wird gestreckt und das Gewicht der Kugel aufgefangen, indem Hüfte und Knie gebeugt werden.

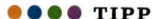 **TIPP:**

Das Umsetzen erfordert einige Übung, bis Krafteinsatz und Timing der Armbewegung stimmen. Bei dieser Übung ist das Beibehalten der Bauch-spannung sehr wichtig.

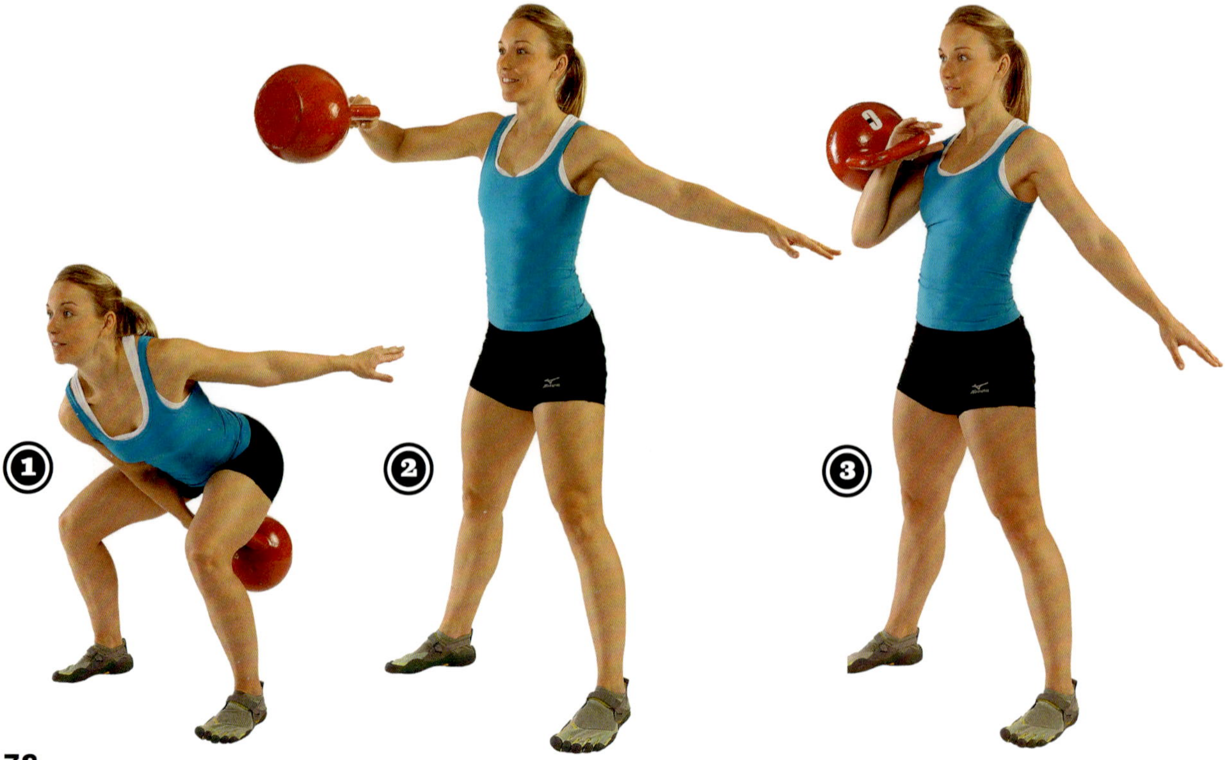

① ② ③

53. Clean & Press

Mit dieser Übung ersetzen Sie ein komplettes Fitnessstudio.

1} Die Kugel wird am gestreckten Arm mittels Hüftschwung beschleunigt. **2}** Ist die Kugel auf Höhe der Hüfte, erfolgt ein kurzer Zug mit dem Ellbogen. **3}** Die Hand taucht durch den Griff und führt die Kugel in die Ellbogenbeuge. **4}** Aus dieser Position die Kugel hochdrücken. Der Rückweg geschieht in umgekehrter Reihenfolge. Die Kugel nur schwingen, nicht ablegen.

●●●●● **TIPP:**

Beim Hüftschwung muss das Gewicht auf Fersen und Außenkanten der Füße lasten, nicht auf dem Vorfuß. Bei der Bewegung muss die Spannung des Rumpfes beibehalten werden.

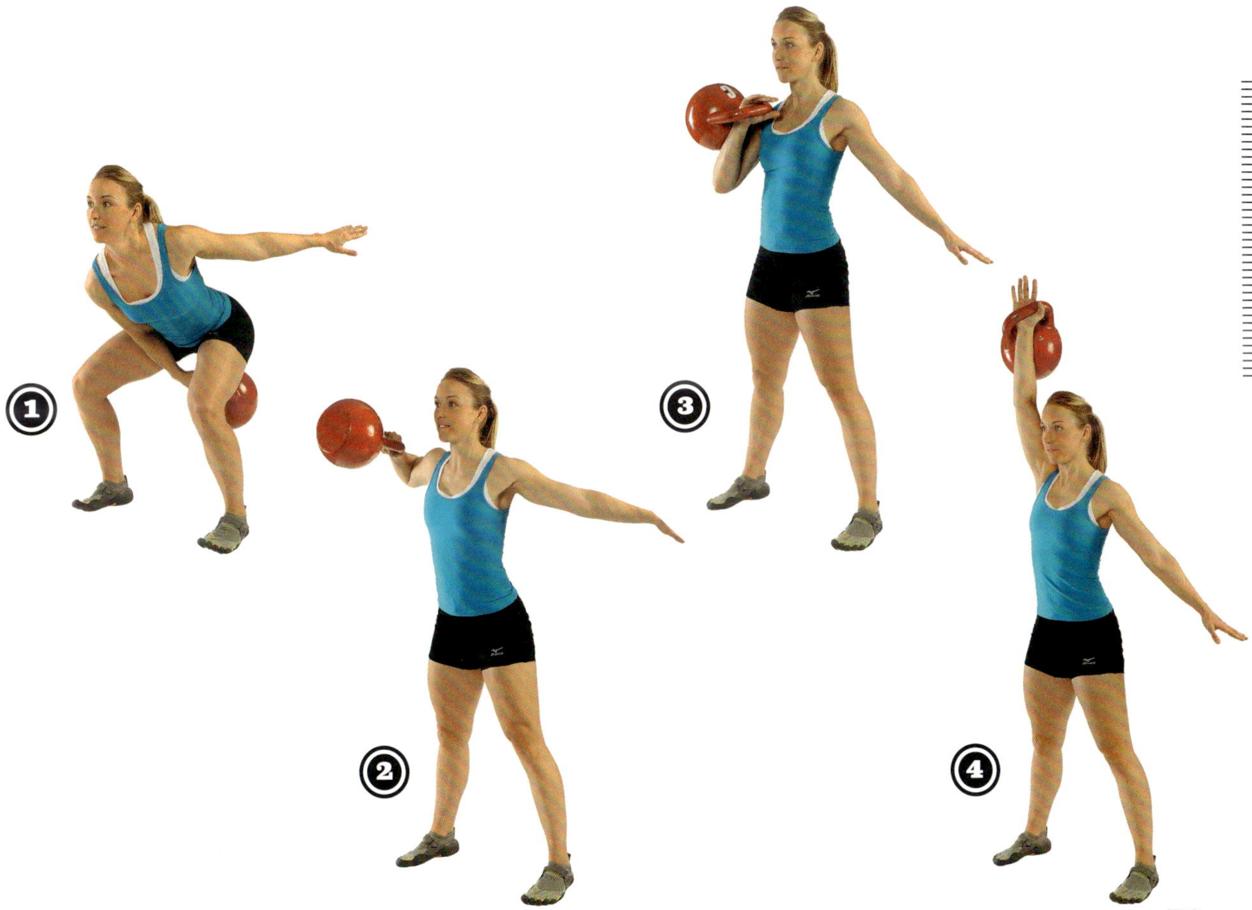

① **②** **③** **④**

54. Brustdrücken

Das beste Training für eine ausgegliche-ne und belastbare Brustmuskulatur.

1} Sie liegen auf dem Rücken, die Beine sind schulterbreit geöffnet, der freie Arm liegt leicht abgespreizt neben dem Rumpf. Die Kugel ruht in der Ellbogenbeuge. Der Oberarm liegt am Rumpf an. **2}** Die Kugel wird Richtung Decke gedrückt, die Handfläche dreht sich dabei fußwärts. Der Rückweg geschieht auf dem gleichen Weg.

● ● ● ● **TIPP:**

Achten Sie darauf, die Kugel mit der Ausatmung Richtung Decke zu drücken.

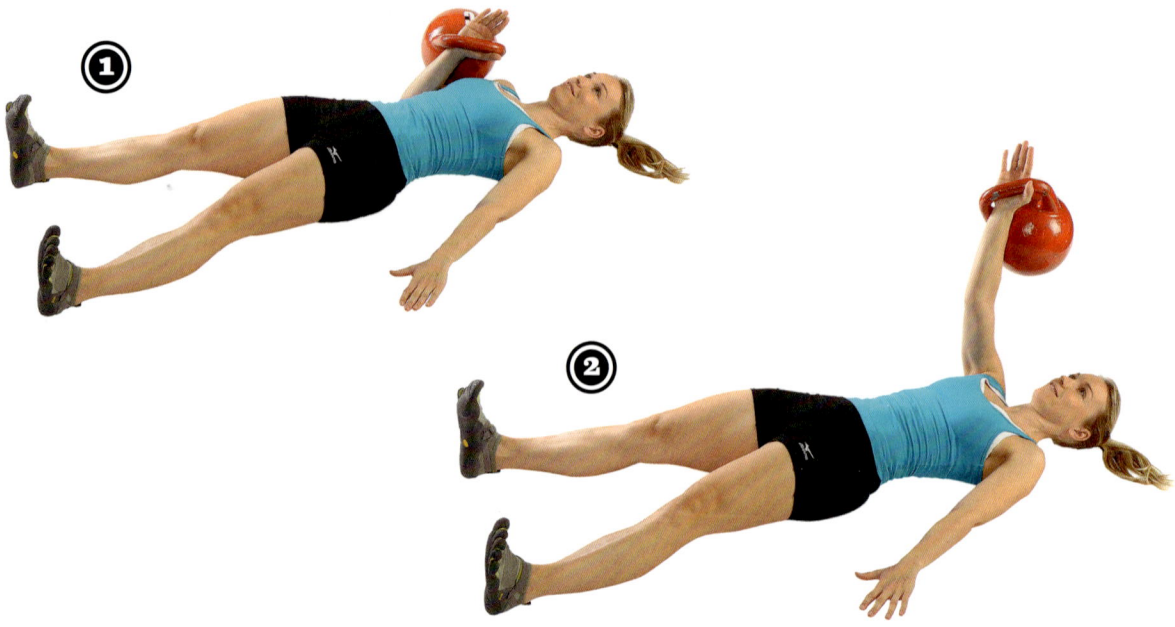

55. Truckdriver

*Stabiler Rumpf, stabile Schultern –
alles am gestreckten Arm.*

1} Sie stehen gerade, die Füße schulterbreit.
Gesäß und Rumpfmuskulatur anspannen.
Halten Sie den Medizinball an den gestreckten
Armen vor dem Körper auf Höhe des Brustbeins.
2} Drehen Sie den Ball, sodass sich die rechte
Hand unter, die linke Hand über den Ball bewegt,
bis die rechte Schulter sich leicht senkt und
die linke sich hebt.   **3}** Kehren Sie in die
Ausgangsposition zurück, und wiederholen Sie
die Bewegung in die Gegenrichtung.

● ● ● ● **TIPP:**
Die Wirbelsäule muss gerade
und das Brustbein angehoben
sein. Nicht ins Hohlkreuz fallen.

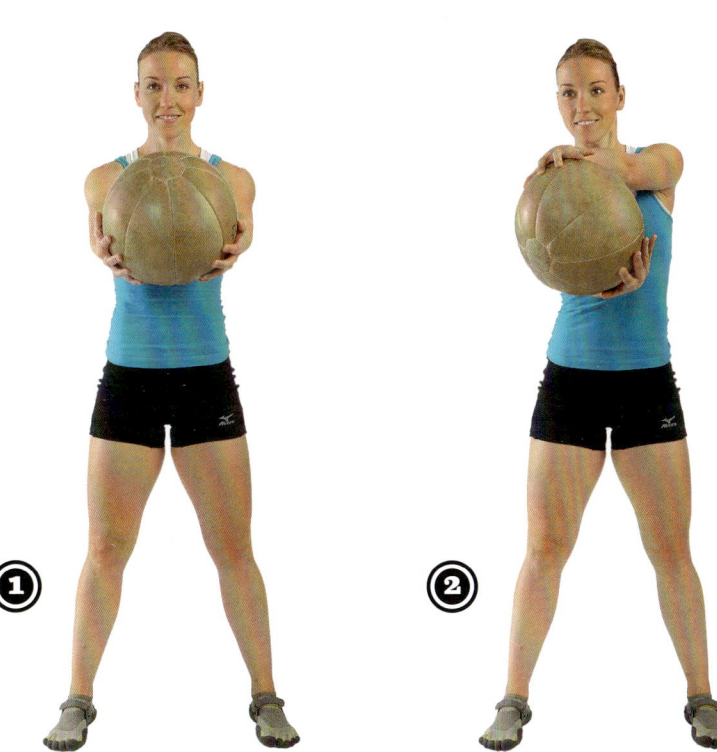

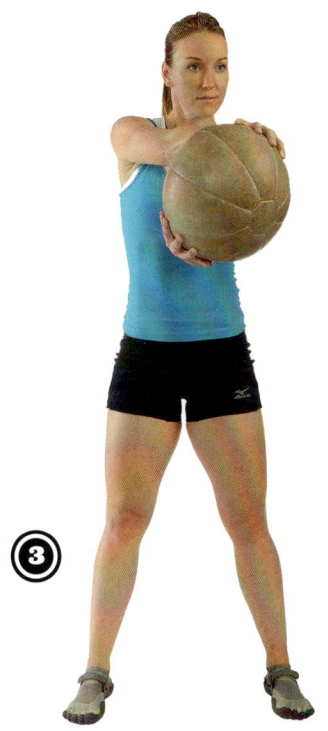

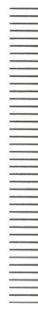

56. T-Liegestütz

Ideal um die Brustwirbelsäule zu mobilisieren und Rumpf und Arme zu stärken.

1} Gehen Sie in die Liegestützposition und stützen Sie sich auf zwei schulterbreit auseinanderliegende Gewichte.   **2}** Machen Sie einen Liegestütz.   **3}** Nach der Aufwärtsbewegung heben Sie den linken Arm, und pressen die Hantel oberhalb der Schulter gerade nach oben. Ihr Körper hat jetzt die Form eines T. Gehen Sie langsam zurück in die Ausgangsposition, und wiederholen Sie die Bewegung zur rechten Seite.

●●●●● **TIPP:**

Verwenden Sie leichte Gewichte, und greifen Sie die Kugel statt des Griffs, um die Standsicherheit zu erhöhen.

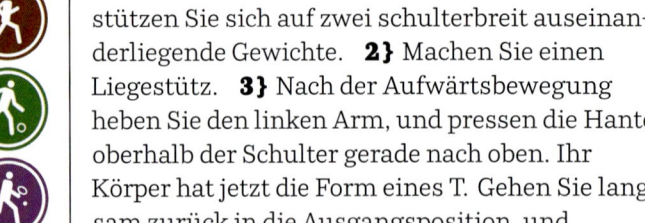

①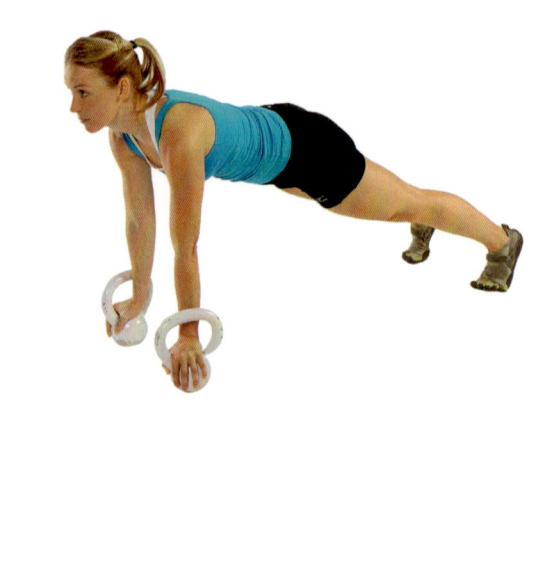

②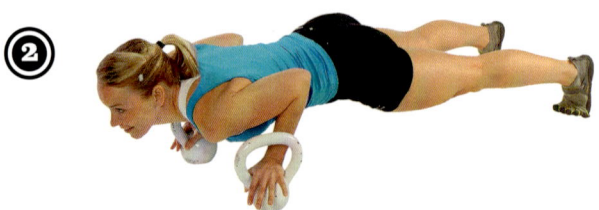

③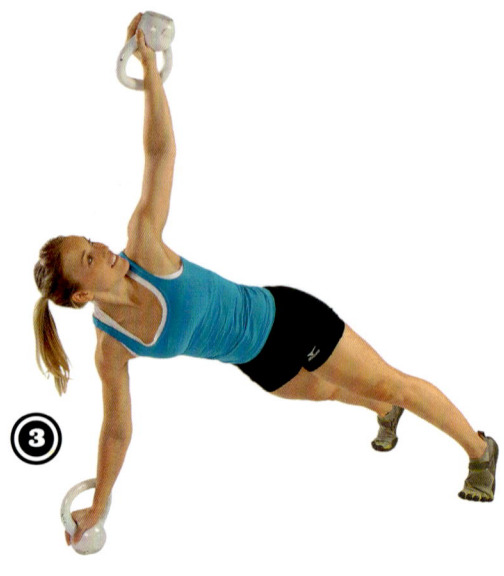

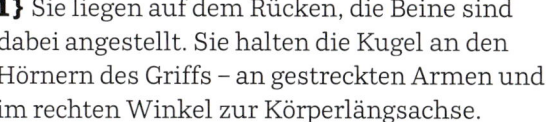

57. Überzug Kettlebell

Tolle Übung, die neben der Brustmuskulatur auch die Bauchmuskeln stärkt.

1} Sie liegen auf dem Rücken, die Beine sind dabei angestellt. Sie halten die Kugel an den Hörnern des Griffs – an gestreckten Armen und im rechten Winkel zur Körperlängsachse.
2} Nun senken Sie die Arme neben Ihren Kopf, bis die Kugel den Boden berührt, und atmen dabei ein. Bringen Sie die Arme danach zurück in die Ausgangsstellung, und atmen Sie dabei aus.

TIPP:

Drücken Sie die Lendenwirbelsäule mittels Ihrer Bauchmuskeln auf die Unterlage. Bei der gesamten Bewegung darf kein Hohlkreuz entstehen.

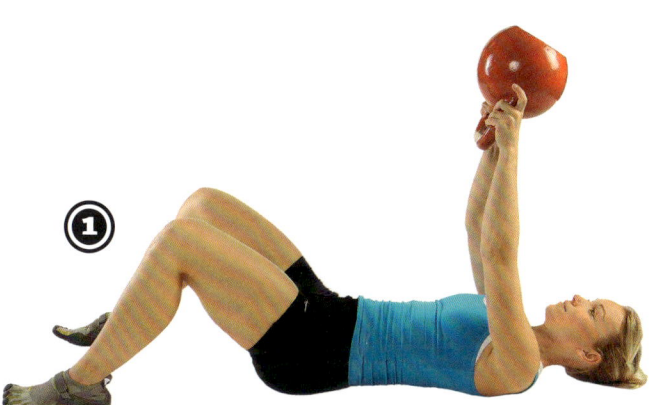

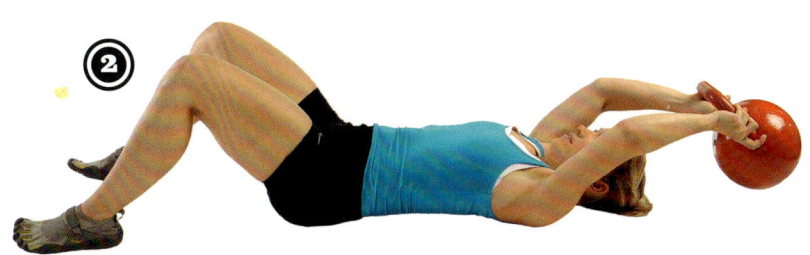

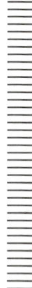

58. Griff-Schulter-presse

Schult die Griffkraft und Rumpfstabilität – aber hält die Schultern flexibel.

1} Stehen Sie schulterbreit, die Rumpfmuskulatur anspannen. Der Oberarm liegt an den Rippen. Halten Sie die Kugel am Griff, dabei schwebt die Kugel über dem Griff. Der Unterarm steht senkrecht. **2}** Drücken Sie nun die Kugel mit der Ausatmung Richtung Decke; der Blick folgt der Kugel. Kehren Sie mit der Einatmung in die Ausgangsstellung zurück.

● ● ● ● **TIPP:**

Die Übung schult die Griffkraft. Umfassen Sie den Griff so fest Sie können, und halten Sie Ihr Handgelenk stabil. Anfänger profitieren davon, die freie Hand fest zur Faust zu ballen.

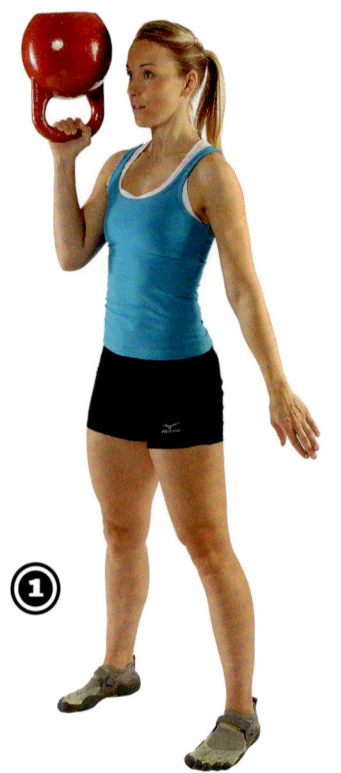

①

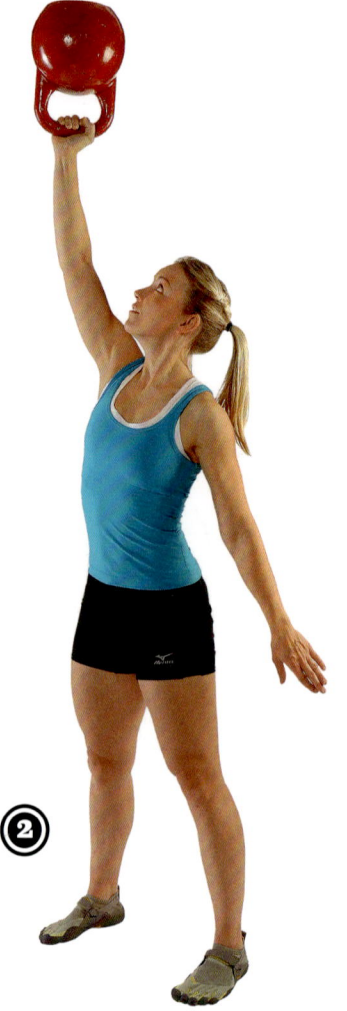

②

59. Taucher

Der Liegestütz für Fortgeschrittene.

1} Setzen Sie Hände und Füße schulterbreit auf den Boden. Beides voll gestreckt. Heben Sie das Gesäß an. Der Winkel zwischen Bauch und Oberschenkel sollte 90 Grad betragen.
2} Senken Sie den Oberkörper nach vorne, bis die Ellenbogen etwas unter 90 Grad gebeugt sind.
3} Schieben Sie den Oberkörper unter eine gedachte Linie, die die Ellenbogen verbindet, hindurch.   **4}** Strecken Sie die Arme durch, bis der Oberkörper aufgerichtet ist. Danach die Bewegung in entgegengesetzter Richtung ausführen um in die Ausgangsposition zu gelangen.

● ● ● ● ● **TIPP:**

Wem der umgekehrte Weg in die Ausgangsposition zu schwer ist, der kann das Becken anheben bis Rumpf und Oberschenkel einen rechten Winkel bilden. Die Arme bleiben dabei gestreckt.

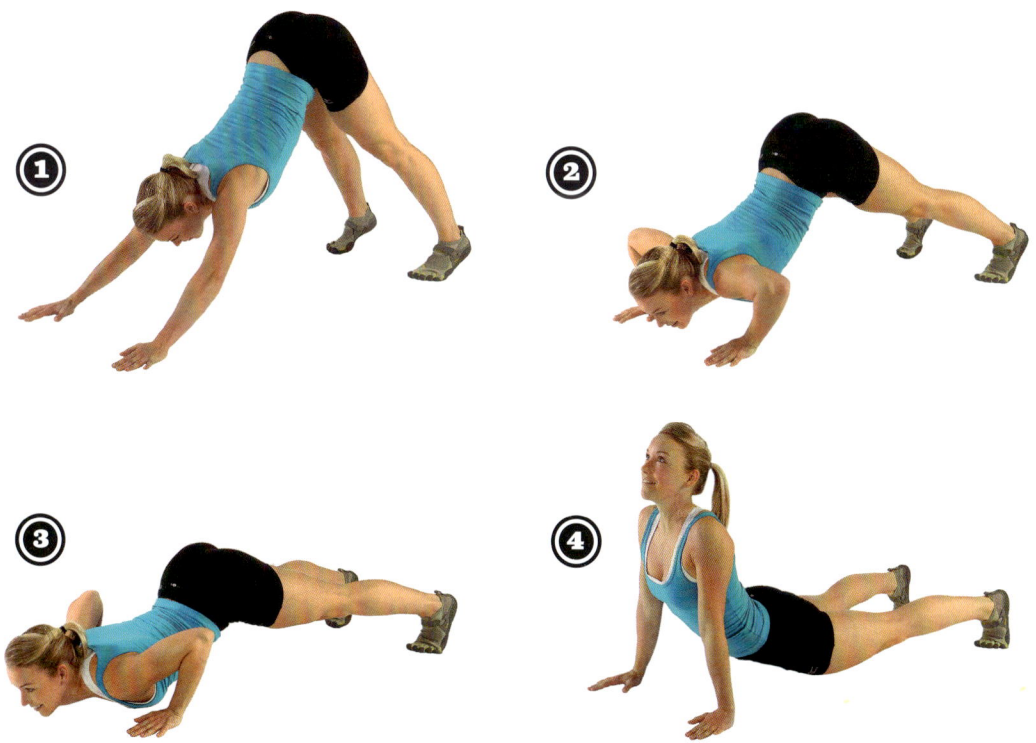

60. Ausstoßen

Das Schnelligkeitstraining für gute Arm- und Beinkoordination.

1} Die Kugel ruht in der Ellbogenbeuge.
2} Gehen Sie etwas in die Knie, der Rücken bleibt gestreckt, die Fersen am Boden.
3} Strecken Sie explosiv Hüfte und Knie, und nutzen Sie den Schwung beim Ausstoßen der Kugel. Die Fersen bleiben am Boden.

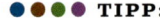 **TIPP:**

Die Übung eignet sich gut, um hohe Gewichte oder hohe Wiederholungszahlen zu bewältigen. Bauchspannung ist dabei ein Muss.

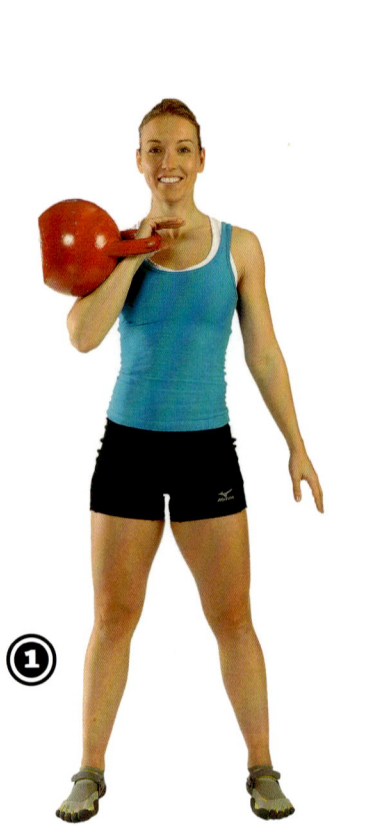

①

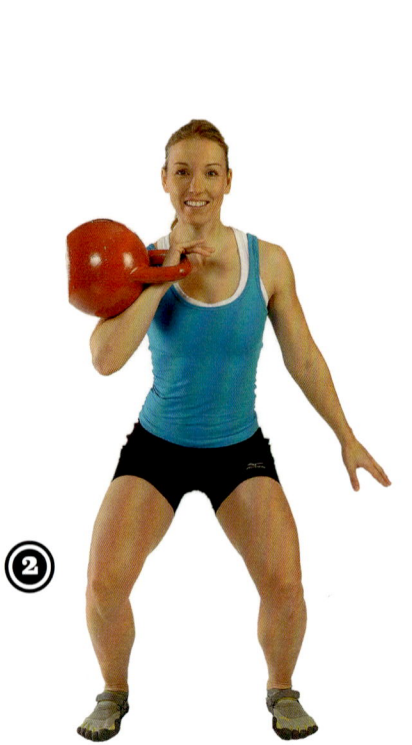

②

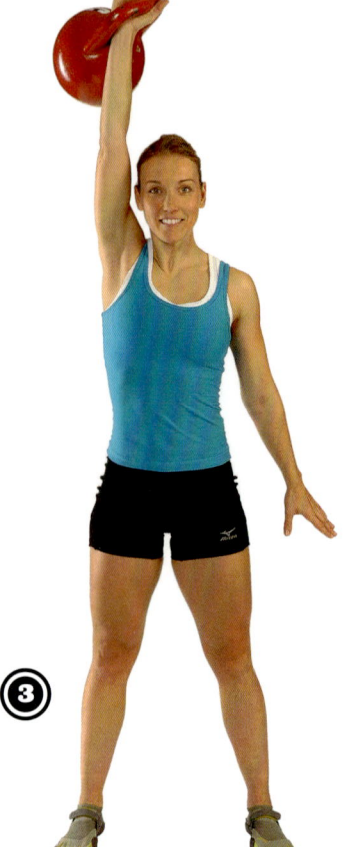

③

61. Ball-Liegestütz

Armkraft trifft Gleichgewicht.

1} Sie knien vor dem Ball und stützen sich mit den Händen darauf ab. Die Hände so platzieren, dass Sie den Ball gut greifen. Strecken Sie jetzt die Beine aus, und gehen Sie in Liegestützposition. **2}** Machen Sie einen Liegestütz: Senken Sie den Oberkörper so weit ab, bis Sie mit der Brust den Ball berühren. Danach wieder aufrichten.

● ● ● ● TIPP:

Achten Sie darauf, dass sich der Ball senkrecht unter den Schultern befindet.

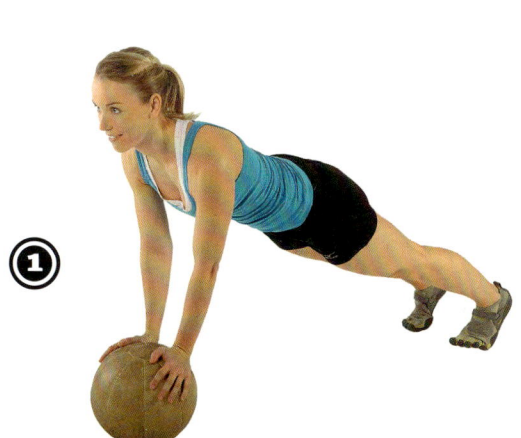

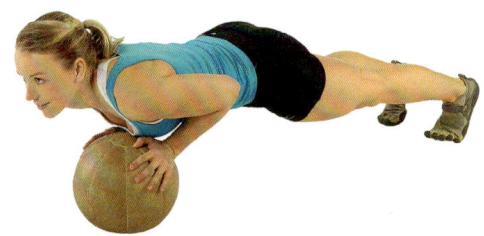

62. Klappmesser-Liegestütz

Eine der effektivsten Schulter- und Trizepsübungen.

1} Die Füße sind auf dem Kasten aufgestellt. Die Hände mehr als schulterbreit vor dem Kasten. Rumpf und Beine weisen (wenn möglich) einen rechten Winkel auf; die Arme stehen nahezu in Verlängerung des Rumpfes.   **2}** Beugen Sie die Ellbogen, und lassen Sie den Körper sinken, bis Stirn und Nase fast den Boden berühren. Atmen Sie dabei ein. Nun drücken Sie sich mit der Ausatmung in die Ausgangslage zurück.

●●●● **TIPP:**
Fortgeschrittene können die Hände auf Telefonbücher oder Holzklötze stützen, um so tiefer hinunterzukommen.

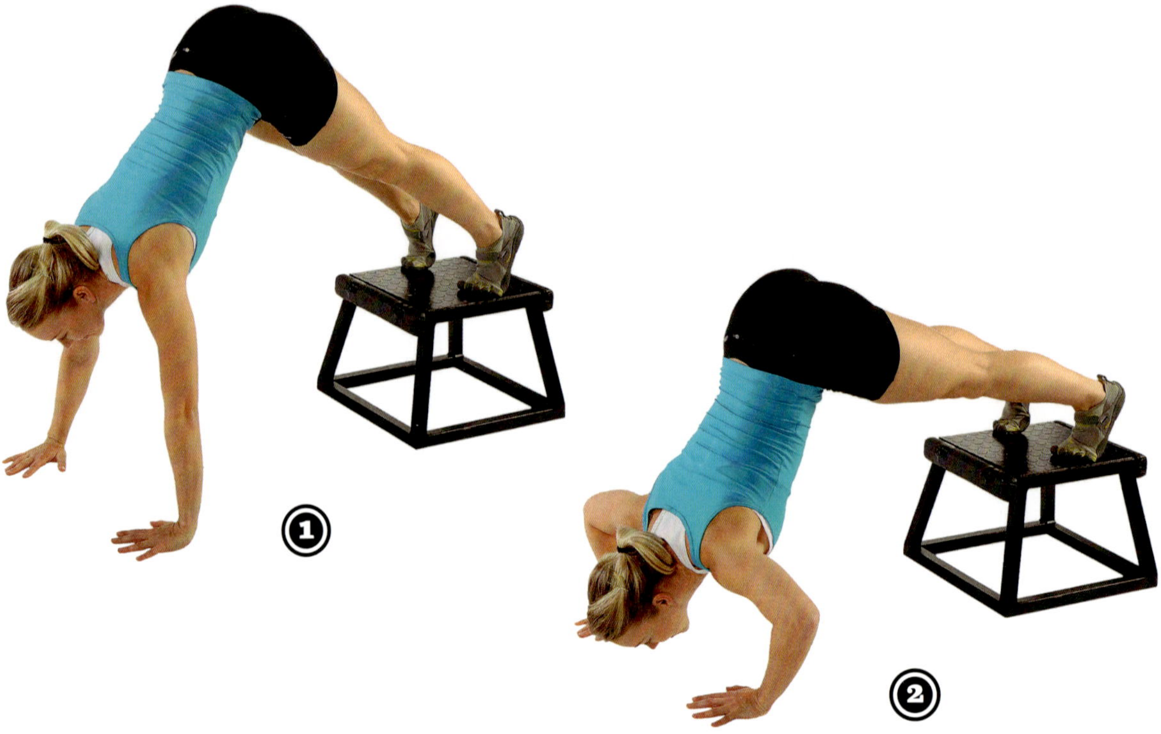

①

②

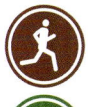

63. Ball-Pass

Stabiler Rücken, explosive Armkraft.

1} Die Füße stehen schulterbreit, der Rumpf ist nach vorn geneigt, der Rücken bleibt gestreckt. Sie halten den Medizinball in beiden Händen vorm Brustbein.   **2}** Stoßen Sie den Ball explosionsartig Richtung Boden.

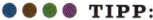 **TIPP:**

Je nach Machart kann der Ball zurückspringen und aufgefangen werden – ideal für viele Wiederholungen. Weiche Bälle bleiben liegen und fordern Bein- und Hüftmuskulatur.

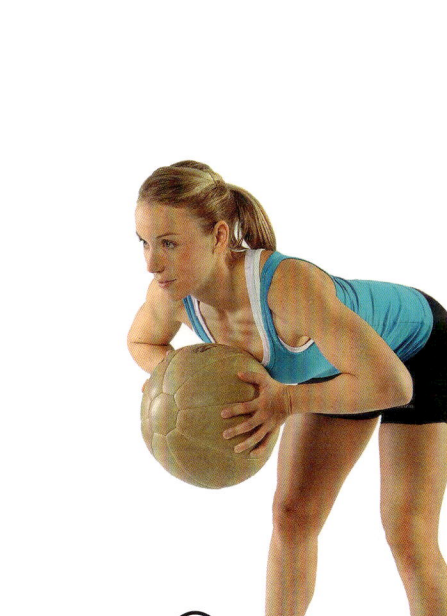

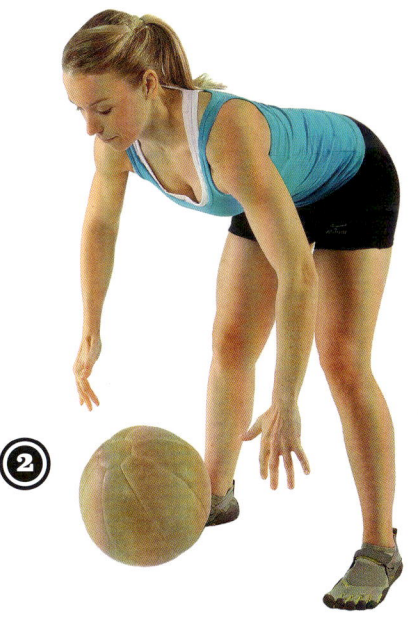

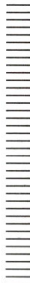

64. Klimmzug Kammgriff

Dieses klassische Training gehört in jede Übungsgarderobe.

1} Greifen Sie mit den Händen schulterbreit die Klimmzugstange. Ihre Handflächen zeigen nach hinten. In der Ausgangsposition strecken Sie Ihre Ellenbogen durch. **2}** Ziehen Sie sich so weit nach oben, bis Ihr Kinn über die Stange reicht. Die Beine bleiben dabei in einer Linie mit dem Oberkörper. Danach den Körper kontrolliert absenken.

● ● ● ● ● **TIPP:**

Wer Probleme beim Hochziehen hat, kann die Knie anwickeln – dadurch wird die Übung einfacher.

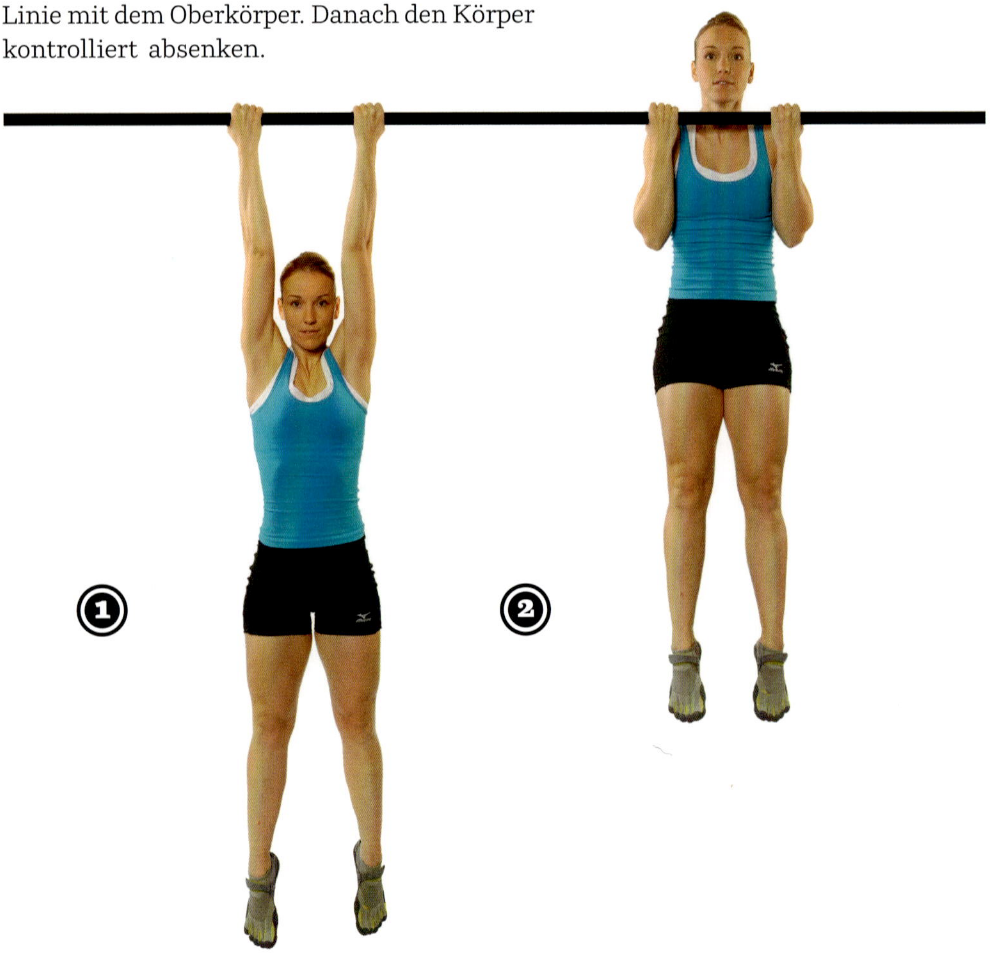

① ②

65. Klimmzug Ristgriff

Verbessert besonders die Kraft der Schulterblattmuskulatur.

1} Greifen Sie mit den Händen mehr als schulterbreit die Klimmzugstange. Ihre Handflächen zeigen nach vorne. In der Ausgangsposition sind Ihre Ellenbogen durchgestreckt. **2}** Ziehen Sie sich so weit nach oben, bis Ihr Kinn über die Stange reicht. Die Beine bleiben dabei in einer Linie mit dem Oberkörper. Danach den Körper kontrolliert absenken.

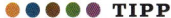 **TIPP:**

Wenn Sie keine Klimmzüge schaffen, springen Sie beim Hochziehen leicht vom Boden ab und versuchen an der obersten Position so lange wie möglich zu verharren.

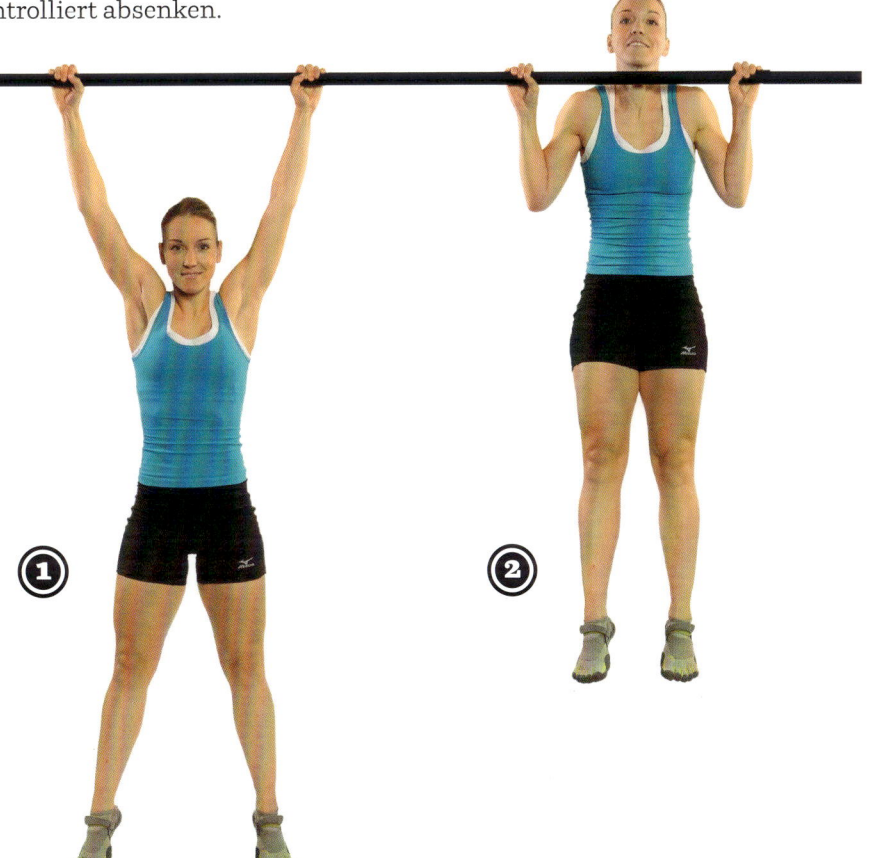

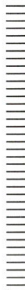

91

66. Ballwechsel-Liegestütz

Koordination, Balance und Schnelligkeit vereint mit seitengleicher Kraft.

1} Sie befinden sich in Liegestützposition. Beine, Rumpf und Kopf bilden eine Linie. Die Arme auf den Ball gestützt. **2}** Die linke Hand verlässt den Ball und wird auf den Boden gestützt, der Abstand zwischen den Händen ist mehr als schulterbreit. Machen Sie einen Liegestütz. **3}** Die rechte Hand rollt den Ball nach links und wird auf den Boden gestützt. Die linke Hand übernimmt den Ball. Wiederholen Sie den Liegestütz.

●●●● **TIPP:**

Fortgeschrittene können den Ball fliegend wechseln, also ohne aufgestützte Hand. Hierbei ist Vorsicht geboten.

①

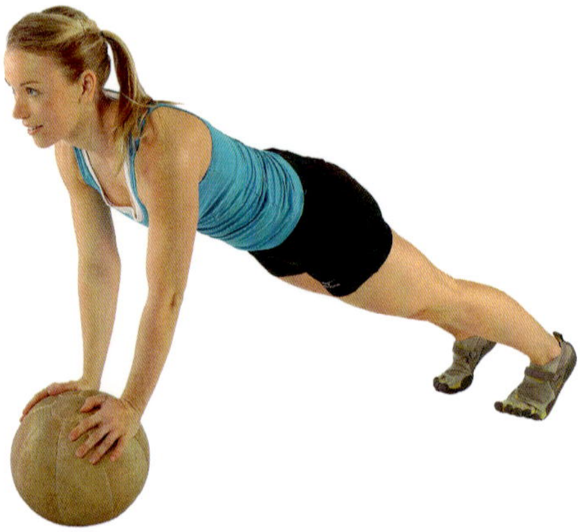

②

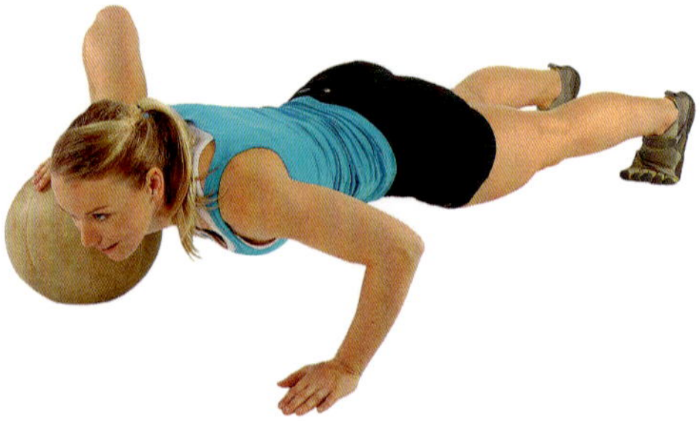

③

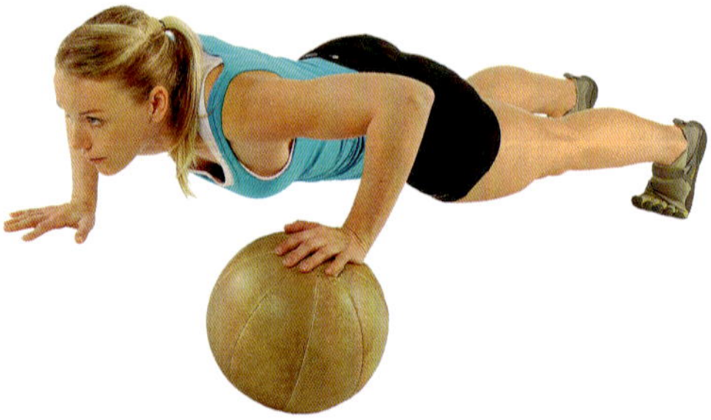

67. Seitmesser-Liegestütz

Deckt Seitenunterschiede der Schulter- und Armmuskulatur auf und bereinigt sie.

1} Die Ausgangsstellung entspricht dem Klappmesser-Liegestütz. Beugen Sie die Ellbogen und lassen Sie Kopf und Rumpf nun in Richtung der linken Hand sinken; atmen Sie dabei ein.
2} Drücken Sie sich mit der Ausatmung in die Ausgangsstellung zurück.   **3}** Wiederholen Sie die Bewegung zur rechten Hand.

●●●● **TIPP:**

Die Übung eignet sich hervorragend, um Kraftunterschiede der Körperhälften bei Druckübungen auszugleichen.

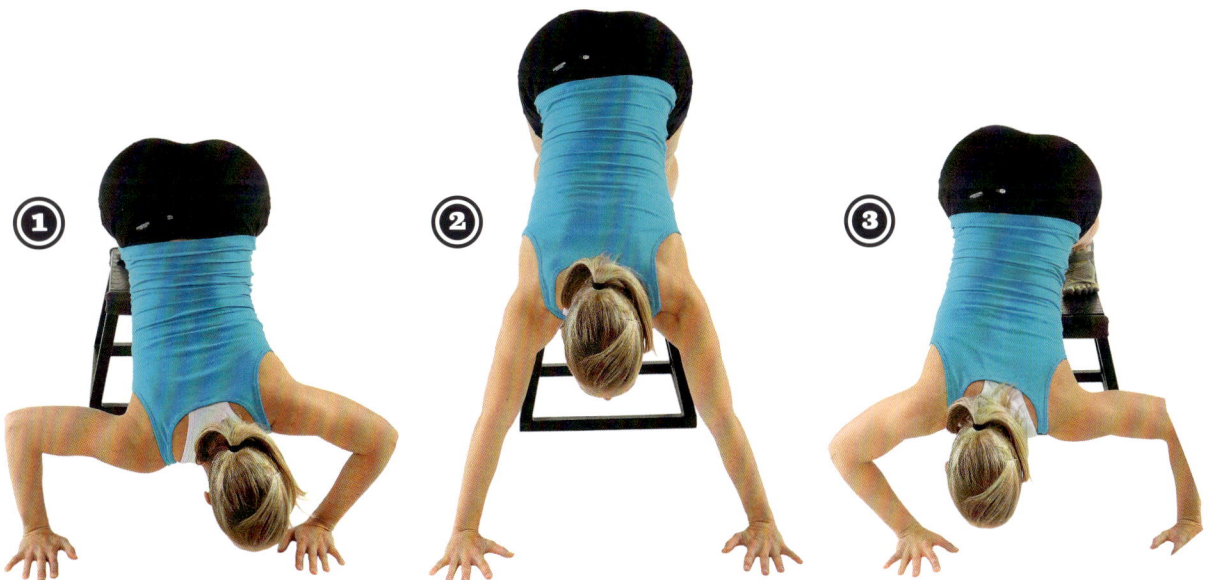

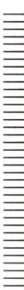

68. Klimmzug-Stütze

Der Kaiser unter den Klimmzügen.

Die Ausgangsposition entspricht dem Klimmzug im Ristgriff. **1}** Ziehen Sie sich zügig nach oben, bis das Kinn über die Stange reicht. **2}** Beugen Sie zügig die Hüfte, sodass die Füße sich nach vorn, Gesäß und Rumpf sich nach hinten bewegen, und nutzen Sie den Schwung der Beine, um die Ellbogen über die Stange zu bringen. **3}** Strecken Sie Ellbogen und Hüfte, und gehen Sie in den Stütz.

●●● **TIPP:**

Zum Erlernen der Bewegung hilft es, sie aus dem Stütz zunächst rückwärts auszuführen.

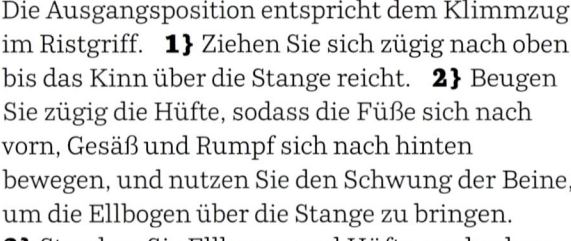

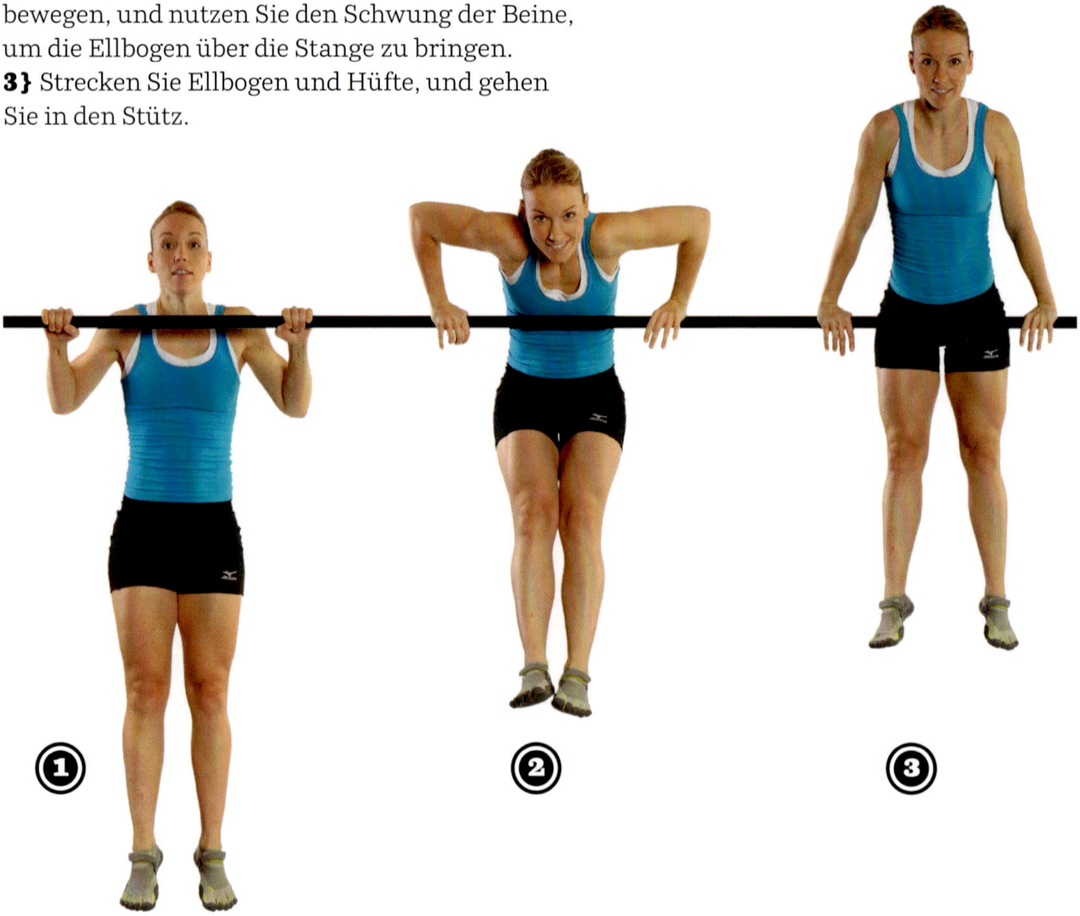

KOM PLEX ÜBUN GEN

69. Kreuzheben

Gut im Alltag; die Basisübung für rückengerechtes Heben und eine straffe Kehrseite.

1} Die Kugel steht zwischen den Füßen, die mehr als schulterbreit auseinanderstehen. Gehen Sie mit geradem Rücken in die Knie, dabei das Gesäß nach hinten schieben. Stoppen Sie, sobald Ihre Hände am durchgestreckten Arm den Griff fassen können.   **2}** Rücken und Bauch anspannen und langsam aufrichten. Beim Aufrichten bleibt die Hantel immer dicht an den Beinen. In der Endposition kurz halten und dann absenken.

●●●●● **TIPP:**

Nicht nach unten schauen. Hinterkopf, Rücken und Gesäß bilden permanent eine Linie.

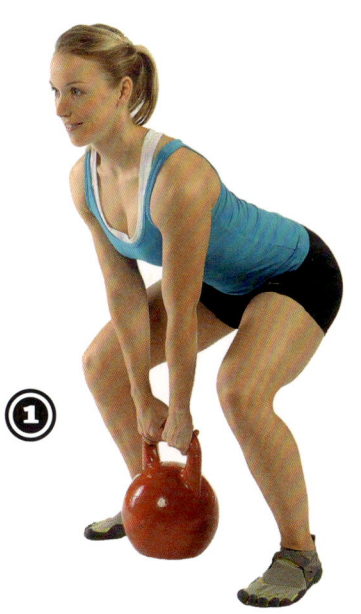

①

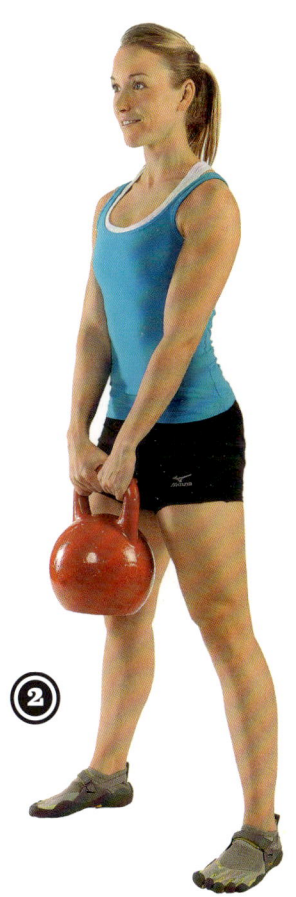

②

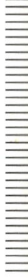

70. Hampelmann

*Heiterer Name, ernste Vorteile.
Stärkt Kreislauf und hält Hüfte und
Schultern flexibel.*

1} Stellen Sie sich schulterbreit auf. Die Arme
liegen an den Oberschenkeln an. **2}** Springen
Sie hoch. Dabei die Arme in einer Kreisbewegung
über den Kopf bringen. Die Beine im Sprung auf
doppelte Schulterbreite spreizen. **3}** Bei der
Landung klatschen die Hände über dem Kopf
aneinander. Die Füße stehen auf doppelter
Schulterbreite. Springen Sie wieder zurück in die
Ausgangslage.

TIPP:

Diese Übung ist so anstren-
gend, wie Sie sie machen.
Mit Ihrer Form sollte auch das
Tempo steigen; so kommen
auch Fortgeschrittene auf ihre
Kosten.

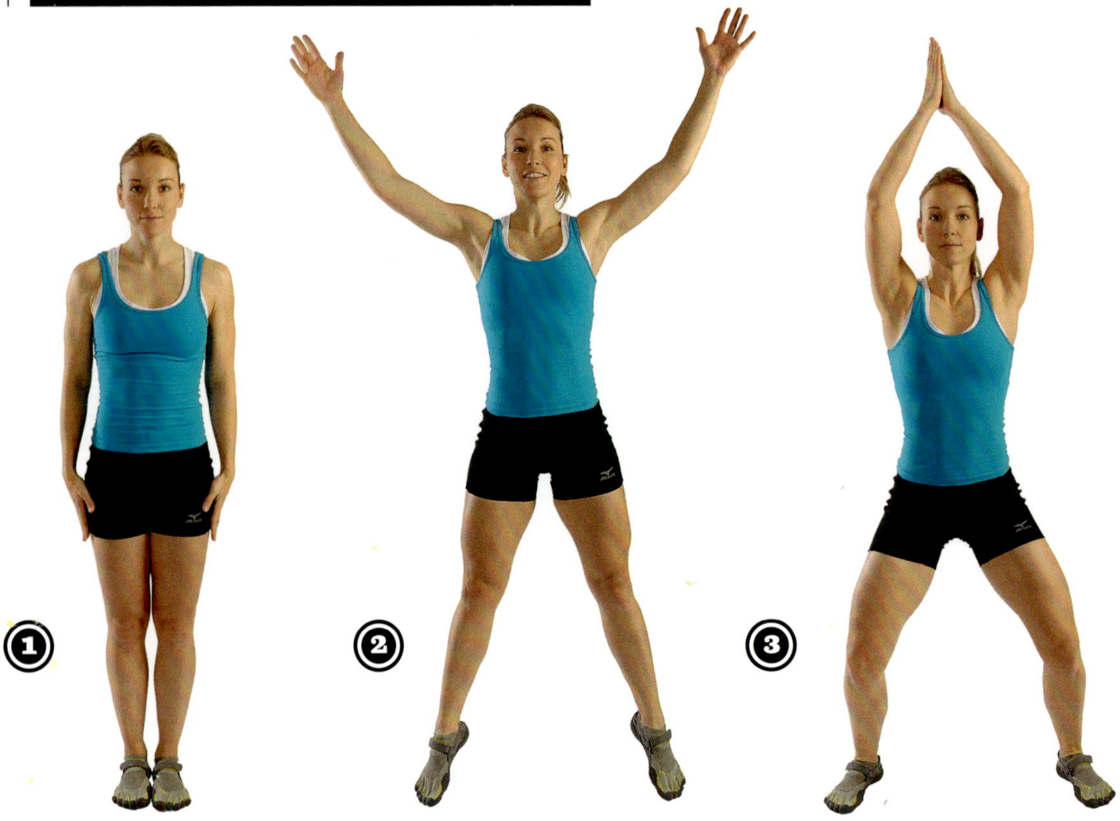

① ② ③

71. Inverted Flyers

Für seitengleiche Balance und Kraft der Streckmuskulatur.

1} Sie stehen aufrecht und beugen die rechte Hüfte und den rechten Ellbogen. Schieben Sie nun die Hand nach vorne und das Bein nach hinten; der linke Arm bleibt parallel zur Körperlängsachse. **2}** Der Rumpf folgt nun den Bewegungen von rechtem Arm und Bein neigt sich in die Horizontale; die Wirbelsäule bleibt gestreckt. Kehren Sie in den Stand zurück, und wechseln Sie bei der nächsten Wiederholung die Seite.

●●●● **TIPP:**

Führen Sie die Übung langsam und kontrolliert aus. Das Ringen um Balance ist Teil des Trainings.

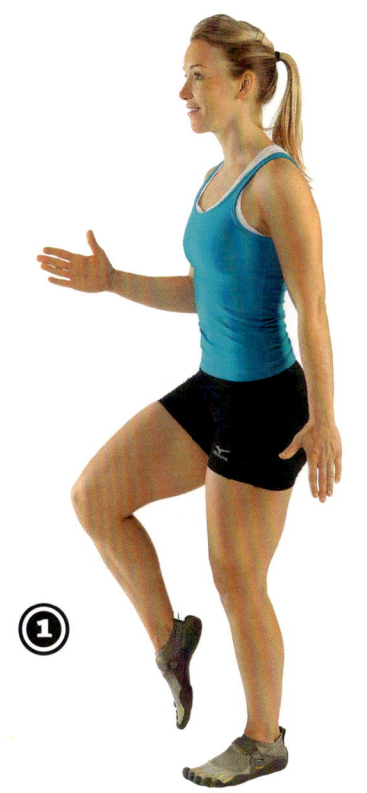

①

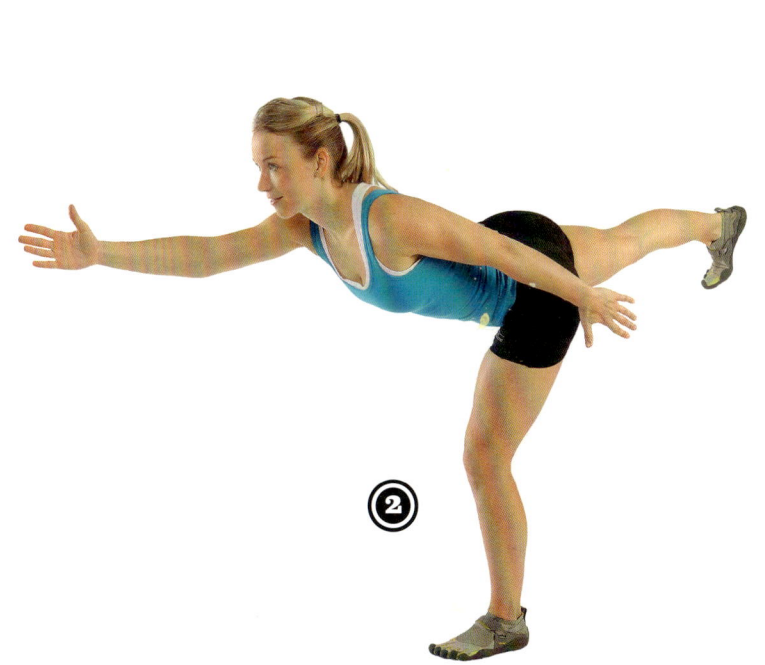

②

72. Burpee

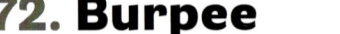

Einfacher Bewegungsablauf für hartes Kraftausdauertraining.

1} Stehen Sie aufrecht. Blick geradeaus. Füße schulterbreit. Gehen Sie in die Hocke. Hände auf dem Boden absetzen.   **2}** Stoßen Sie die Beine nach hinten weg. Sie sind im Liegestütz. Ziehen Sie danach die Beine wieder an.   **3}** Stellen Sie sich wieder aufrecht hin.

●●●●● **TIPP:**

Achten Sie auf die Bauchspannung, wenn Sie die Beine nach hinten stoßen. Im Liegestütz darf Ihr Rücken nicht durchsacken.

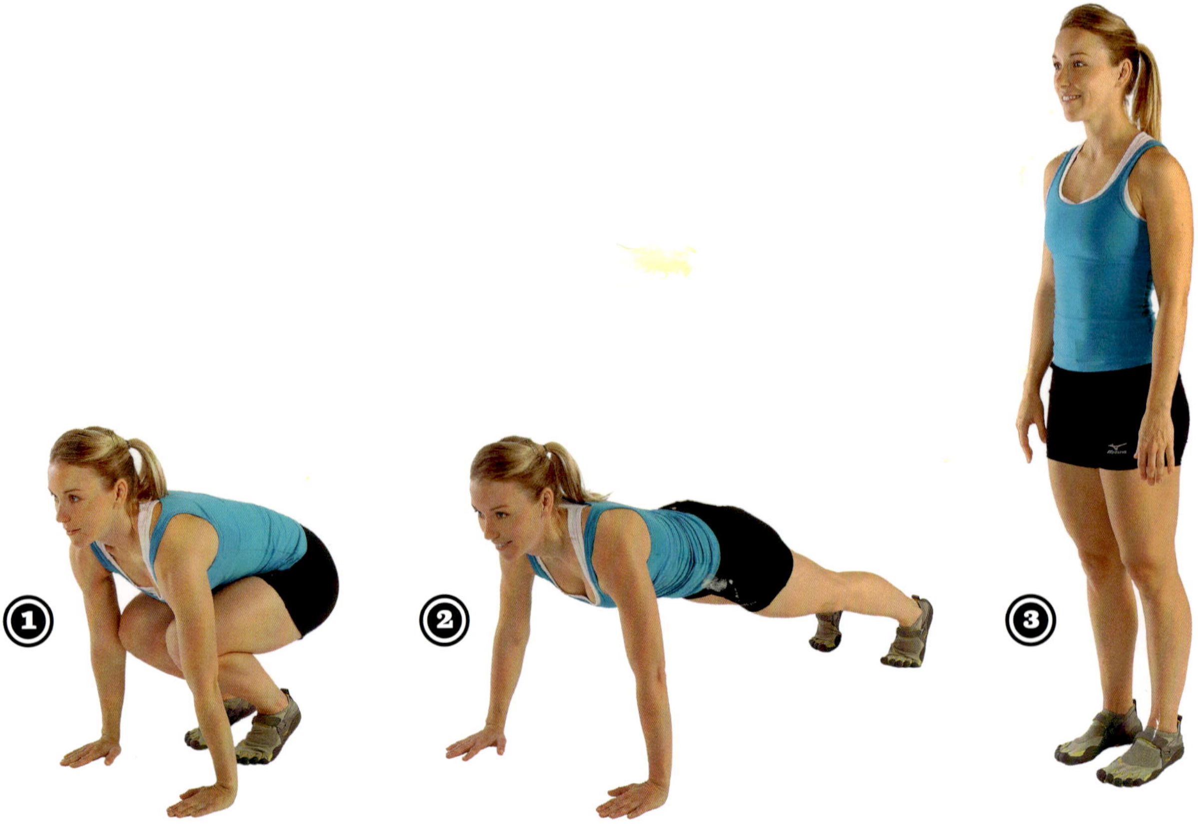

① ② ③

73. Swing

Ein Segen für Viel-Sitzer.

1} Nehmen Sie die Kettlebell wie beim Kreuz-heben auf. Sie stehen schulterbreit. Der Rücken gerade, die Schulterblätter zur Wirbelsäule gezogen. Klappen Sie in der Hüfte ein, und beugen Sie die Knie, dabei schwingen Sie die Kugel zwischen den Beinen hinter den Po. **2}** Richten Sie sich zügig auf, indem Sie Hüfte und Knie strecken. Das Gewicht bleibt auf den Fersen. Die Kugel schwingt bis Schulterhöhe. Wenn sie sinkt, klappen Sie Hüfte und Knie ein.

●●●●● **TIPP:**

Die Kugel wird durch den Schwung der Hüfte beschleu-nigt. Ihre Arme verbinden nur Rumpf mit Kugel. Nicht ins Hohlkreuz fallen.

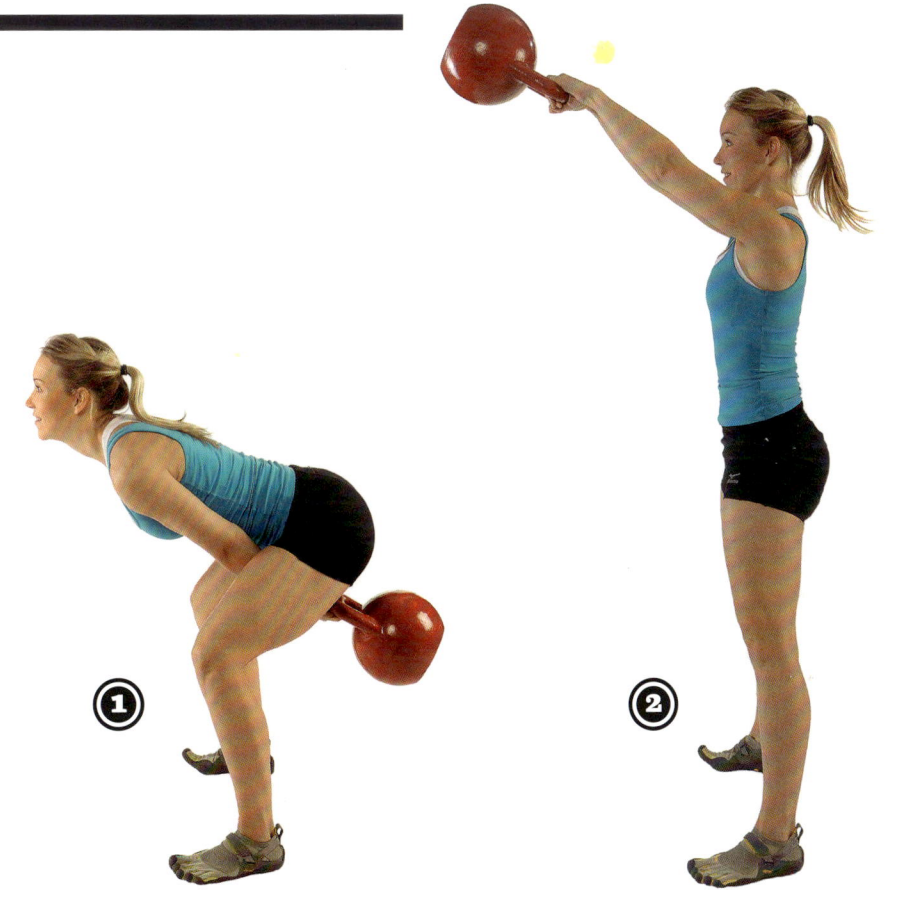

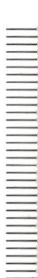

101

74. Farmer's Walk

Rumpfstabilisation mal anders.

1} Nehmen Sie ein schweres Gewicht in die Hand. Ihre Arme hängen locker seitlich am Körper. Laufen Sie ein Intervall lang mit dem Gewicht umher. Beim nächsten Intervall das Gewicht in die andere Hand nehmen.

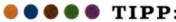 **TIPP:**

Bleiben Sie gerade – das Gewicht soll Sie nicht zu einer Seite ziehen. Das Brustbein bleibt gehoben, der Bauch angespannt.

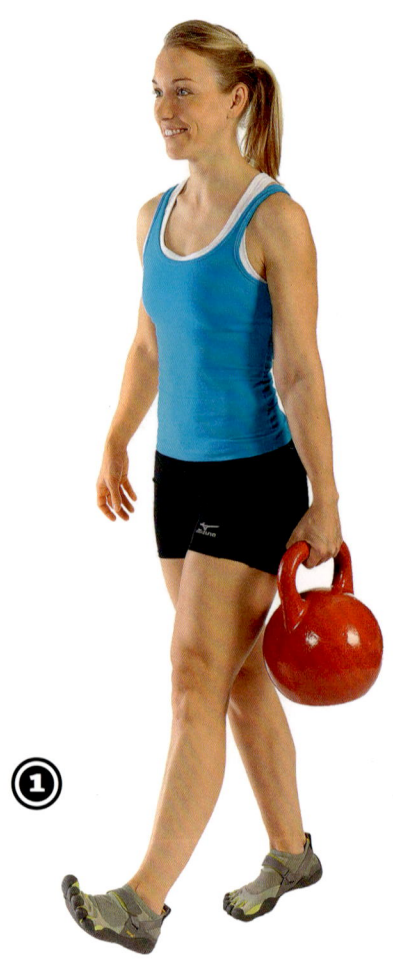

①

75. Inchworm

Flexible Beinmuskulatur und stabiler Rumpf.

1} Stehen Sie mit geraden Beinen. Die Handflächen platzieren Sie so auf dem Boden, dass Sie gerade noch die Knie durchgestreckt lassen können. **2}** Laufen Sie mit den Händen nach vorne. **3}** Sie erreichen die Liegestützposition. **4,5}** Laufen Sie jetzt mit den Füßen zu Ihren Händen. **6}** Stoppen Sie, wenn Sie die Ausgangslage wieder erreicht haben.

●●●● **TIPP:**

Fortgeschrittene können mit den Händen über die Liegestützposition hinaus nach vorne laufen. So wird die Beanspruchung der Bauchmuskulatur gesteigert.

①

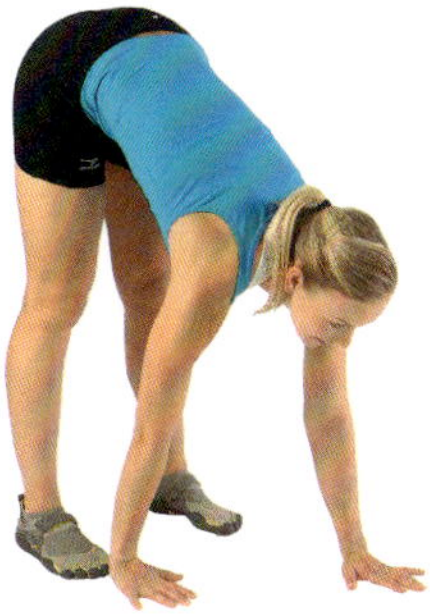

②

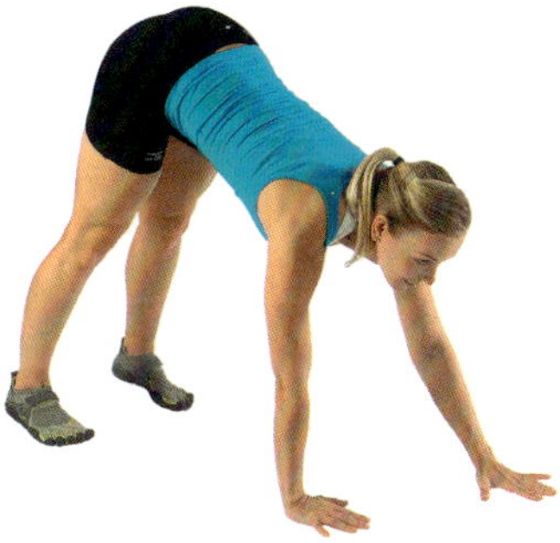

③

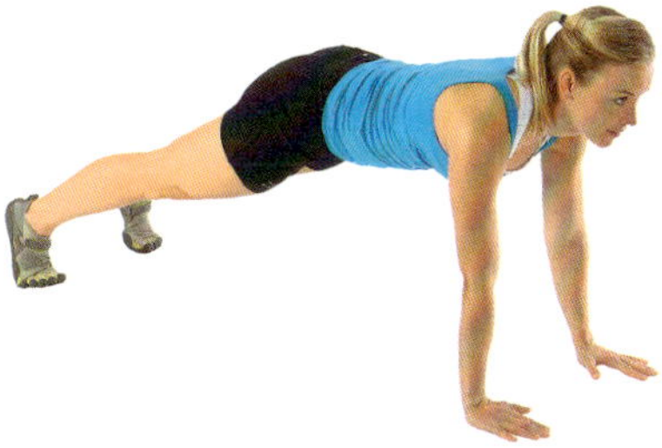

④

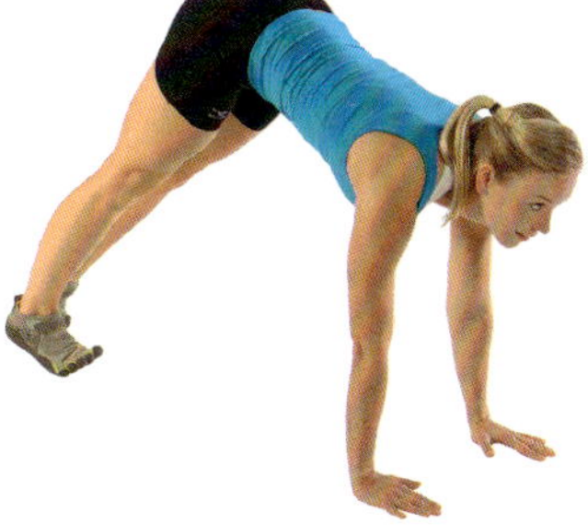

⑤

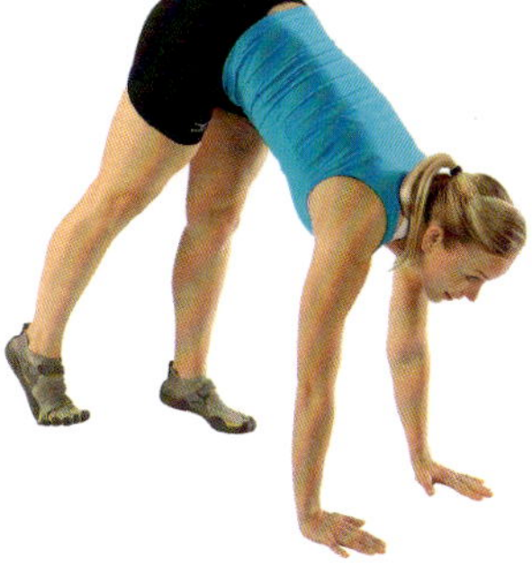

⑥

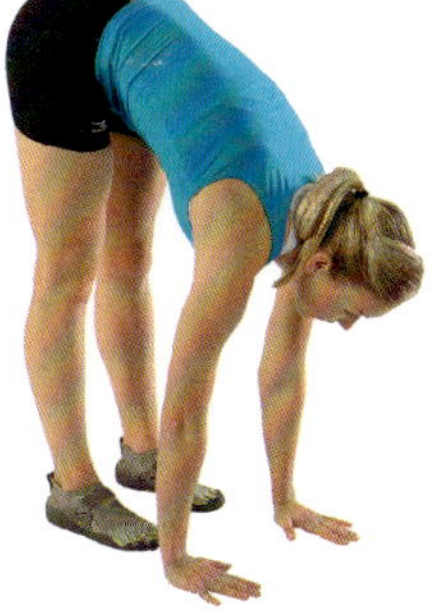

76. Rudern

Zur Steigerung der Balance und der seitengleichen Kraft.

1} Sie stehen aufrecht und halten die Kugel in der linken Hand. Heben Sie nun das linke Bein, und strecken Sie es nach hinten; der Körper folgt der Bewegung und neigt sich in die Waagerechte.

2} Ziehen Sie nun den linken Ellbogen am Rumpf vorbei. Einmal Heben und Senken der Kugel entspricht einer Wiederholung. Beim nächsten Satz wechseln Standbein und Arbeitshand.

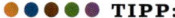 **TIPP:**

Spreizen Sie den freien Arm zur Seite ab, dann bleiben Sie leichter im Gleichgewicht.

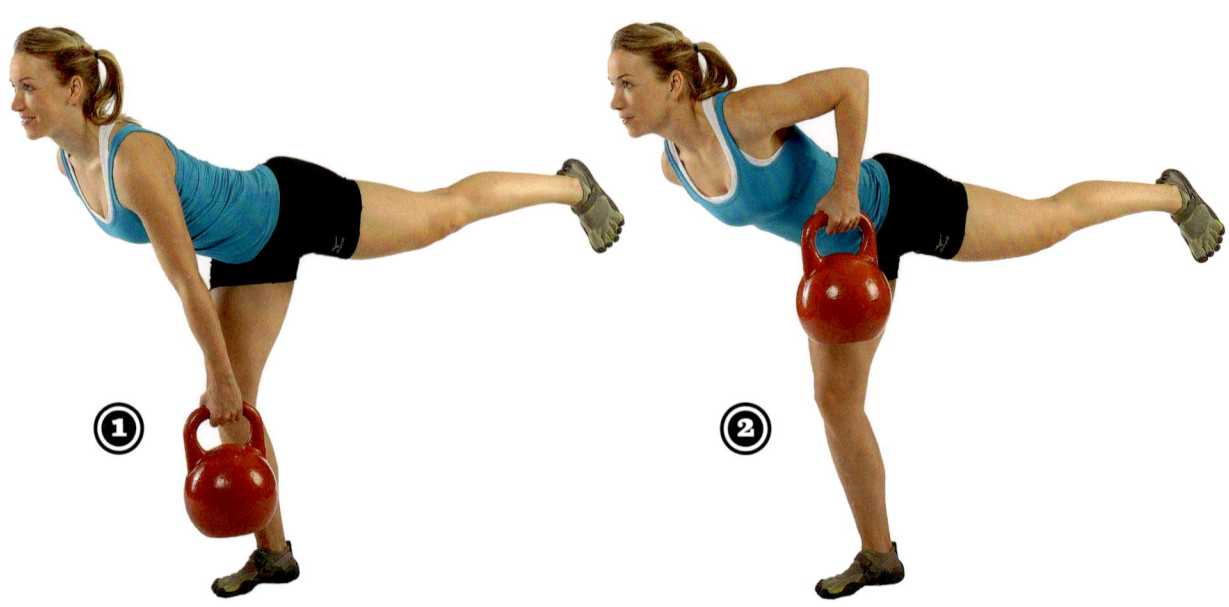

77. Einarm-Swing

Verbessert die Kraftausdauer und Haltung.

1} Nehmen Sie die Kugel mit einer Hand wie beim Kreuzheben auf. Klappen Sie mit Hüfte und Knie ein, und schwingen Sie die Kugel hinter den Po. Das Schulterblatt bleibt zur Wirbelsäule gezogen. Verdrehen Sie die Wirbelsäule so viel wie nötig, aber so wenig wie möglich, um die Kugel zwischen die Beine zu schwingen.
2} Kugel bis auf Schulterhöhe schwingen. Fangen Sie das Gewicht der Kugel mit Hüfte und Knie ab.

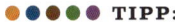 **TIPP:**

Machen Sie den zweiten Schritt nicht vor dem ersten! Voraussetzung für den Einarm-Swing ist das sichere Beherrschen des beidhändigen Swings.

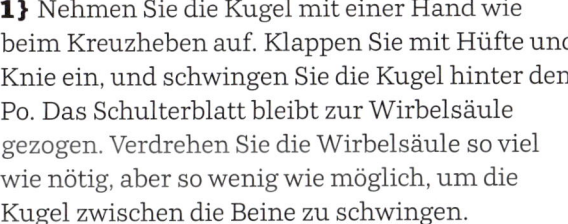

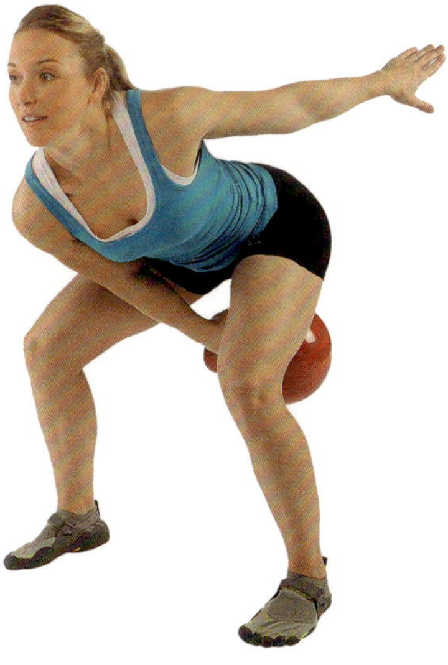

① 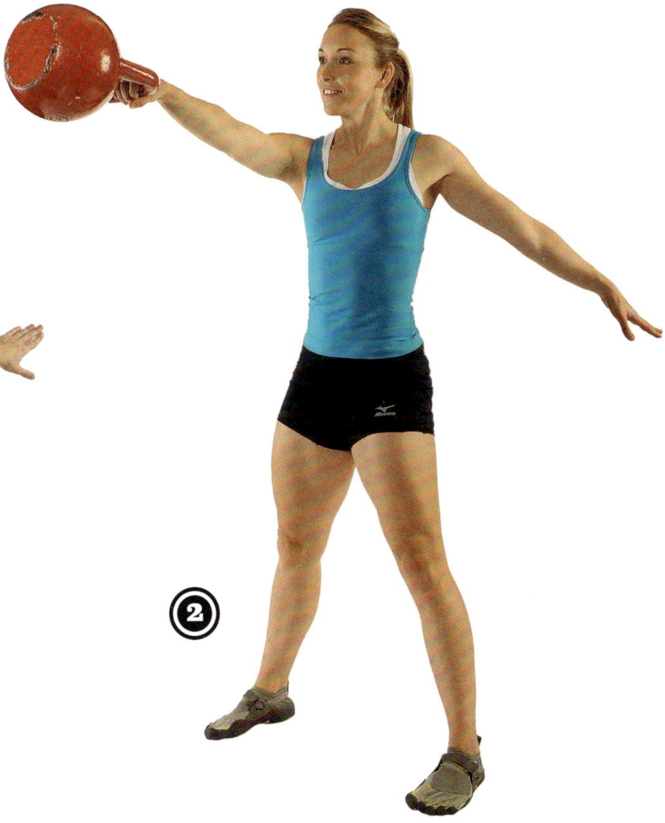 ②

78. Burpee mit Liegestütz

Kreislauf-, Arm- und Rumpf-training: alles in nur einer Übung.

1} Stehen Sie aufrecht. Blick geradeaus. Füße schulterbreit. Gehen Sie in die Hocke. Hände auf dem Boden absetzen. **2}** Stoßen Sie die Beine nach hinten weg. Sie sind im Liegestütz. **3}** Machen Sie einen Liegestütz. Ziehen Sie danach die Beine wieder an. **4}** Stellen Sie sich aufrecht hin.

● ● ● ● ● **TIPP:**

Sportler, die Schnellkraft brauchen, können den Liege-stütz explosiv ausführen und dabei in die Hände klat-schen. Sehr anstrengend.

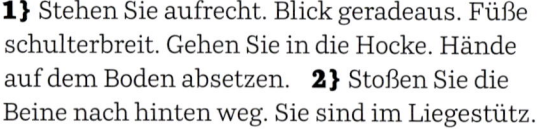

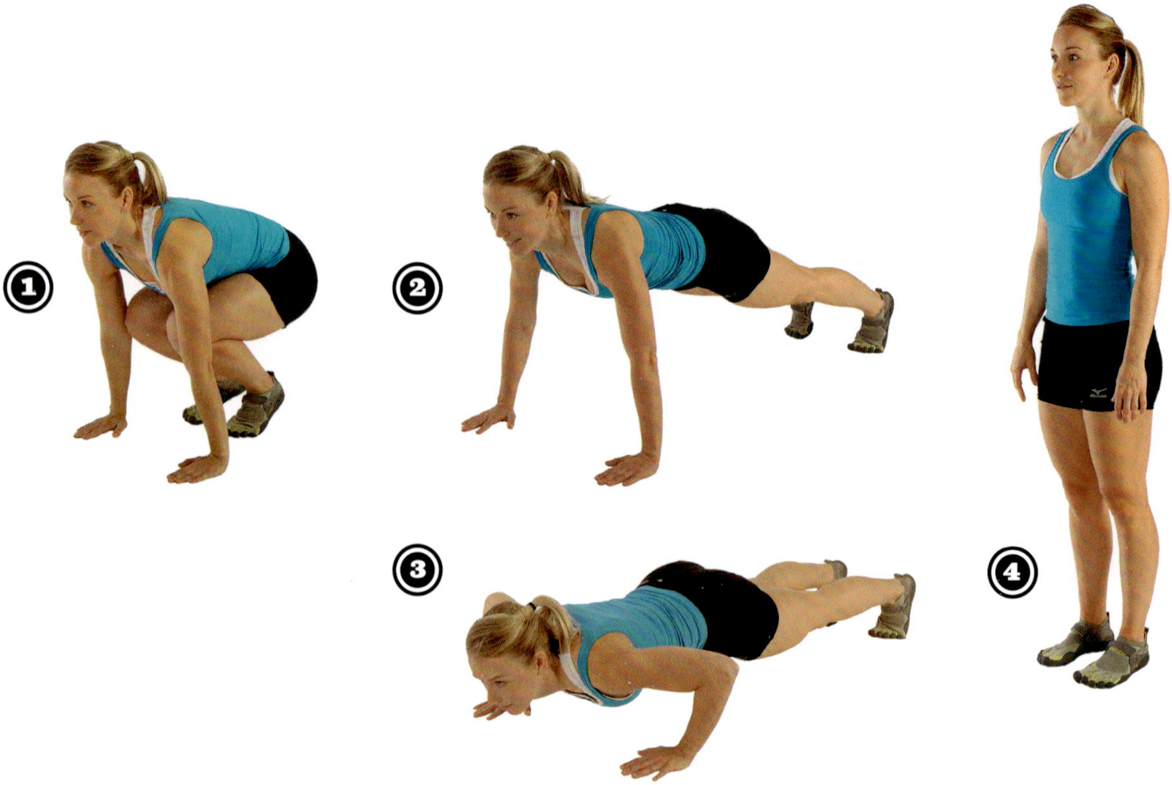

79. Swing im Wechsel

In Kürze zur besseren Haltung und Hand-Auge-Koordination.

1} Nehmen Sie die Kugel mit der rechten Hand wie beim Kreuzheben auf. Klappen Sie mit Hüfte und Knie ein und schwingen Sie die Kugel hinter den Po. Das Schulterblatt zur Wirbelsäule ziehen. Verdrehen Sie die Wirbelsäule so wenig wie möglich, um die Kugel zwischen die Beine zu schwingen. **2}** Schwingen Sie die Kugel bis auf Schulterhöhe. Der freie Arm folgt der Aushol- und Schwungbewegung. Im Moment, bevor die Kugel sinkt, wechseln Sie die Hände.

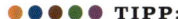 **TIPP:**

Üben Sie diese Variante zunächst auf einer Wiese, fernab zerbrechlicher Dinge. Versuchen Sie nie, der Kugel hinterherzuhechten, wenn Sie den Griff verfehlen!

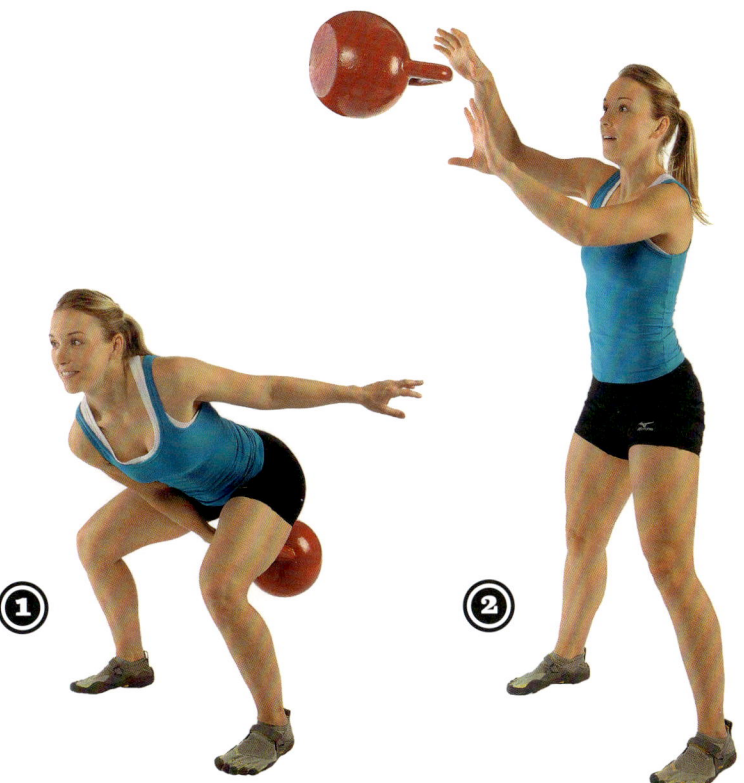
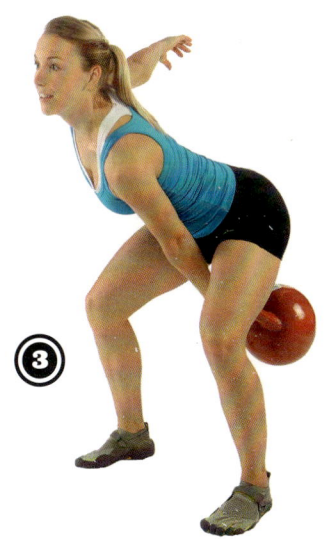

80. Bear Walk

Auf allen Vieren Schultern, Beine und Kreislauf optimieren.

1} Sie stehen aufrecht. Beugen Sie sich mit geradem Rücken nach vorn, bis Ihre Hände den Boden berühren. Nehmen Sie eine Sprintstarthaltung ein. **2}** Krabbeln Sie los.

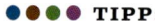 **TIPP:**

Suchen Sie sich einen Untergrund, der einen schmerzlosen Handlauf ermöglicht: Wiese, Turnhalle, Tartanbahn. Zur Not helfen Handschuhe.

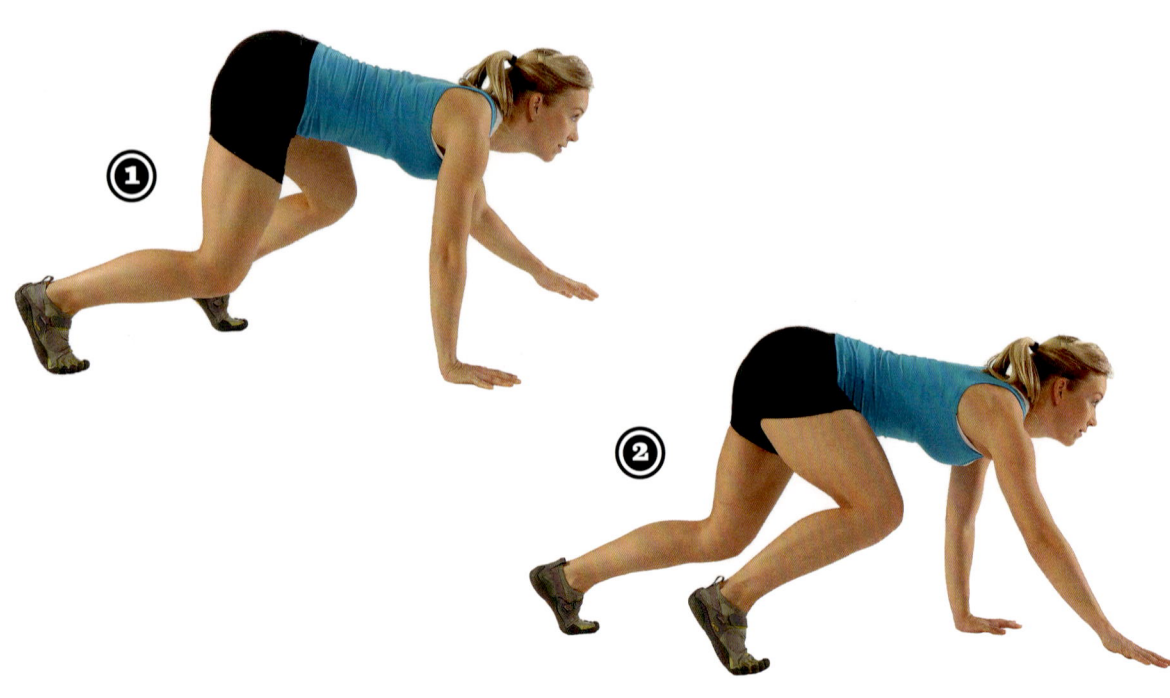

81. Lunges Walk

Oberschenkel-Knaller, der den Rumpf flexibel hält.

1} Sie stehen aufrecht und halten die Kugel vor der Brust. **2}** Machen Sie einen Ausfallschritt nach vorne, und gehen Sie in die Knie, bis vorderer Ober- und hinterer Unterschenkel waagerecht stehen. **3}** Drehen Sie nun Kopf und Schultern Richtung hinteres Bein, und halten Sie das Becken stabil. Drehen Sie sich wieder nach vorne, und kehren Sie in die Ausgangslage zurück. Beim nächsten Schritt Seitenwechsel.

●●●●● **TIPP:**
Die Länge des Ausfallschrittes sollte so lang sein, dass der hintere Oberschenkel parallel zur Körperlängsachse steht.

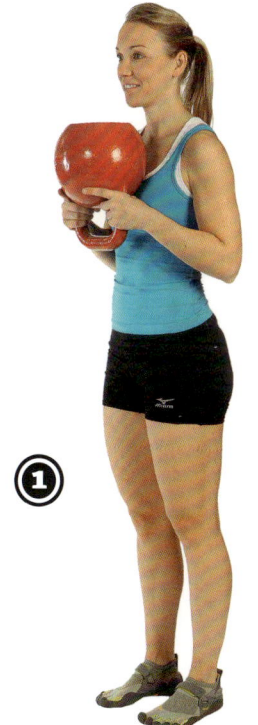

①

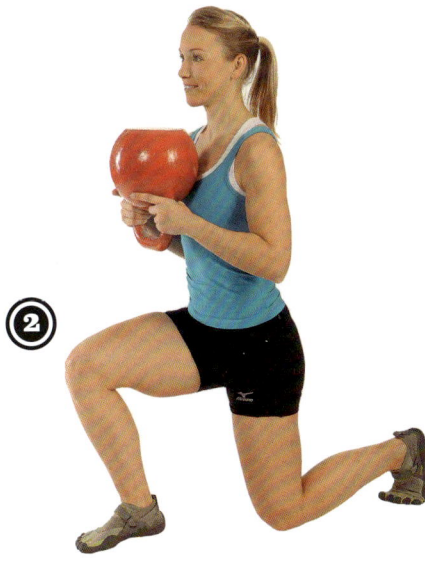

②

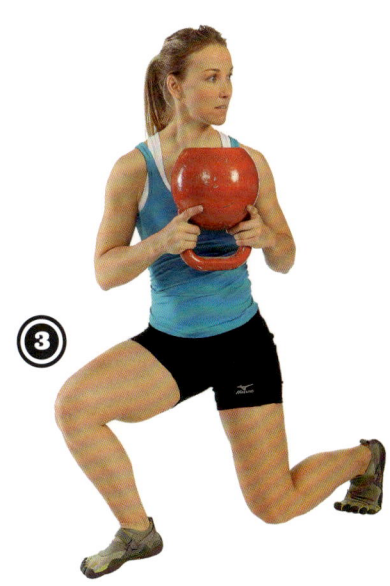

③

82. Highpull

Für mehr Kraft im Schultergürtel.

1} Nehmen Sie die Kugel wie beim Einarm-Swing auf. Beschleunigen Sie die Kugel mit Hüfte und Oberschenkel. Ist die Kugel auf Bauchnabelhöhe, ziehen Sie den Ellenbogen neben die Schulter, bis er zirka 90 Grad gebeugt ist.   **2}** Fangen Sie den Schwung der Kugel mit der Brustmuskulatur auf, indem Sie sich gegen die Kugel stemmen. Nun führt der Arm die Kugel nach vorne und zwischen die Beine zurück.

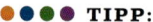 **TIPP:**

Die Übung ist am effektivsten, wenn die Kugel immer in Verlängerung zum Unterarm bleibt.

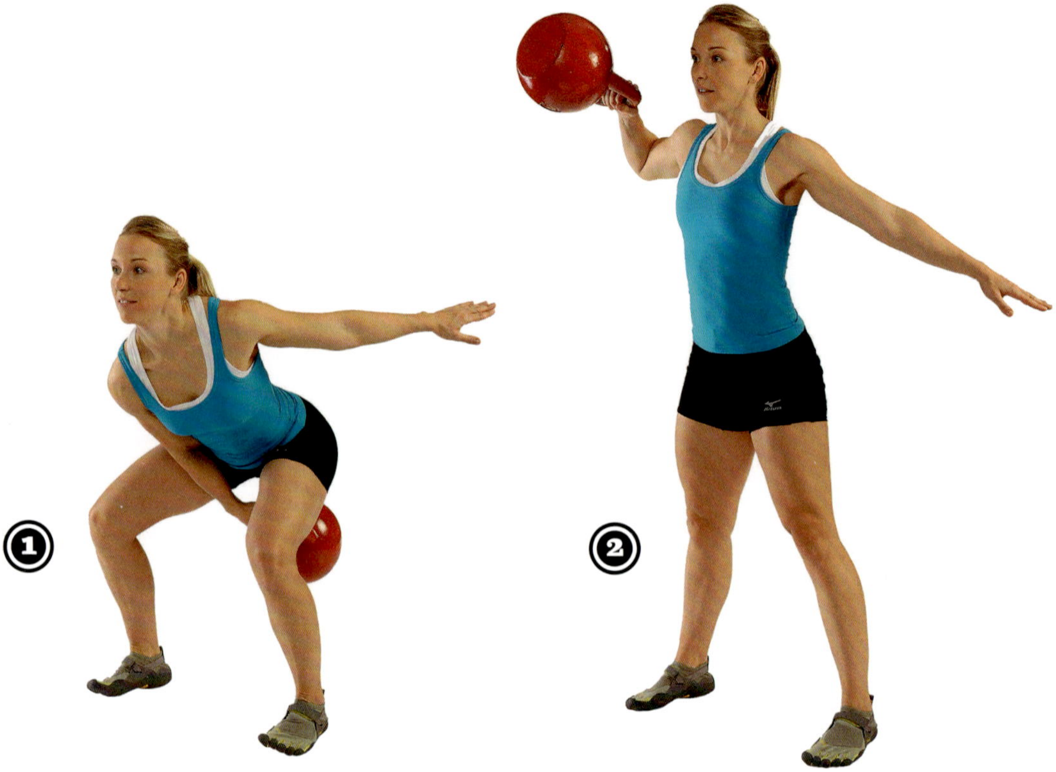

① ②

83. Burpee mit Medizinball

Der Superlativ unter den Kraftausdauerübungen.

1} Sie stehen aufrecht und halten den Ball in beiden Händen. Gehen Sie in die Hocke, und setzen Sie den Ball vor den Füßen auf; stoßen Sie nun die Beine nach hinten, bis Sie in Liege-stützposition sind.   **2+3}** Machen Sie einen Liegestütz auf dem Medizinball   **4}** Kehren Sie in die Hockposition zurück.   **5}** Es folgt ein Strecksprung, bei dem der Ball über den Kopf gestoßen wird.

●●● **TIPP:**

Wählen Sie einen Ball mit moderatem Gewicht (4 Kilo); die Übung ist sehr intensiv!

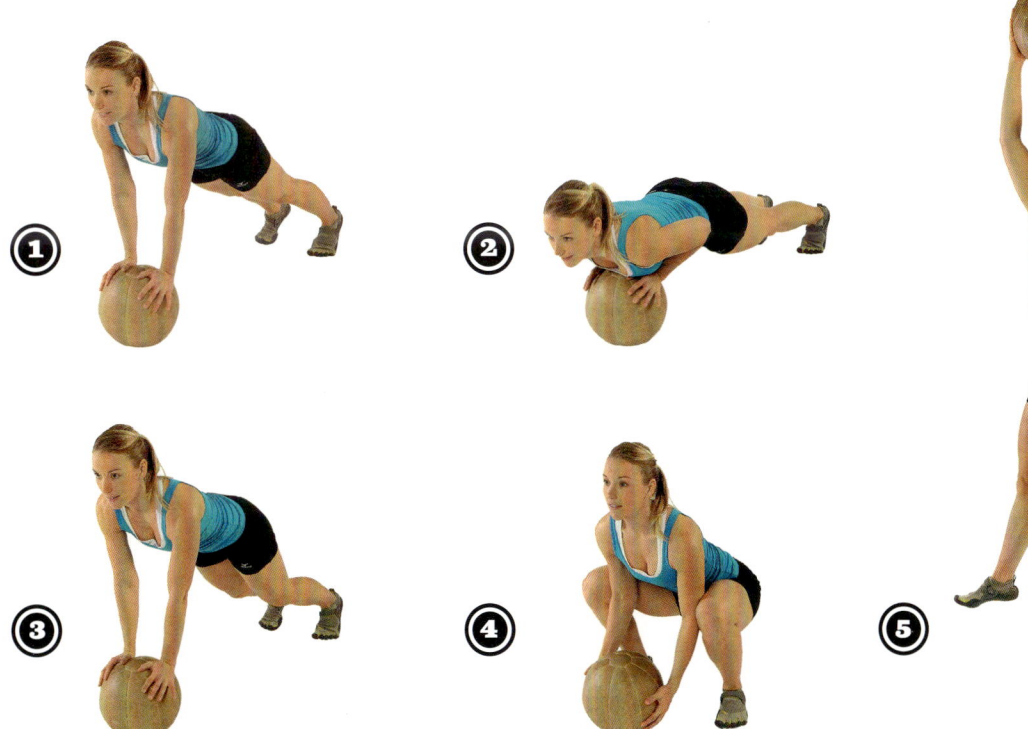

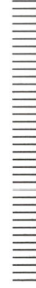

111

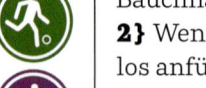

84. Reißen

Von Kopf bis Fuß wird jeder Muskel benutzt.

1} Nehmen Sie die Kugel wie beim Einarm-Swing auf. Beschleunigen Sie die Kugel mit Hüfte und Oberschenkel. Ist die Kugel etwas über Bauchnabelhöhe, ziehen Sie sie leicht zu sich.

2} Wenn die Kugel sich einen Moment schwerelos anfühlt, stoßen Sie die Hand nach vorne oben. Hand und Griff schieben sich unter die Kugel.

3} Die Kugel schmiegt sich an den Unterarm. Kugel, Arm und Körper in einer Linie. Zurück: Kugel außen am Unterarm herabgleiten lassen, Ellenbogen beugen und die Kugel mit Hüfte und Beinen auffangen.

● ● ● ● **TIPP:**

Timing ist entscheidend. Der Stoß der Hand muss kraftvoll und zum richtigen Zeitpunkt ausgeführt werden, da die Kugel sonst gegen den Unterarm schlägt.

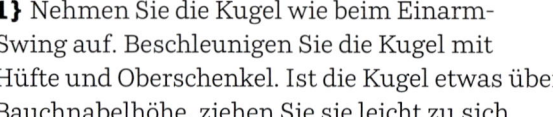
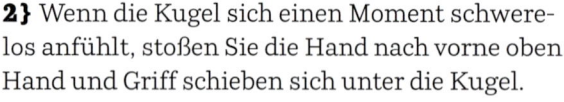

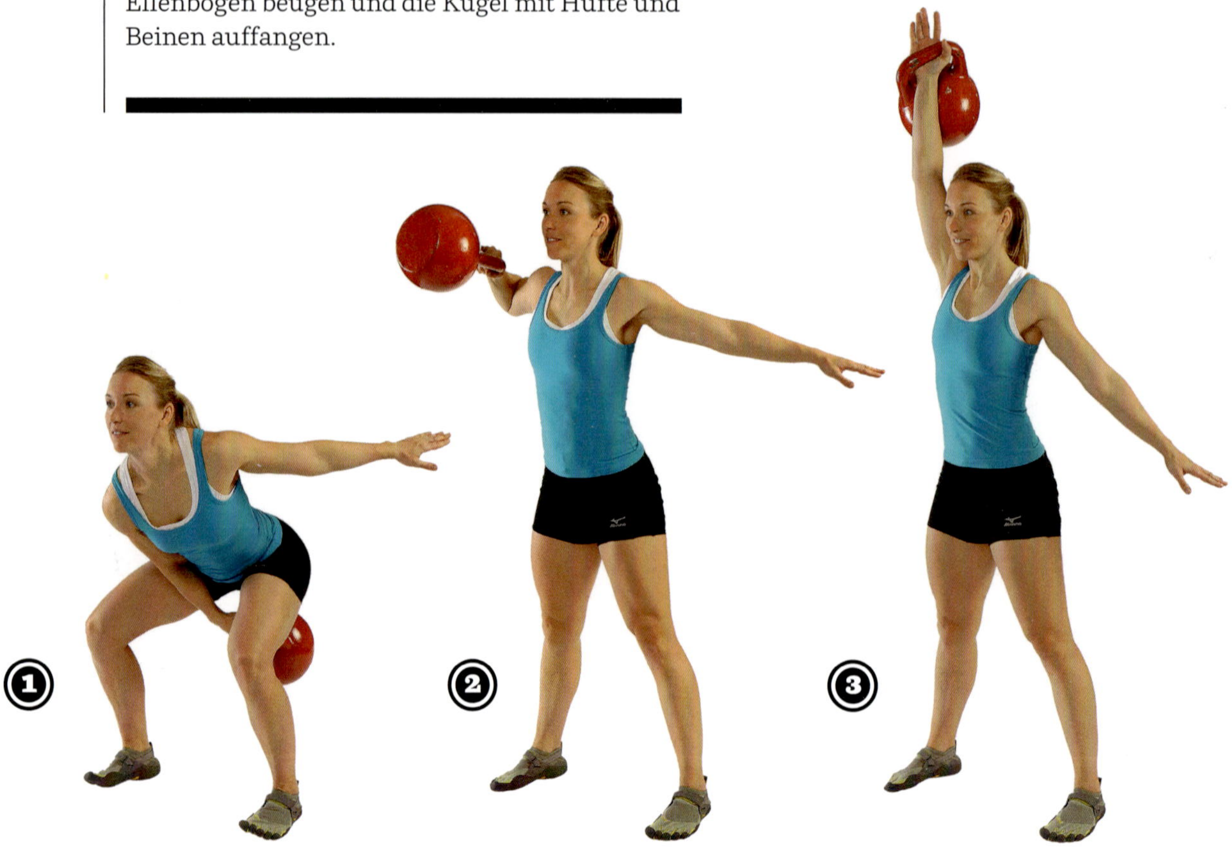

① ② ③

85. Atlas

Kräftige Schultern, geschmeidige Wirbelsäule und starke Oberschenkel.

1} Sie stehen hüftbreit und halten den Ball vor der Brust. **2}** Machen Sie einen Ausfallschritt mit dem linken Bein nach vorn. Gehen Sie in die Knie bis das hintere Knie fast den Boden berührt; zeitgleich stemmen Sie den Ball über den Kopf und drehen Kopf und Brustwirbelsäule nach links. Strecken Sie die Beine, kehren Sie zurück in den Stand, und nehmen Sie den Ball wieder vor die Brust. **3}** Wiederholen Sie die Übung mit dem rechten Bein.

●●●●● **TIPP:**
Das Drehen des Rumpfes muss ohne Schwung oder Ruck erfolgen.

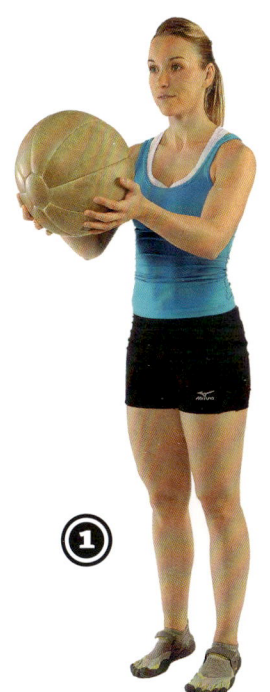

①

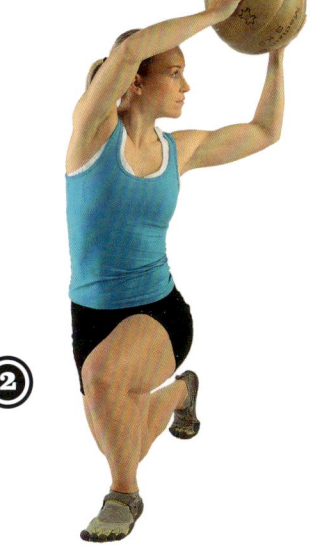

②

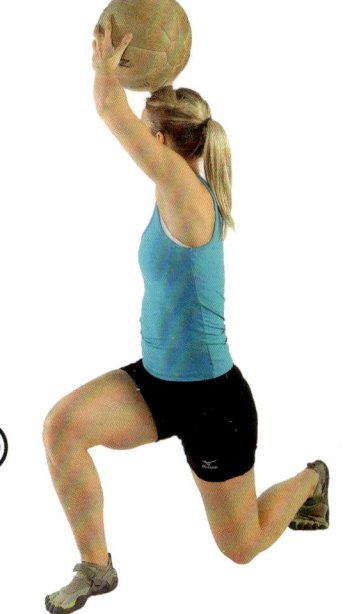

③

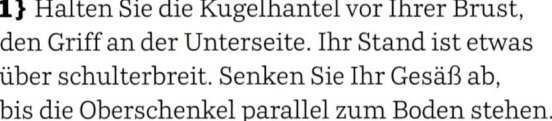

86. Kniebeuge Kreisel

Besseres Durchhaltevermögen, flexible Schultern und kräftiger Rücken.

1} Halten Sie die Kugelhantel vor Ihrer Brust, den Griff an der Unterseite. Ihr Stand ist etwas über schulterbreit. Senken Sie Ihr Gesäß ab, bis die Oberschenkel parallel zum Boden stehen.
2} Drehen Sie jetzt das Gewicht um den Kopf. Spannung in der Rumpfmuskulatur halten.
3} Kehren Sie in die Ausgangsposition zurück. Die Beine bleiben gebeugt. Wiederholen Sie die Kreisbewegung in die entgegengesetzte Richtung.

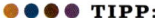 **TIPP:**

Voraussetzung für diese Übung ist, dass Sie den Kreisel problemlos beherrschen und bei der Schulterpresse den Arm so weit heben können, dass Ihr Ohr von der Seite zu sehen ist.

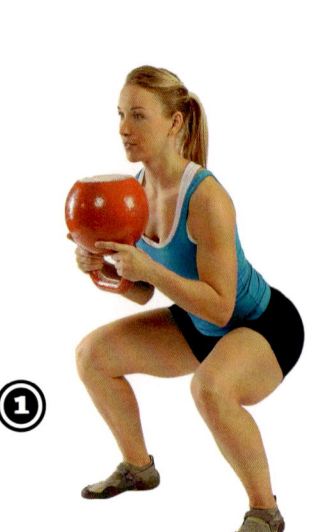

①

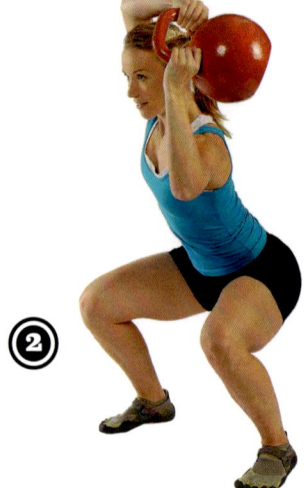

②

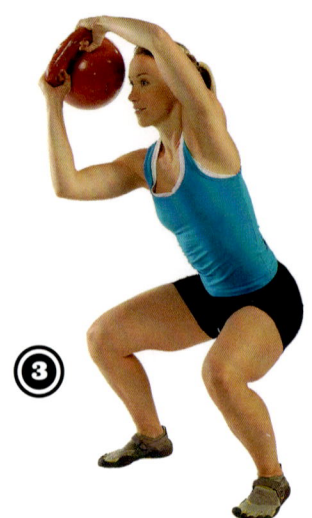

③

87. Burpees mit Liegestütz & Sprung

Schnelligkeit, Kraft und Ausdauer in einem sportlichen Paket.

1} Stehen Sie aufrecht. Blick geradeaus. Füße schulterbreit. Gehen Sie in die Hocke. Hände auf dem Boden absetzen.　**2}** Stoßen Sie die Beine nach hinten weg. Sie sind im Liegestütz. **3}** Machen Sie einen Liegestütz. Ziehen Sie danach die Beine wieder an.　**4}** Aus der Hockposition einen Strecksprung machen.

●●● **TIPP:**
Sportler in sitzenden Tätigkeiten sollten den Blick beim Sprung nach vorne richten, um eine Überstreckung der Lendenwirbel zu vermeiden.

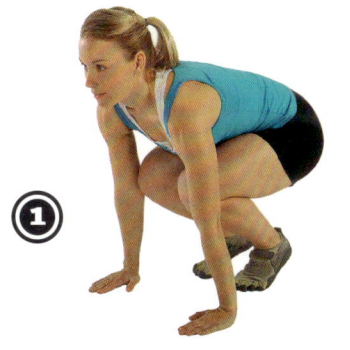

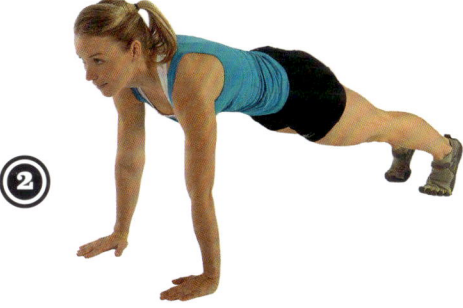

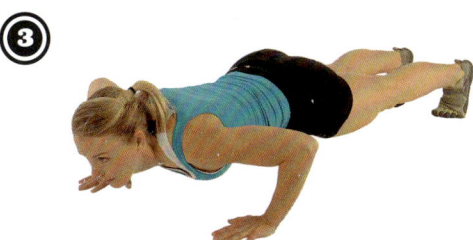

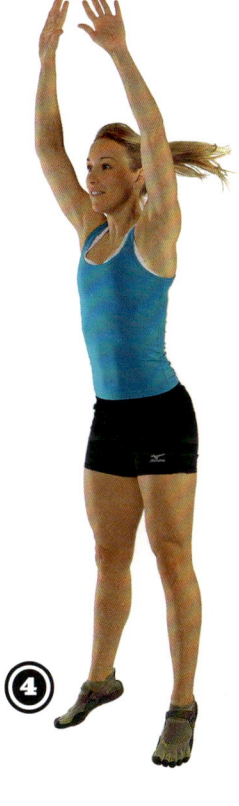

88. Gladiator

Für Experten: Kraft und Kontrolle für Hüfte, Rumpf und Schultern.

1} Sie sitzen auf dem Boden, die rechte Hand ist aufgestützt. Die Kugel ruht in der linken Ellbogenbeuge. Gehen Sie auf den rechten Unterarm, und drehen Sie die linke Schulter leicht nach Außen. Strecken Sie beide Beine bis der Körper eine Gerade bildet. Heben Sie den Po an, danach das obere Bein abheben. **2}** Stemmen Sie die Kugel nach oben. Halten Sie die Position bis der Arm vollständig gestreckt ist. Bein und Po ablegen, danach wiederholen Sie die Übung.

● ● ● ● ● TIPP:

Die Übung kann alternativ ausgeführt werden, indem das obere Bein vor das untere auf den Boden gestellt wird. Danach den Po anheben.

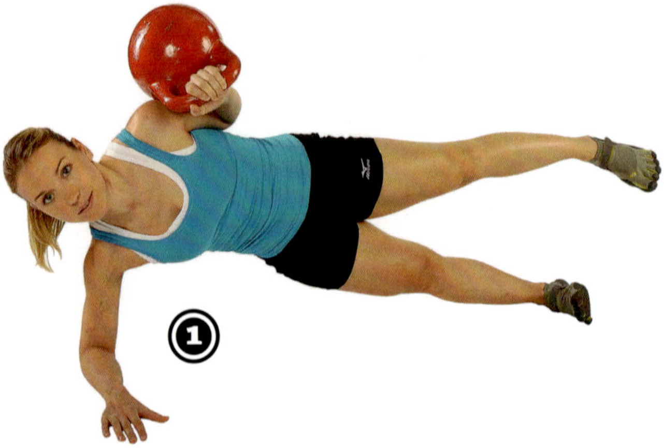

①

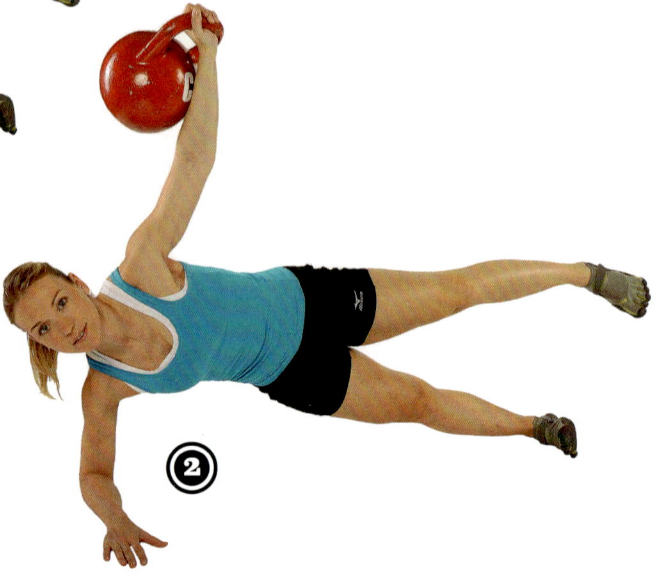

②

TRAININGS
PLÄNE

Machen Sie jede Übung nur einmal pro Durchgang. Also nicht viermal die gleiche Übung absolvieren und dann zur nächsten wechseln.

Die Übungen sind auf den Trainingsseiten nur als Erinnerungshilfe mit Anfangs- und Endposition abgebildet. Sehen Sie sich bitte vor jedem

Training die Bewegungsabläufe genau auf der jeweiligen Übungsseite an (die Übungsnummern und Seitenzahlen stehen immer darunter).

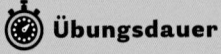 **Übungsdauer** | 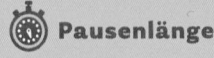 **Pausenlänge** | 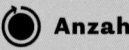 **Anzahl der Sätze** | 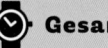 **Gesamttrainingszeit**

1. Tag

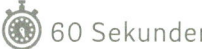 30 Sekunden | 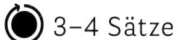 60 Sekunden | 3–4 Sätze | 24 Minuten

①

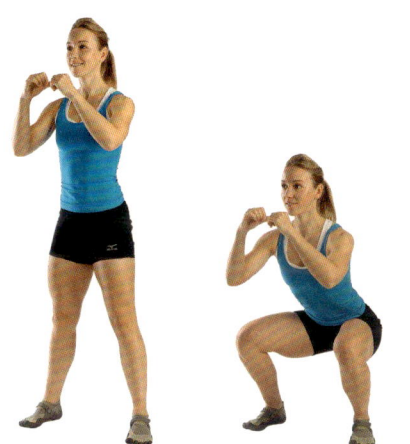

1. Kniebeuge
← Seite 25

②

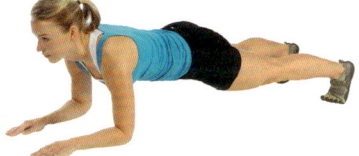

23. Planke
← Seite 48

③

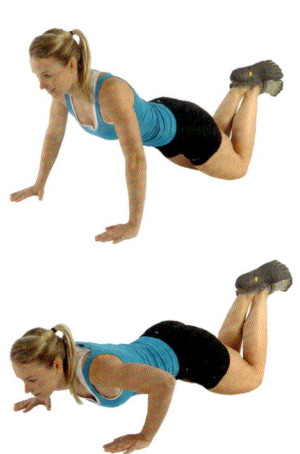

47. Knie-Liegestütz
← Seite 73

④

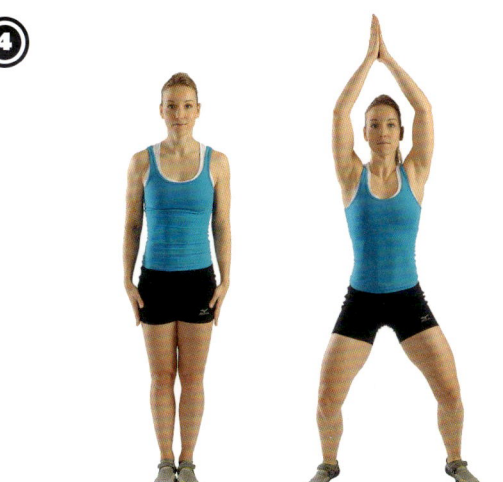

70. Hampelmann
← Seite 98

2. Tag

 30 Sekunden | 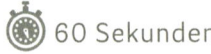 60 Sekunden | 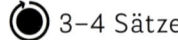 3–4 Sätze |  24 Minuten

①

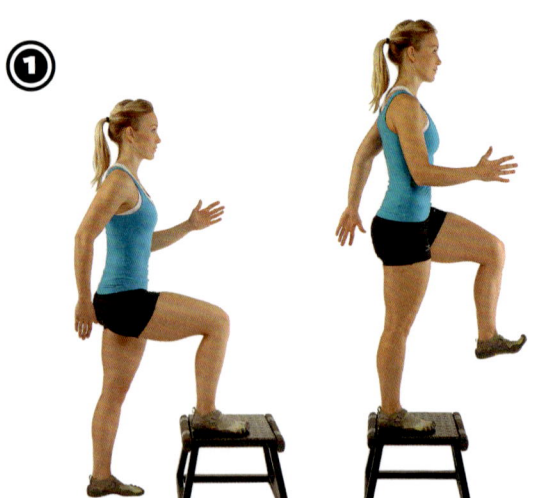

6. Aufsteiger
← Seite 30

②

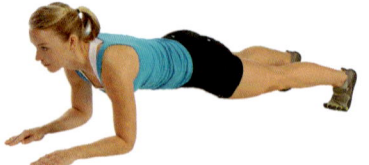

23. Planke
← Seite 48

③

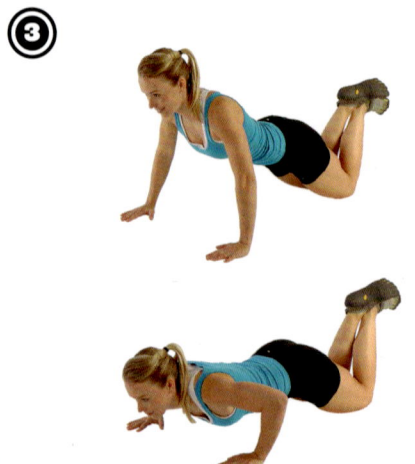

47. Knie-Liegestütz
← Seite 73

④

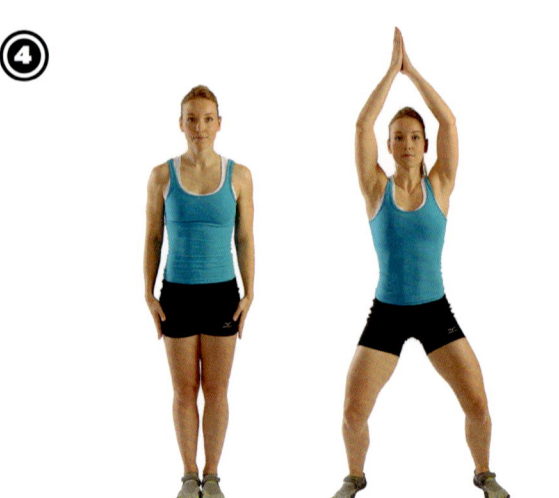

70. Hampelmann
← Seite 98

3. Tag

 30 Sekunden | 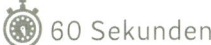 60 Sekunden | 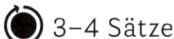 3–4 Sätze | 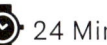 24 Minuten

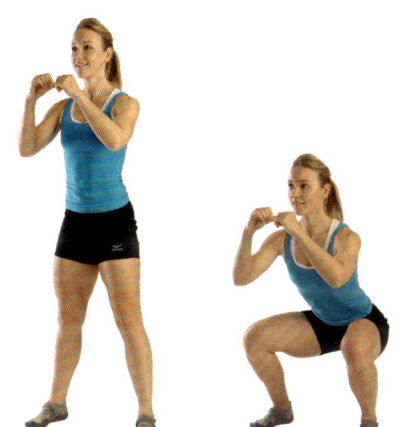

1. Kniebeuge
← Seite 25

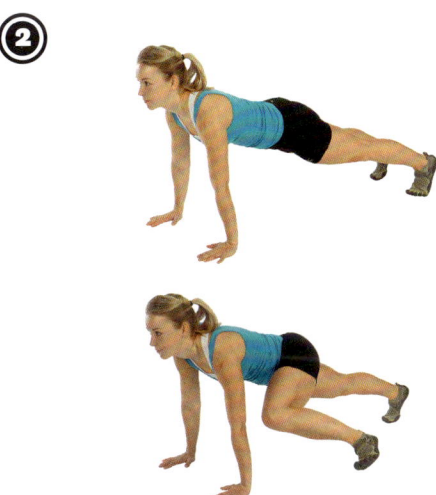

27. Bergsteiger
← Seite 52

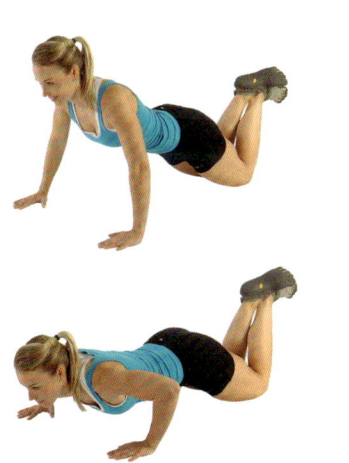

47. Knie-Liegestütz
← Seite 73

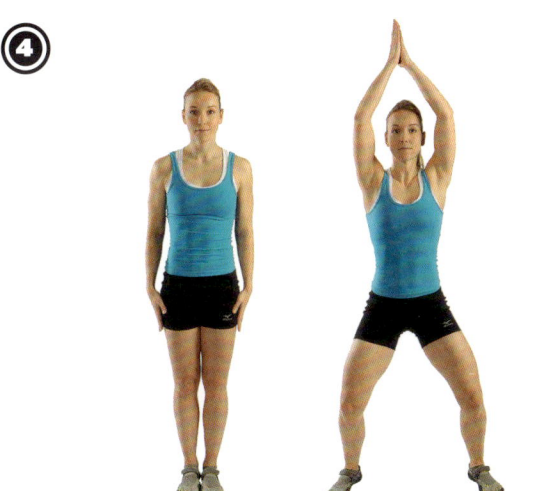

70. Hampelmann
← Seite 98

4. Tag

 30 Sekunden | 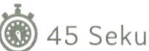 45 Sekunden | 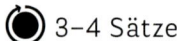 3–4 Sätze | 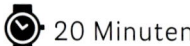 20 Minuten

❶

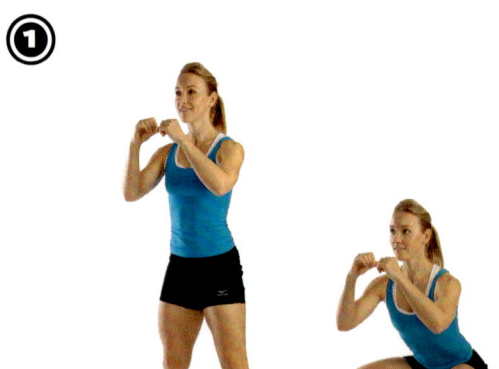

1. Kniebeuge
← Seite 25

❷

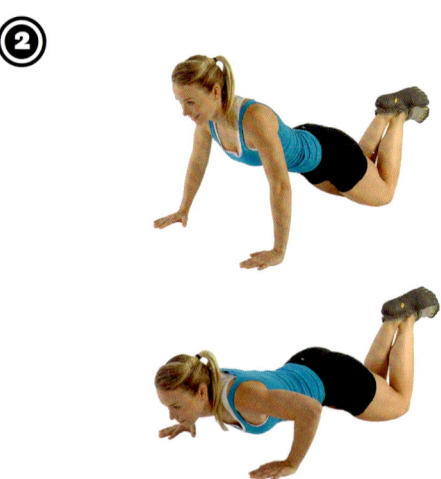

47. Knie-Liegestütz
← Seite 73

❸

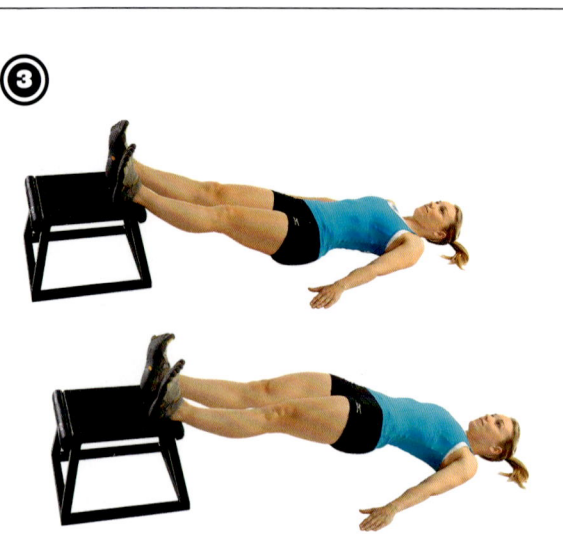

20. Beckenheben
← Seite 45

❹

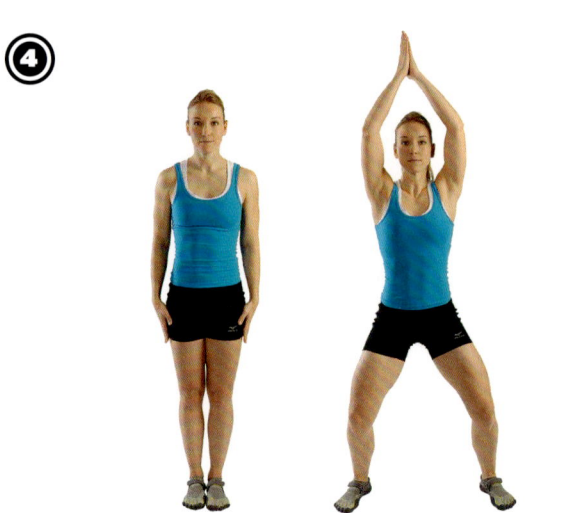

70. Hampelmann
← Seite 98

5. Tag

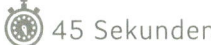 30 Sekunden | 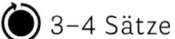 45 Sekunden | 3–4 Sätze | 20 Minuten

①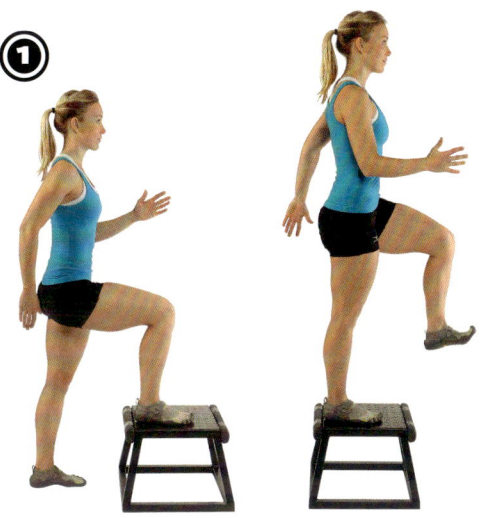

6. Aufsteiger
← Seite 30

②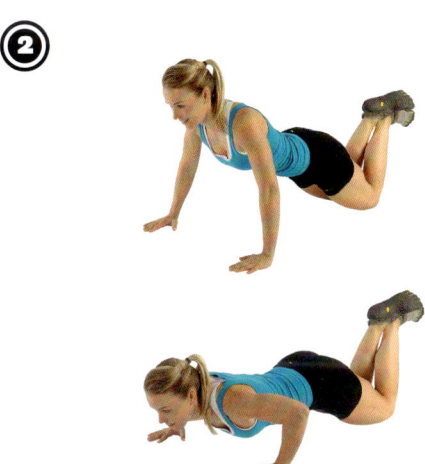

47. Knie-Liegestütz
← Seite 73

③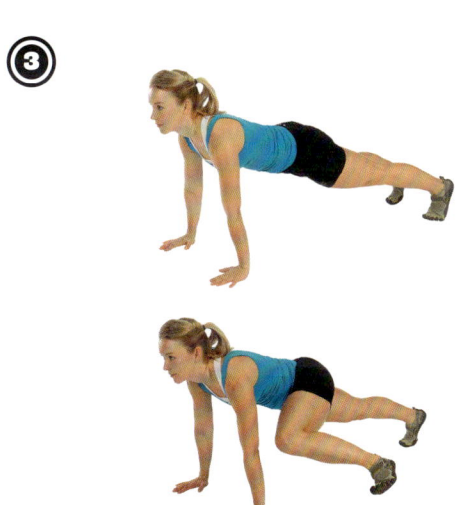

27. Bergsteiger
← Seite 52

④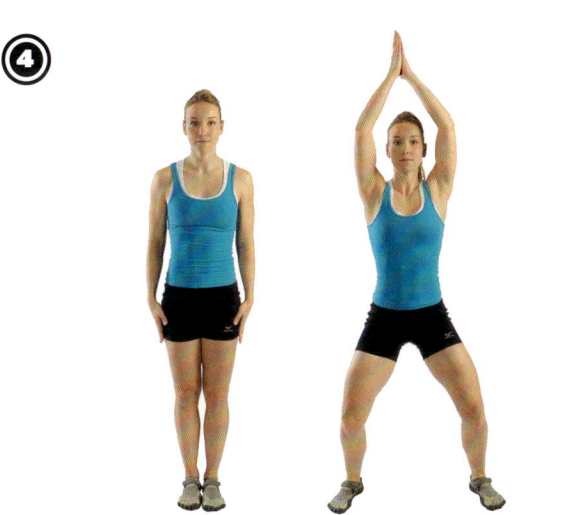

70. Hampelmann
← Seite 98

6. Tag

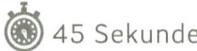 30 Sekunden | 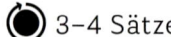 45 Sekunden | 3–4 Sätze | 20 Minuten

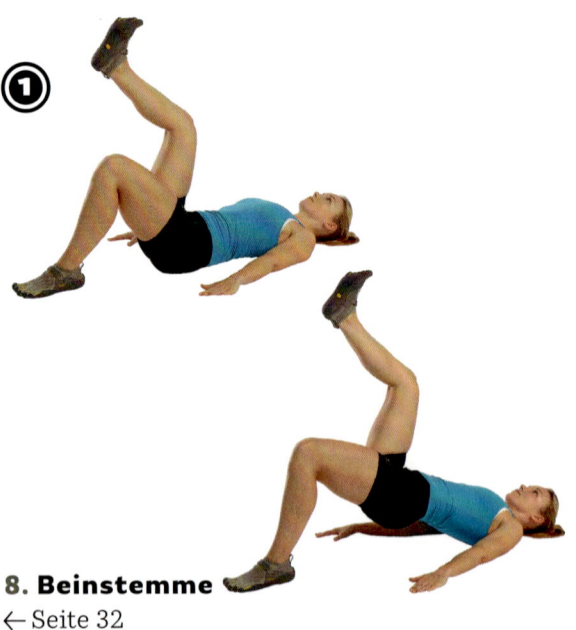

8. Beinstemme
← Seite 32

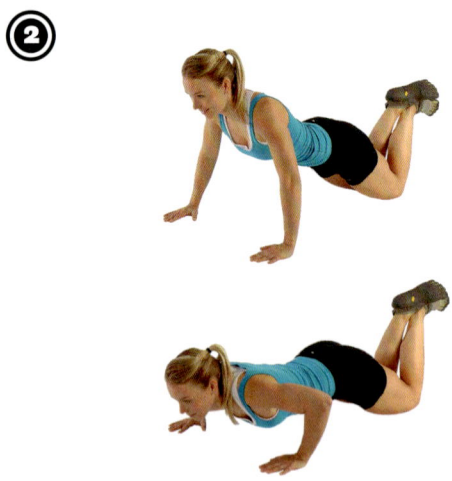

47. Knie-Liegestütz
← Seite 73

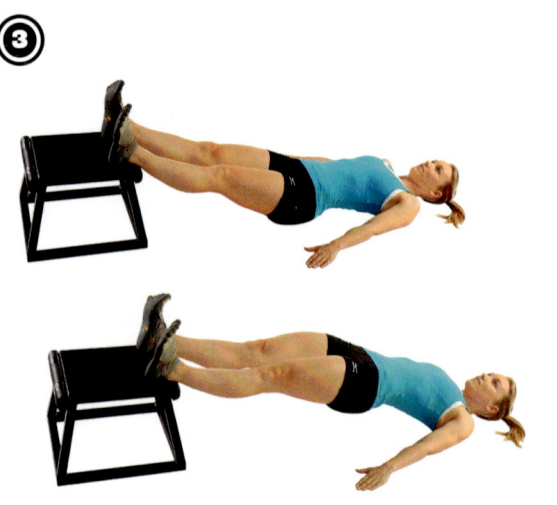

20. Beckenheben
← Seite 45

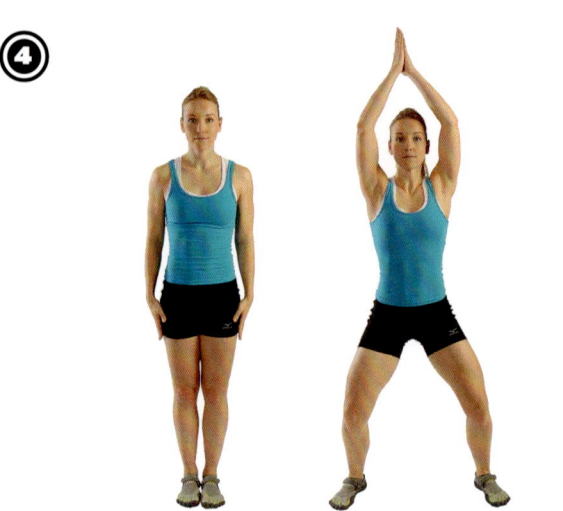

70. Hampelmann
← Seite 98

7. Tag

 30 Sekunden | 30 Sekunden | 3–4 Sätze | 16 Minuten

①

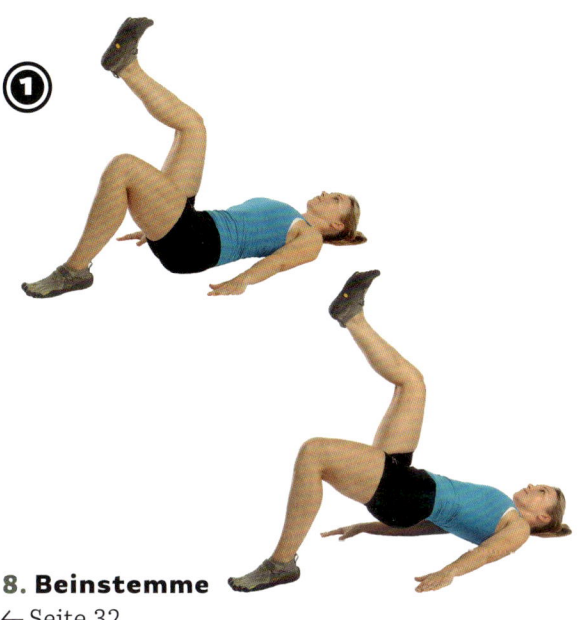

8. Beinstemme
← Seite 32

②

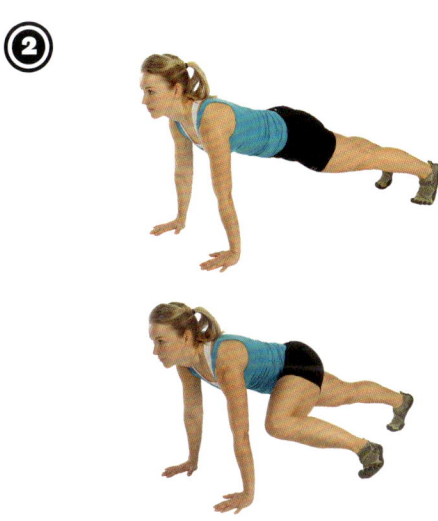

27. Bergsteiger
← Seite 52

③

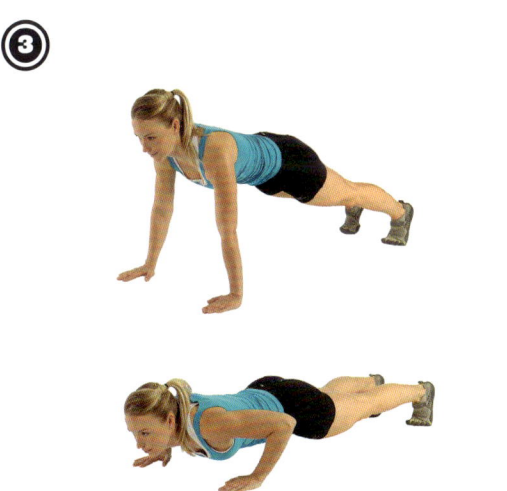

48. Liegestütz
← Seite 74

④

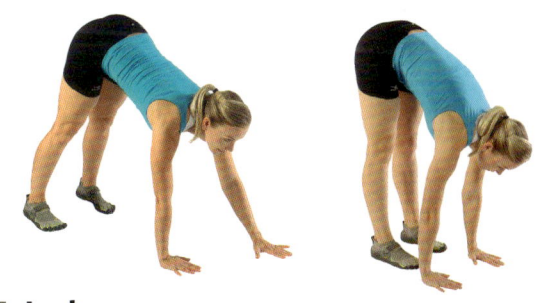

75. Inchworm
← Seite 103

8. Tag | 30 Sekunden | 30 Sekunden | 3–4 Sätze | 16 Minuten

①

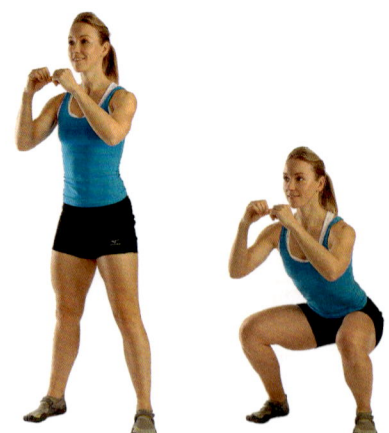

1. Kniebeuge
← Seite 25

②

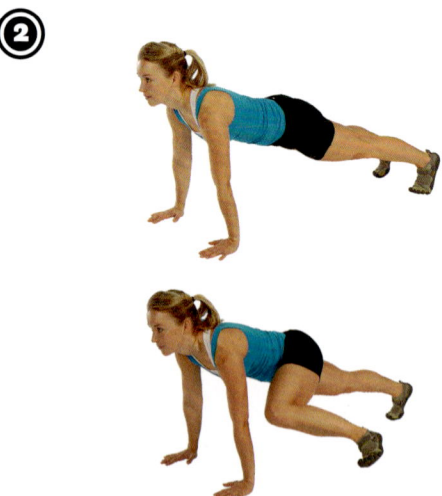

27. Bergsteiger
← Seite 52

③

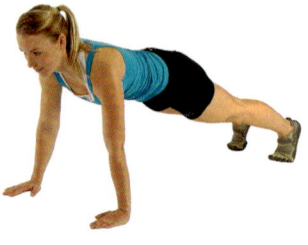
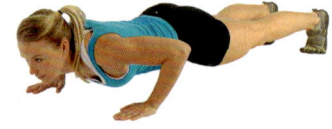

48. Liegestütz
← Seite 74

④

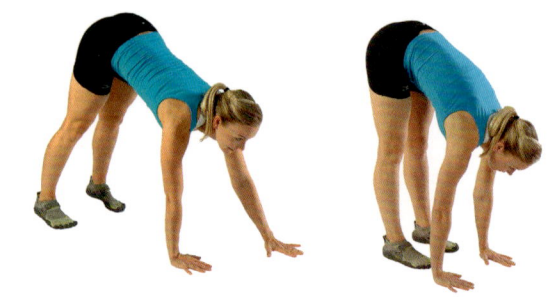

75. Inchworm
← Seite 103

9. Tag

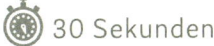 30 Sekunden | 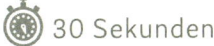 30 Sekunden | 3–4 Sätze | 16 Minuten

 ❶

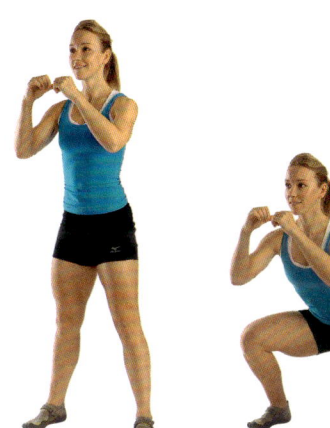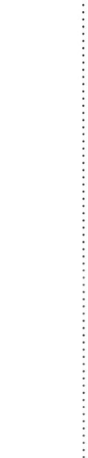

1. Kniebeuge
← Seite 25

❷

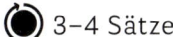

27. Bergsteiger
← Seite 52

❸

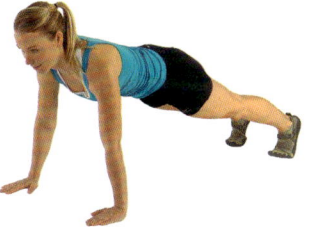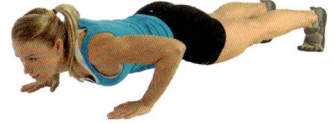

48. Liegestütz
← Seite 74

❹

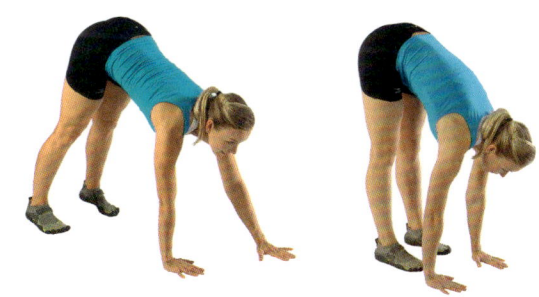

75. Inchworm
← Seite 103

10. Tag

| 30 Sekunden | 30 Sekunden | 4 Sätze | 16 Minuten |

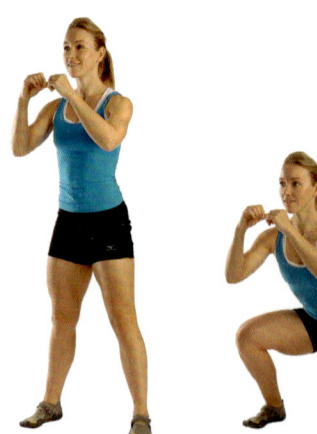

1. Kniebeuge
← Seite 25

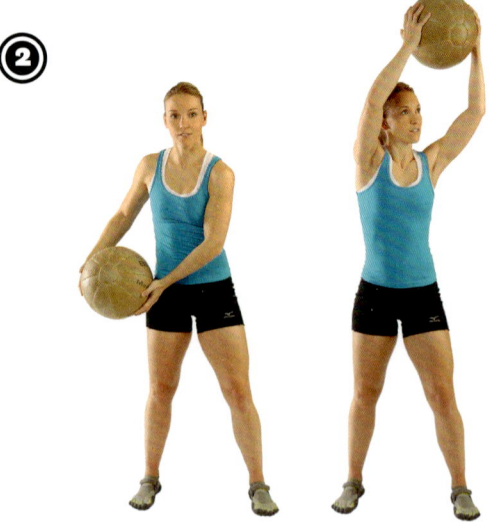

26. Haybailer
← Seite 51

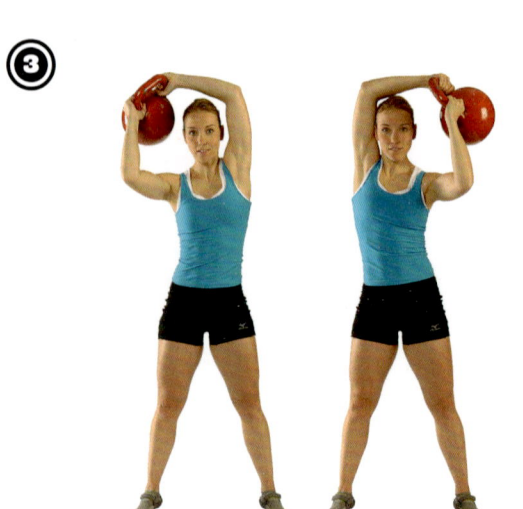

51. Kreisel
← Seite 77

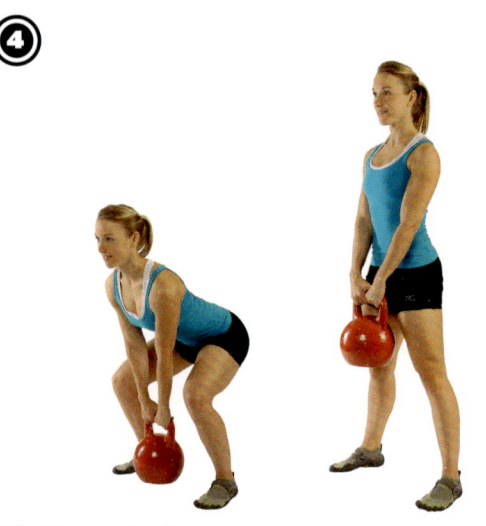

69. Kreuzheben
← Seite 97

11. Tag

 30 Sekunden | 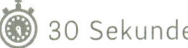 30 Sekunden | 4 Sätze | 16 Minuten

①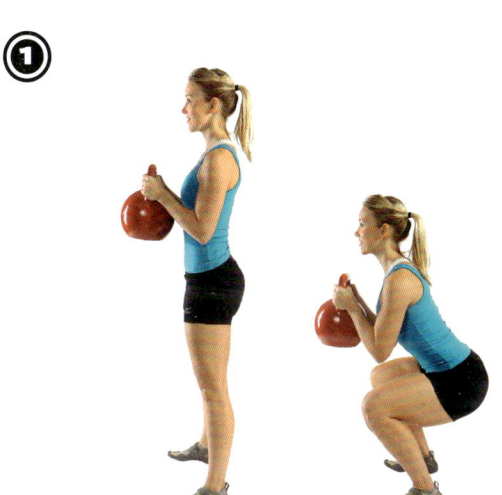

13. Kniebeuge mit Gewicht
← Seite 37

②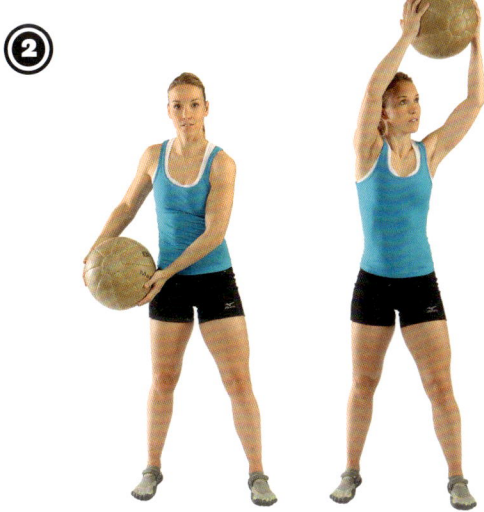

26. Haybailer
← Seite 51

③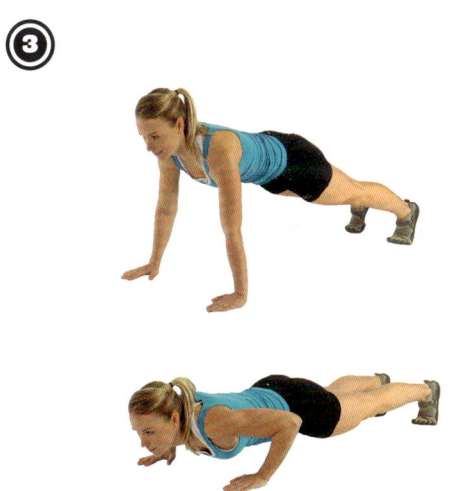

48. Liegestütz
← Seite 74

④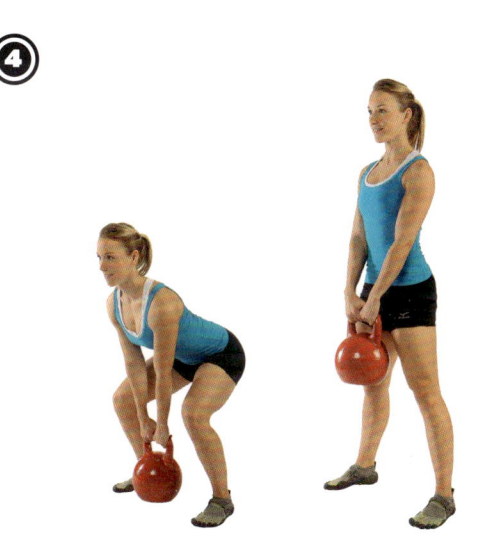

69. Kreuzheben
← Seite 97

12. Tag | 30 Sekunden | 30 Sekunden | 4 Sätze | 16 Minuten

①

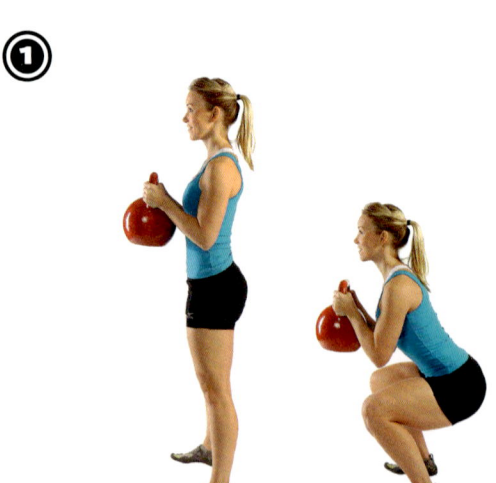

13. Kniebeuge mit Gewicht
← Seite 37

②

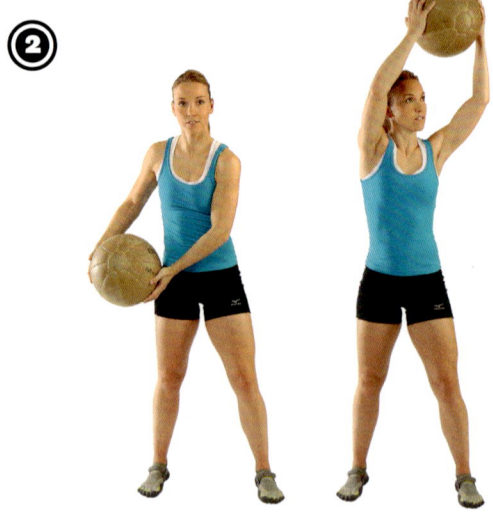

26. Haybailer
← Seite 51

③

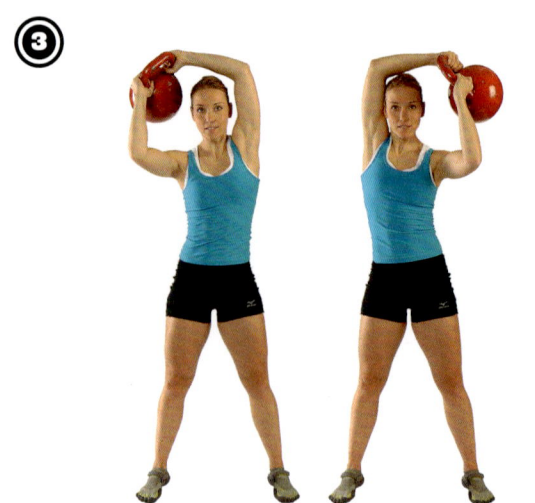

51. Kreisel
← Seite 77

④

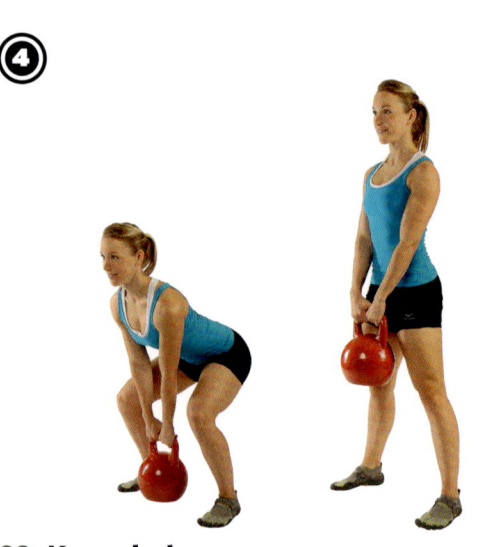

69. Kreuzheben
← Seite 97

13. Tag | 30 Sekunden | 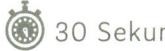 30 Sekunden | 4 Sätze | 16 Minuten

❶

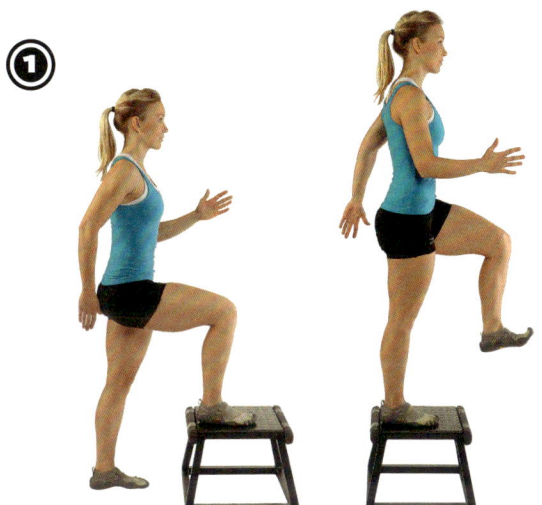

6. Aufsteiger
← Seite 30

❷

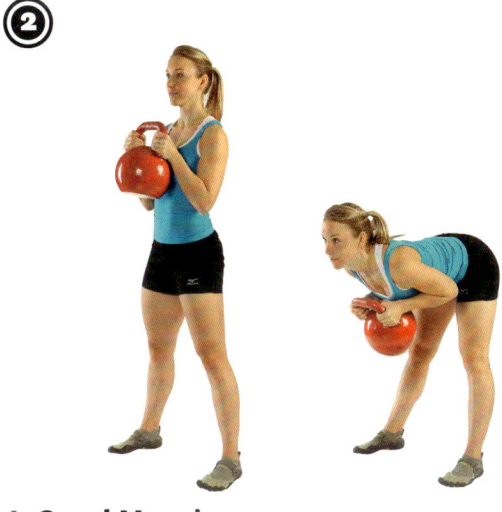

4. Good Morning
← Seite 28

❸

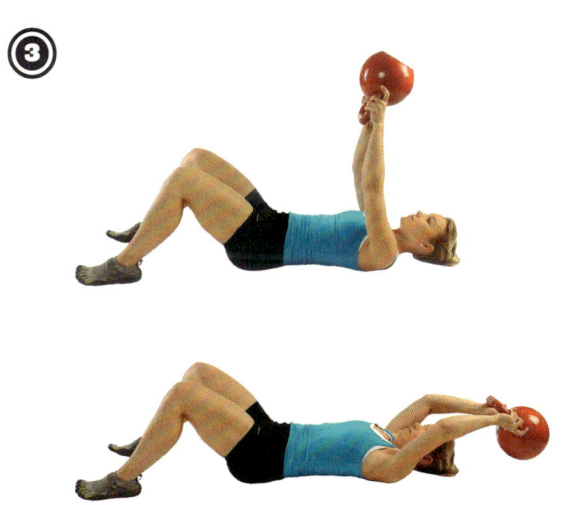

57. Überzug Kettlebell
← Seite 83

❹

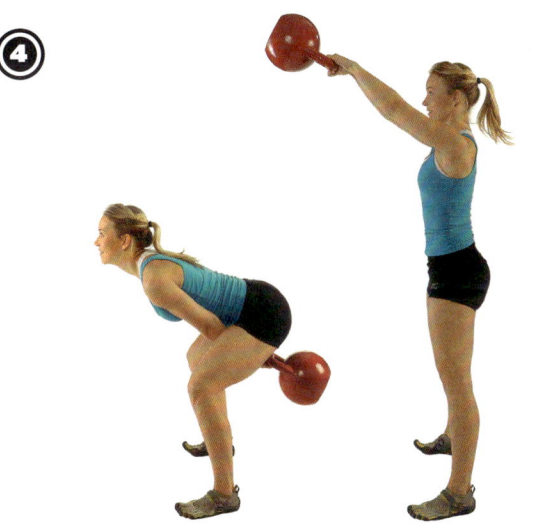

73. Swing
← Seite 101

14. Tag | 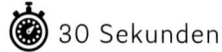 30 Sekunden | 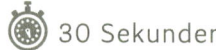 30 Sekunden | 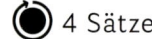 4 Sätze | 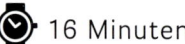 16 Minuten

①

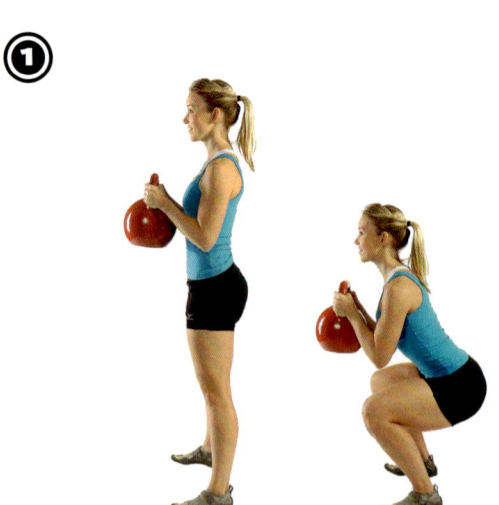

13. Kniebeuge mit Gewicht
← Seite 37

②

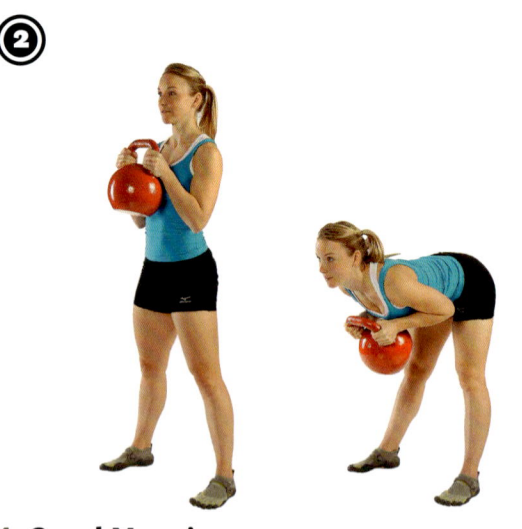

4. Good Morning
← Seite 28

③

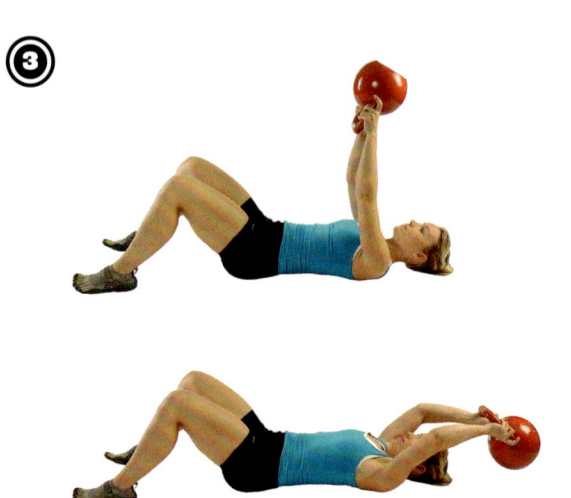

57. Überzug Kettlebell
← Seite 83

④

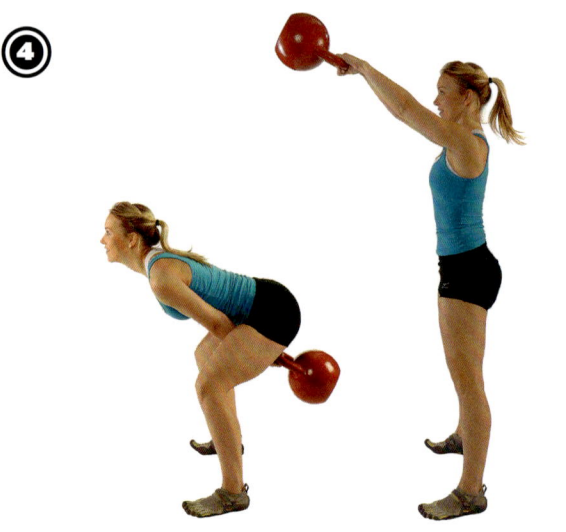

73. Swing
← Seite 101

15. Tag

 30 Sekunden | 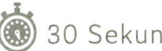 30 Sekunden | 4 Sätze | 16 Minuten

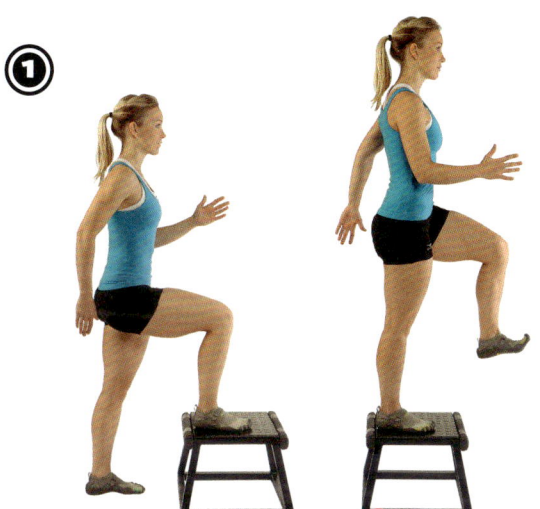

① 6. Aufsteiger
← Seite 30

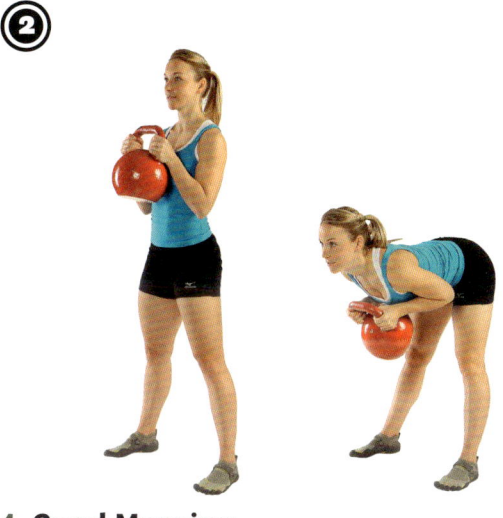

② 4. Good Morning
← Seite 28

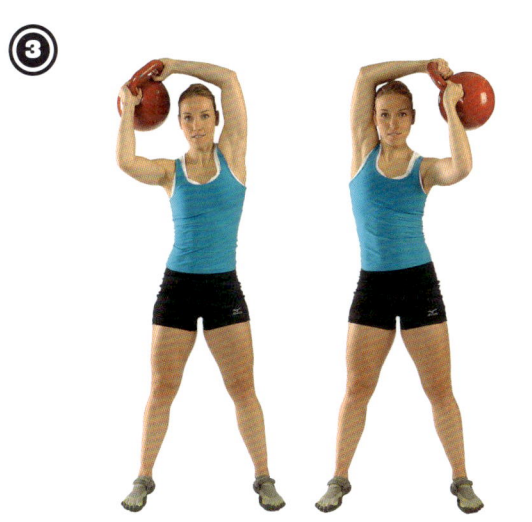

③ 51. Kreisel
← Seite 77

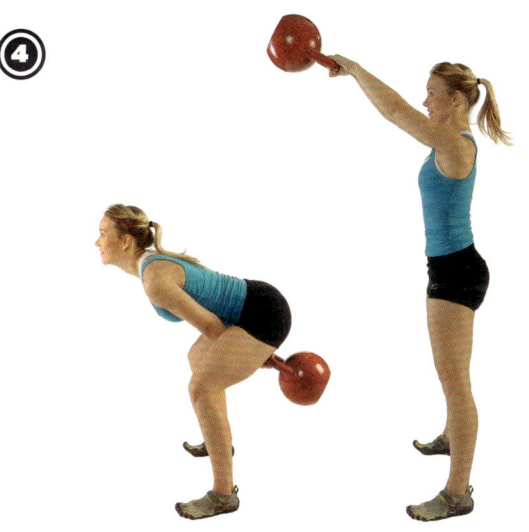

④ 73. Swing
← Seite 101

16. Tag | 30 Sekunden | 30 Sekunden | 4 Sätze | 16 Minuten

①

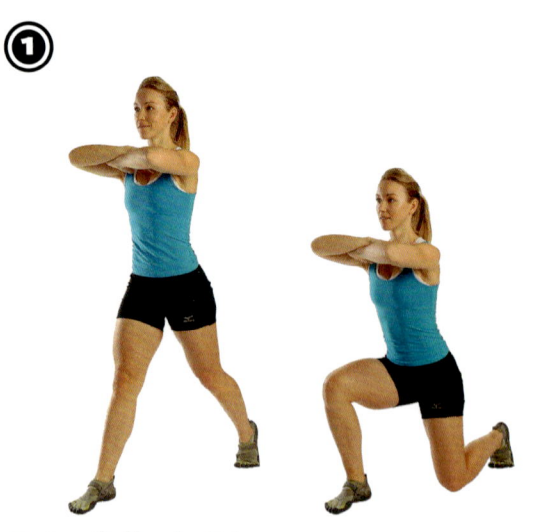

2. Ausfallschritt
← Seite 26

②

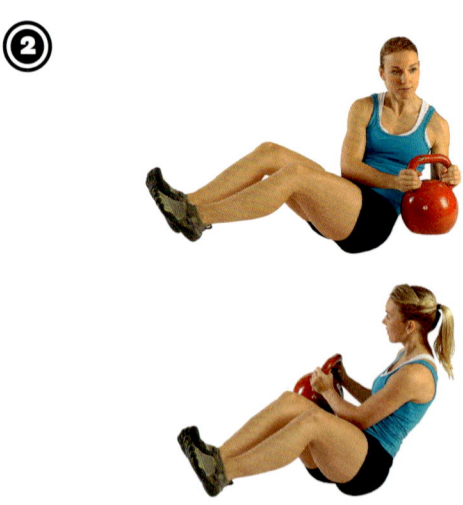

38. Twist mit Kettlebell
← Seite 63

③

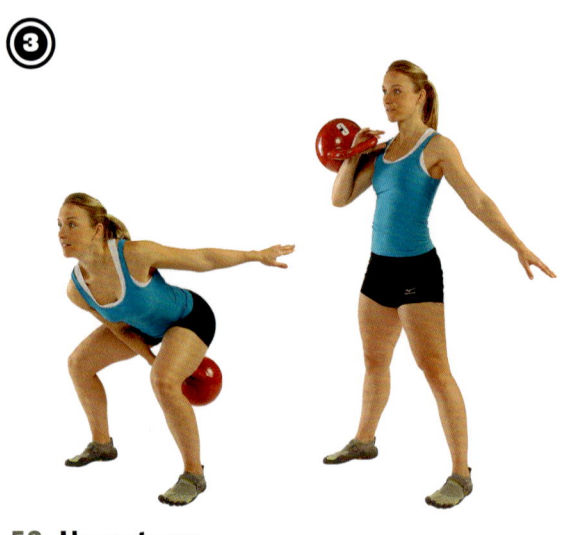

52. Umsetzen
← Seite 78

④

73. Swing
← Seite 101

17. Tag

 30 Sekunden | 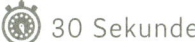 30 Sekunden | 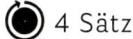 4 Sätze | 16 Minuten

①

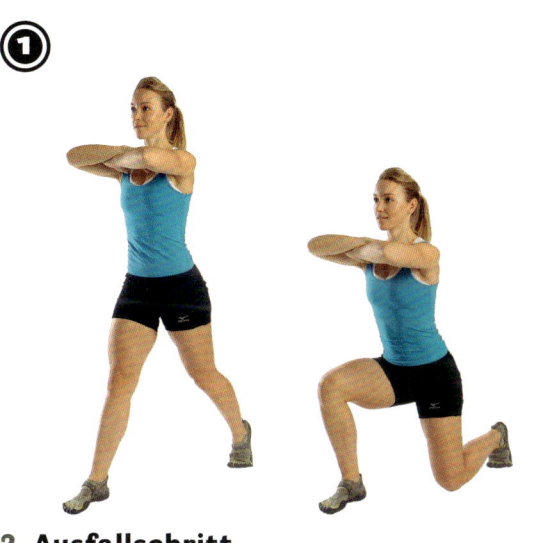

2. Ausfallschritt
← Seite 26

②

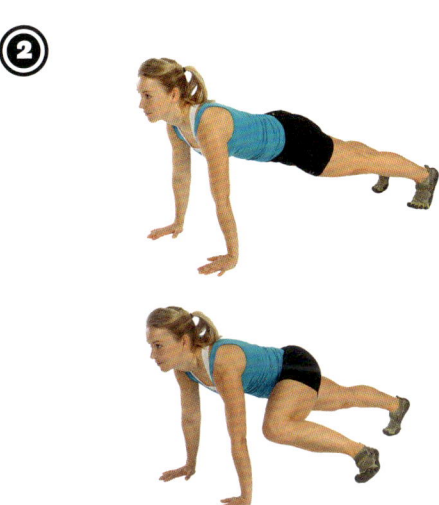

27. Bergsteiger
← Seite 52

③

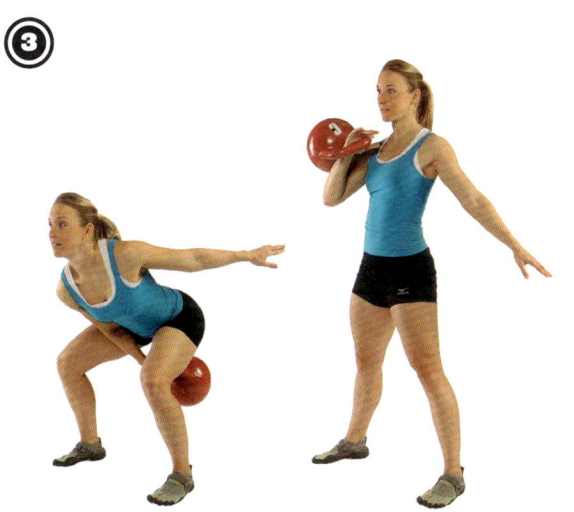

52. Umsetzen
← Seite 78

④

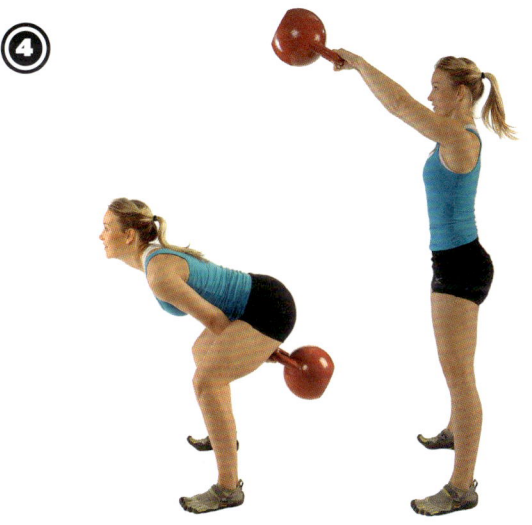

73. Swing
← Seite 101

135

18. Tag

 30 Sekunden | 30 Sekunden | 4 Sätze | 16 Minuten

❶

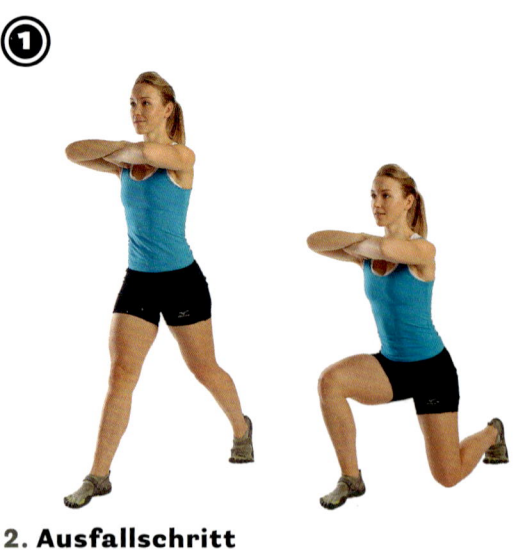

2. Ausfallschritt
← Seite 26

❷

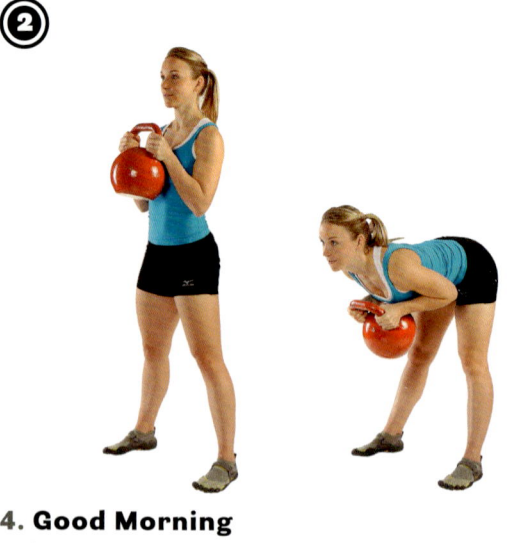

4. Good Morning
← Seite 28

❸

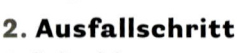

52. Umsetzen
← Seite 78

❹

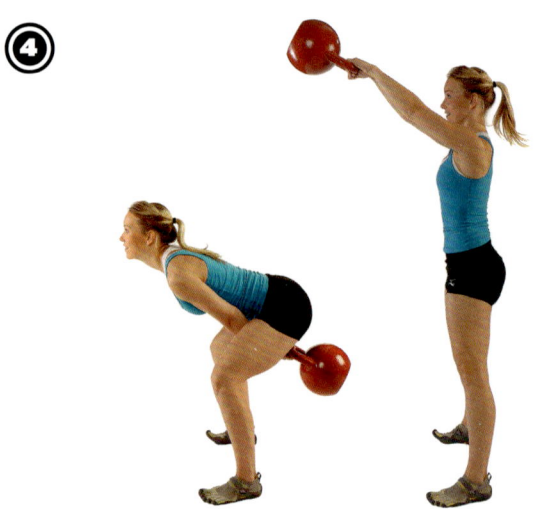

73. Swing
← Seite 101

19. Tag

 30 Sekunden | 30 Sekunden | 4 Sätze | 16 Minuten

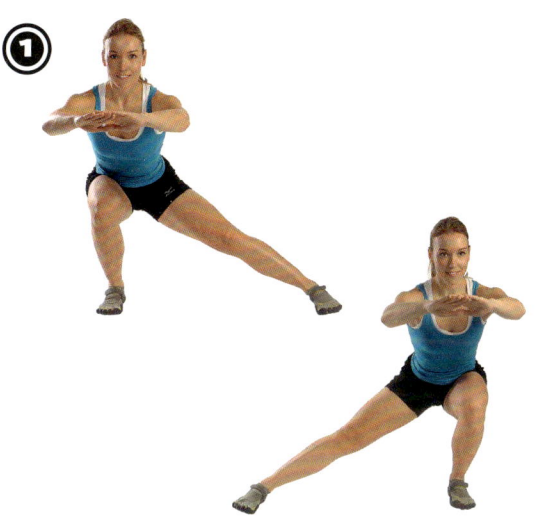

3. Seit-Ausfallschritt
← Seite 27

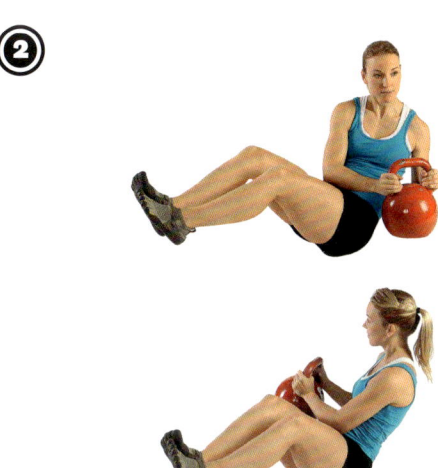

38. Twist mit Kettlebell
← Seite 63

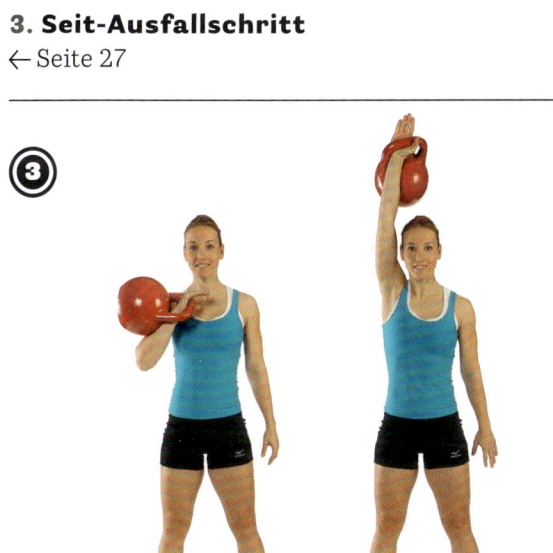

50. Schulterpresse
← Seite 76

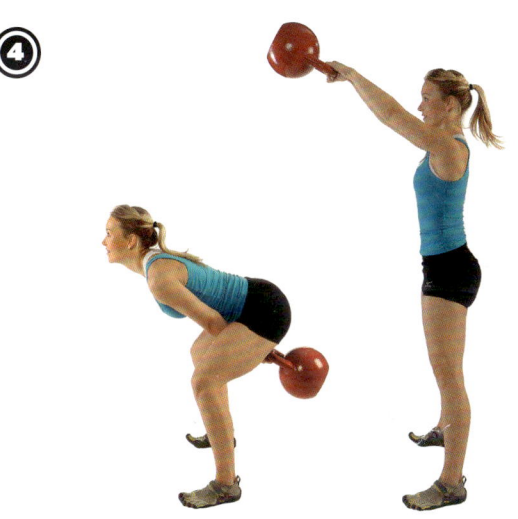

73. Swing
← Seite 101

137

20. Tag

 30 Sekunden | 30 Sekunden | 4 Sätze | 16 Minuten

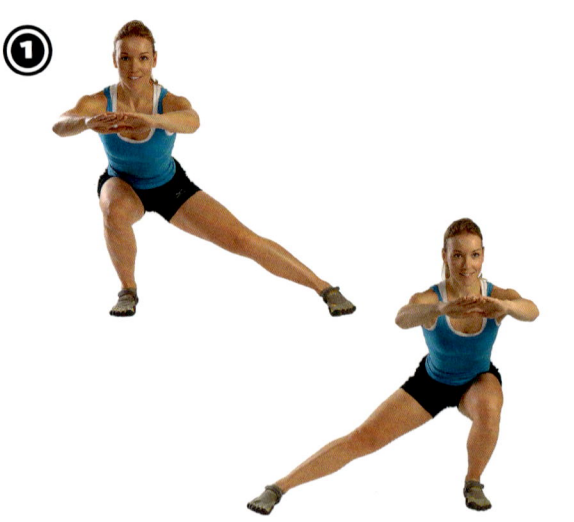

3. Seit-Ausfallschritt
← Seite 27

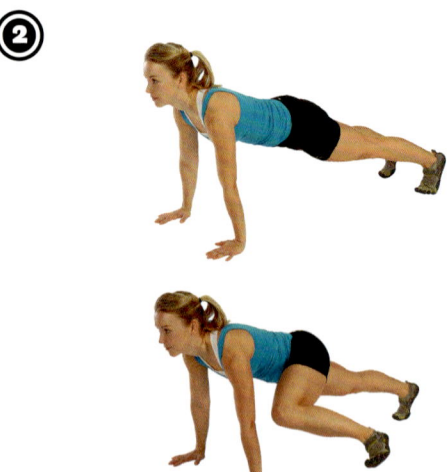

27. Bergsteiger
← Seite 52

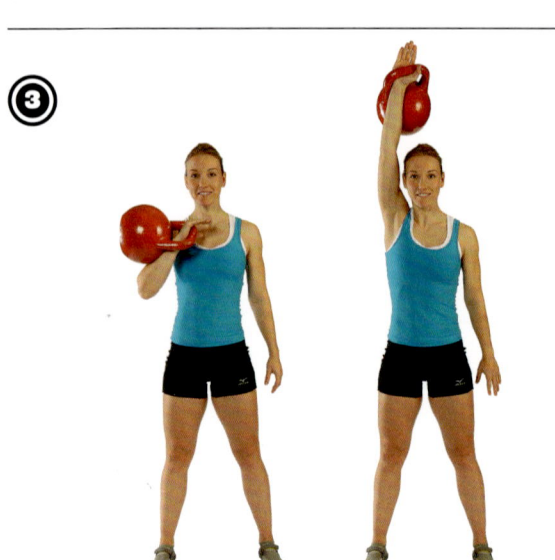

50. Schulterpresse
← Seite 76

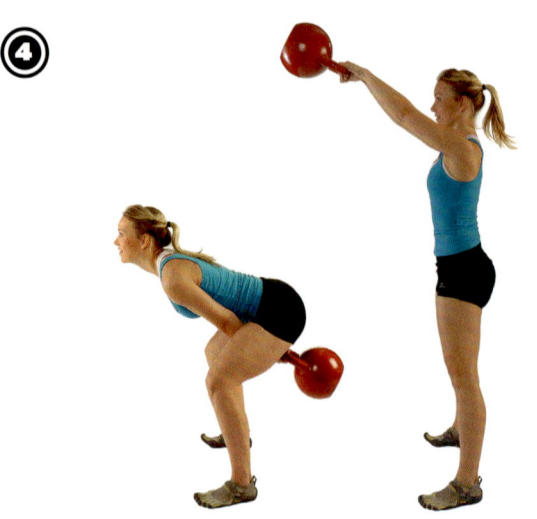

73. Swing
← Seite 101

21. Tag

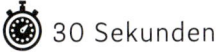 30 Sekunden | 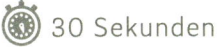 30 Sekunden | 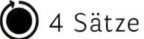 4 Sätze | 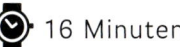 16 Minuten

①

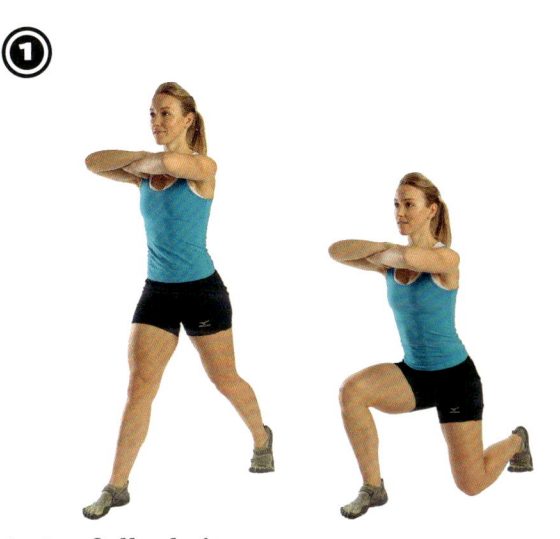

2. Ausfallschritt
← Seite 26

②

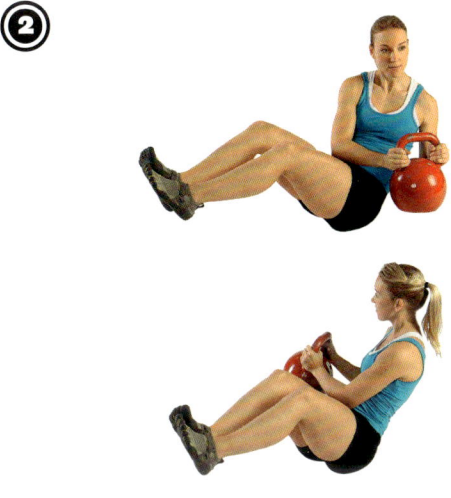

38. Twist mit Kettlebell
← Seite 63

③

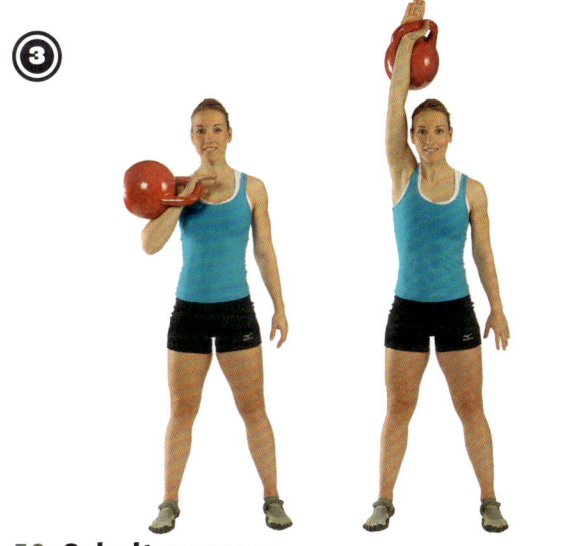

50. Schulterpresse
← Seite 76

④

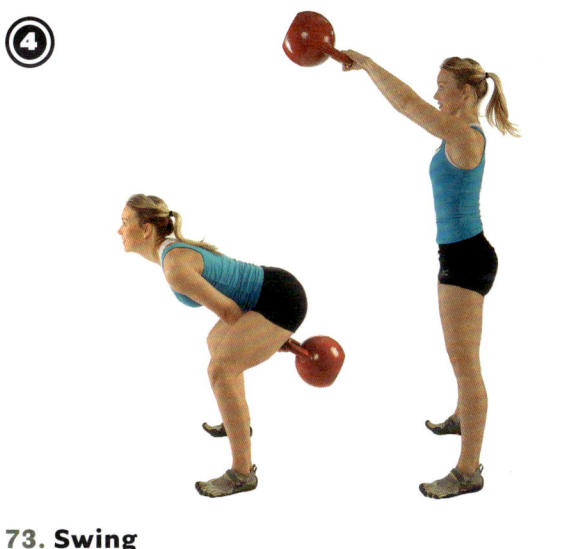

73. Swing
← Seite 101

139

1. Tag | 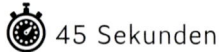 45 Sekunden | 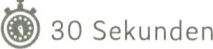 30 Sekunden | 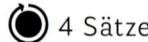 4 Sätze | 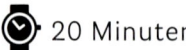 20 Minuten

①

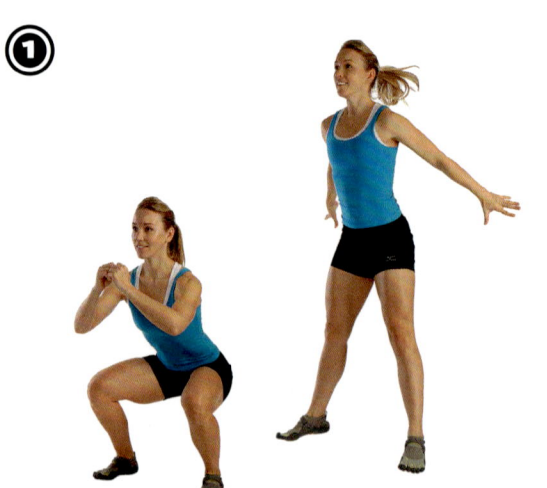

9. Sprung-Kniebeuge
← Seite 33

②

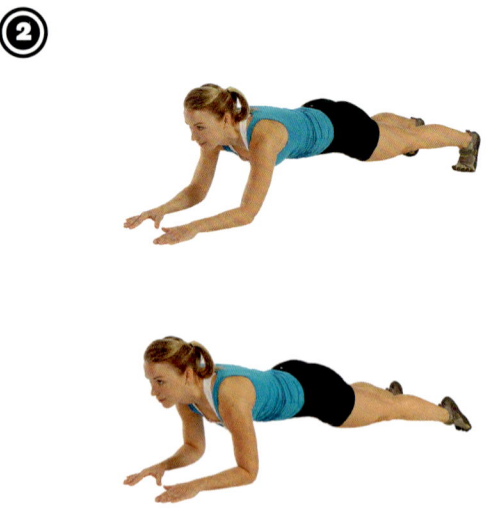

32. Säge
← Seite 57

③

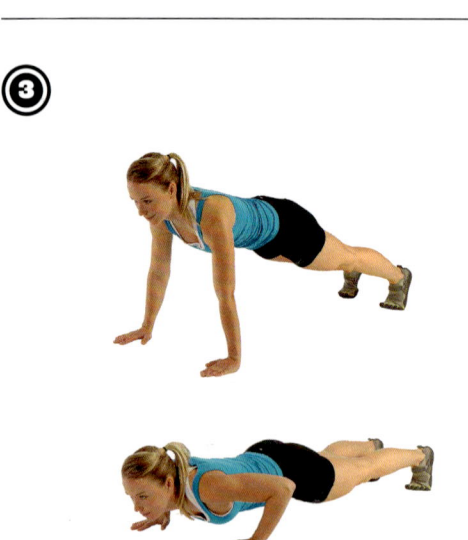

48. Liegestütz
← Seite 74

④

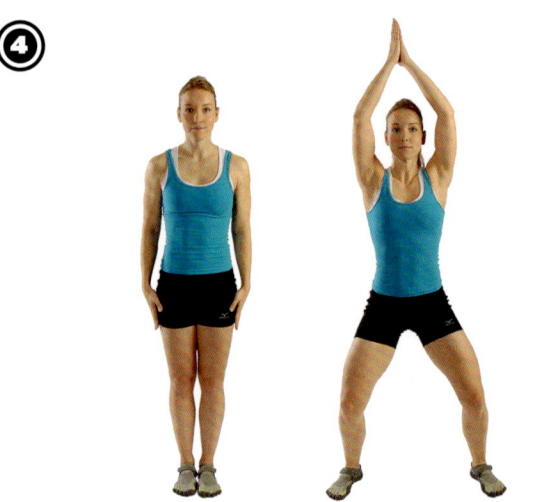

70. Hampelmann
← Seite 98

2. Tag | ⏱ 45 Sekunden | ⏱ 30 Sekunden | ⏱ 4 Sätze | ⌚ 20 Minuten

①

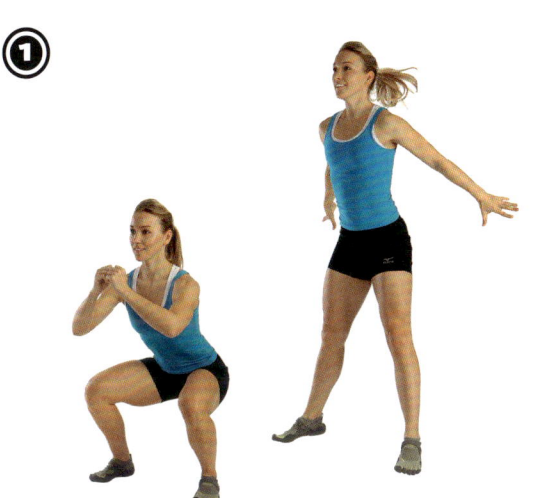

9. Sprung-Kniebeuge
← Seite 33

②

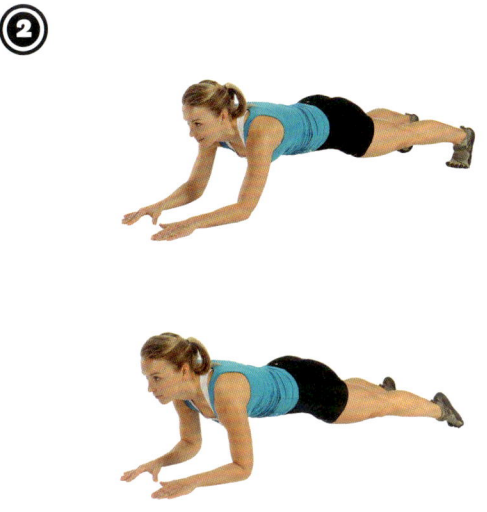

32. Säge
← Seite 57

③

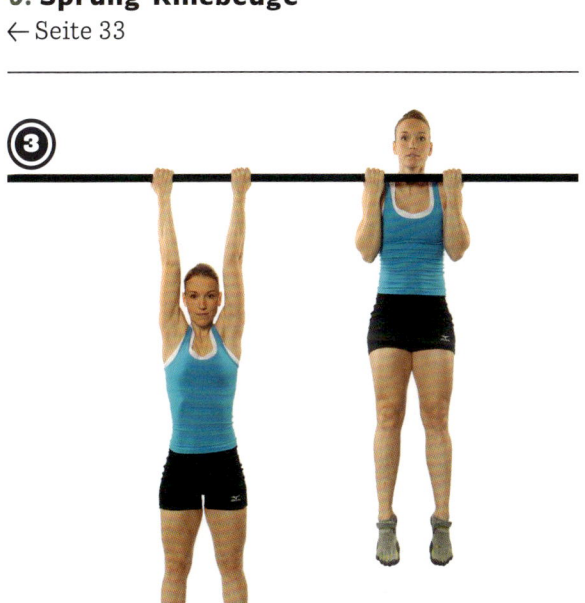

64. Klimmzug Kammgriff
← Seite 90

④

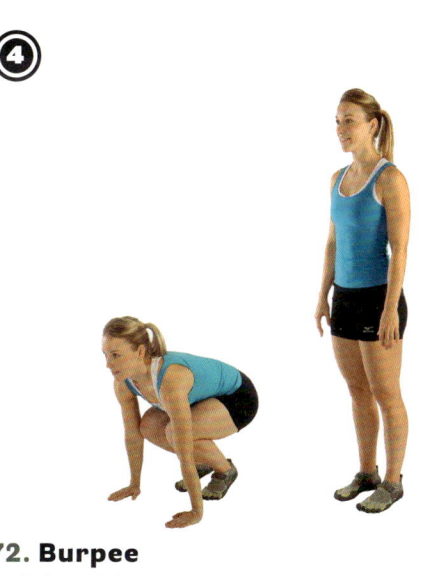

72. Burpee
← Seite 100

3. Tag

 45 Sekunden | 30 Sekunden | 4 Sätze | 20 Minuten

①

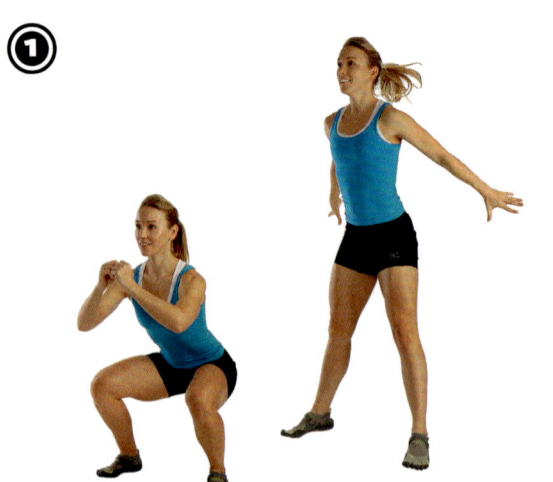

9. Sprung-Kniebeuge
← Seite 33

②

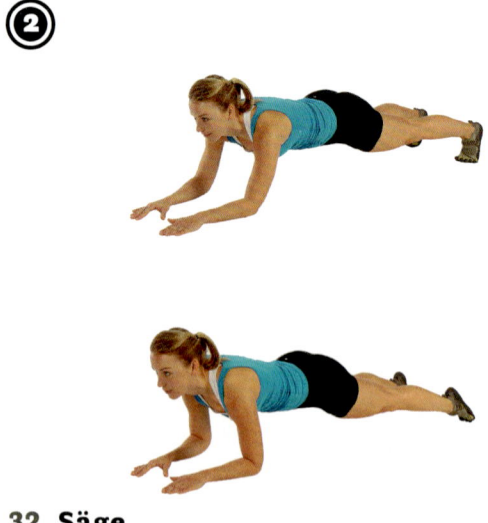

32. Säge
← Seite 57

③

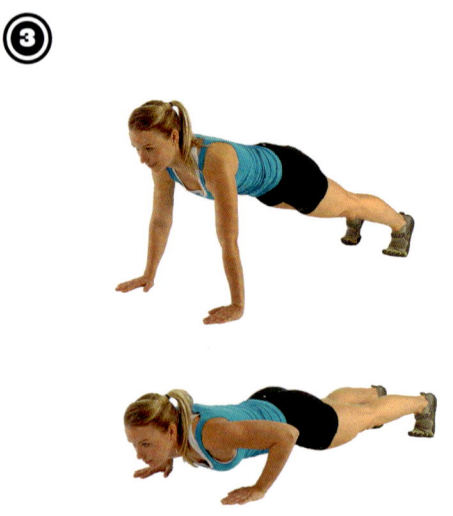

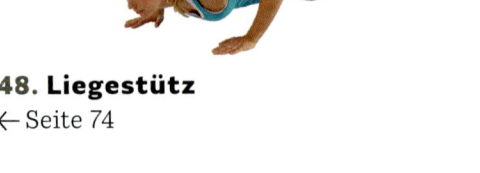

48. Liegestütz
← Seite 74

④

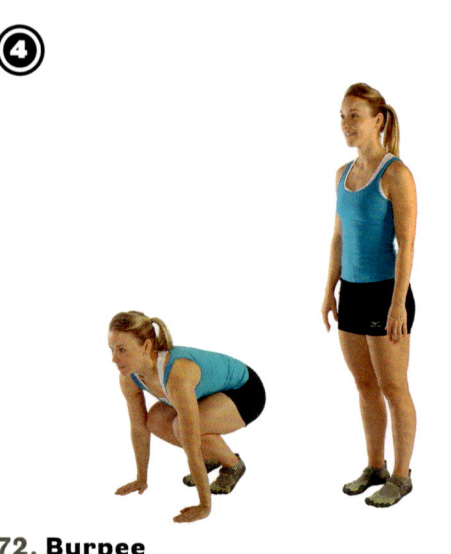

72. Burpee
← Seite 100

4. Tag

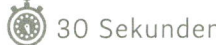 45 Sekunden | 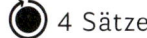 30 Sekunden | 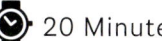 4 Sätze | 20 Minuten

①

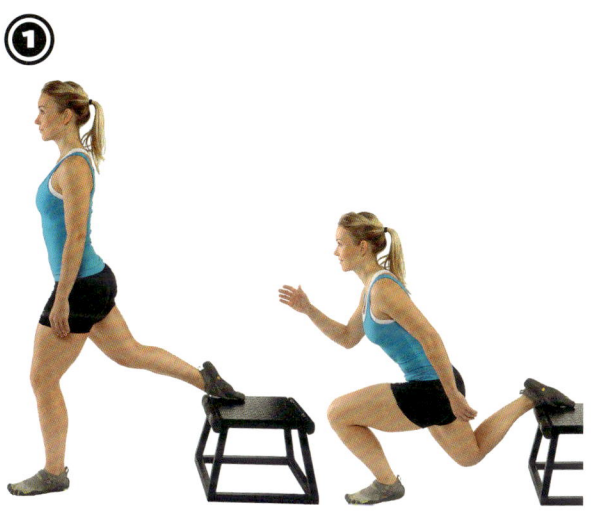

15. Teil-Kniebeuge
← Seite 39

②

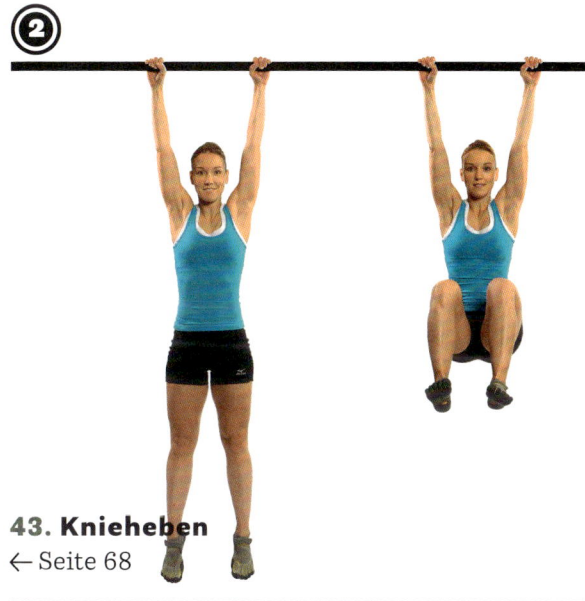

43. Knieheben
← Seite 68

③

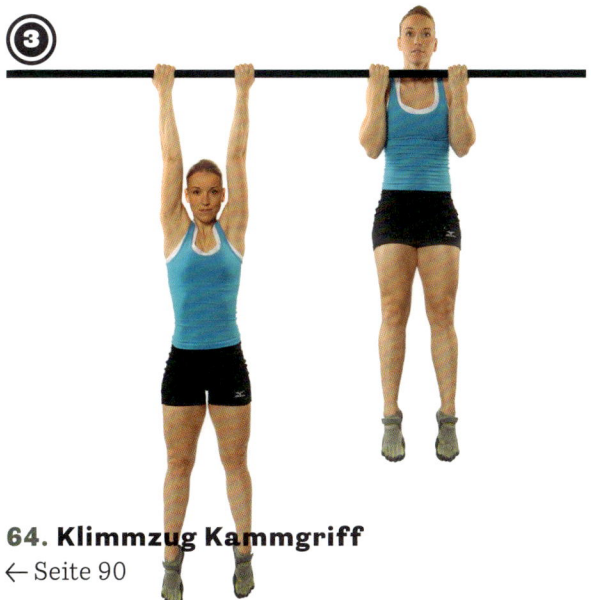

64. Klimmzug Kammgriff
← Seite 90

④

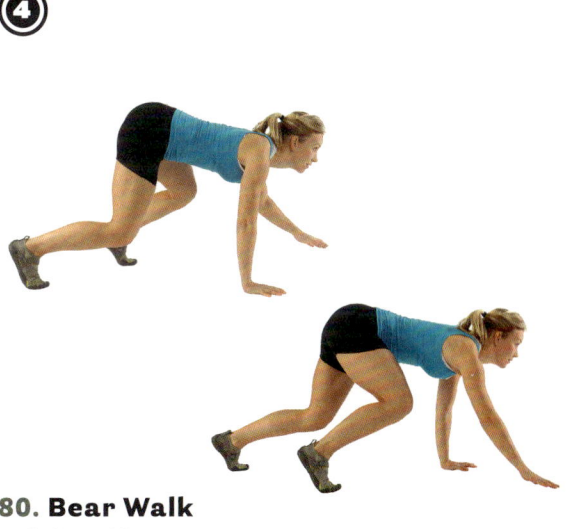

80. Bear Walk
← Seite 108

143

5. Tag | ⏱ 45 Sekunden | ⏱ 30 Sekunden | ⏱ 4 Sätze | ⏱ 20 Minuten

①

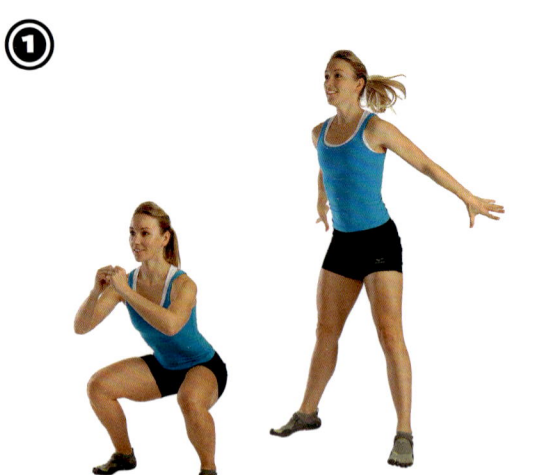

9. Sprung-Kniebeuge
← Seite 33

②

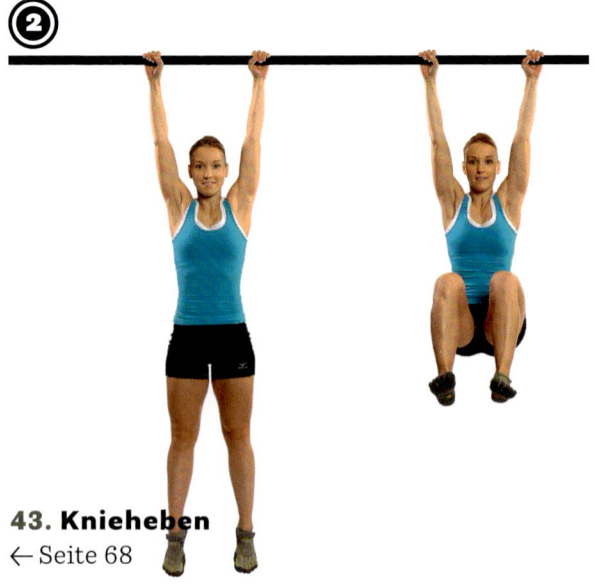

43. Knieheben
← Seite 68

③

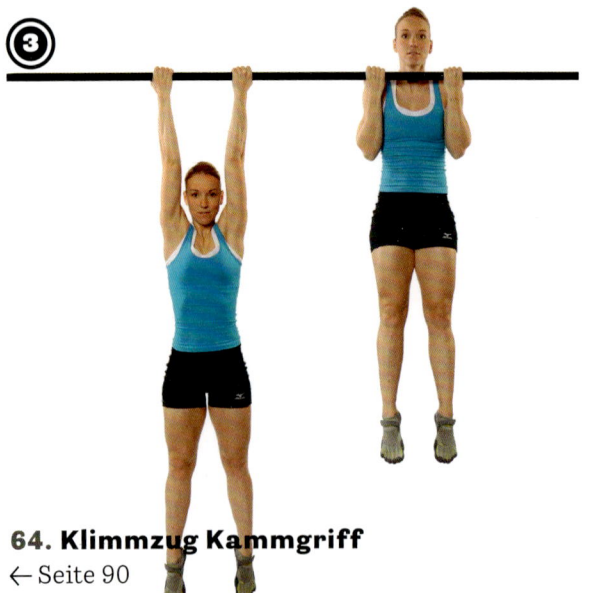

64. Klimmzug Kammgriff
← Seite 90

④

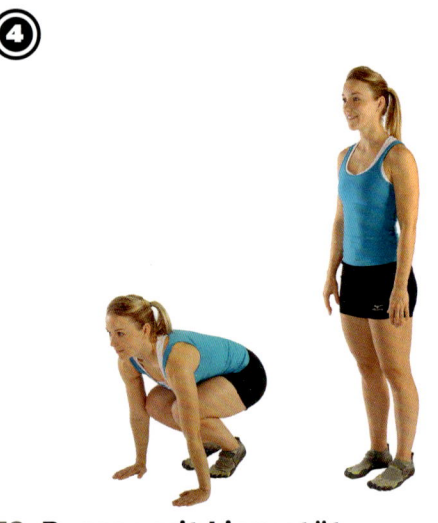

78. Burpee mit Liegestütz
← Seite 106

6. Tag

| ⏱ 45 Sekunden | ⏱ 30 Sekunden | ⏲ 4 Sätze | ⏱ 20 Minuten |

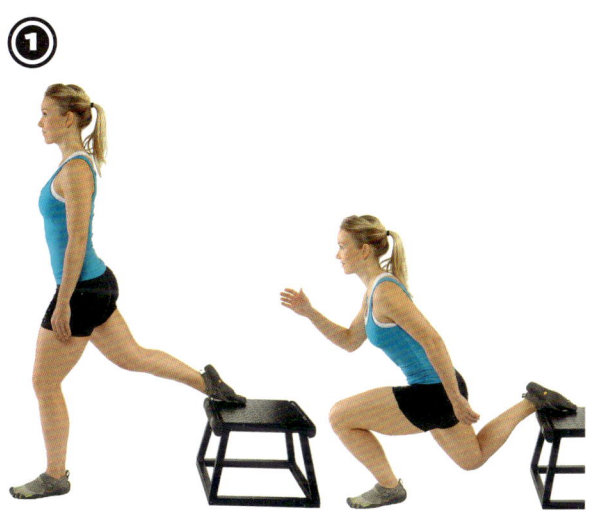

1

15. Teil-Kniebeuge
← Seite 39

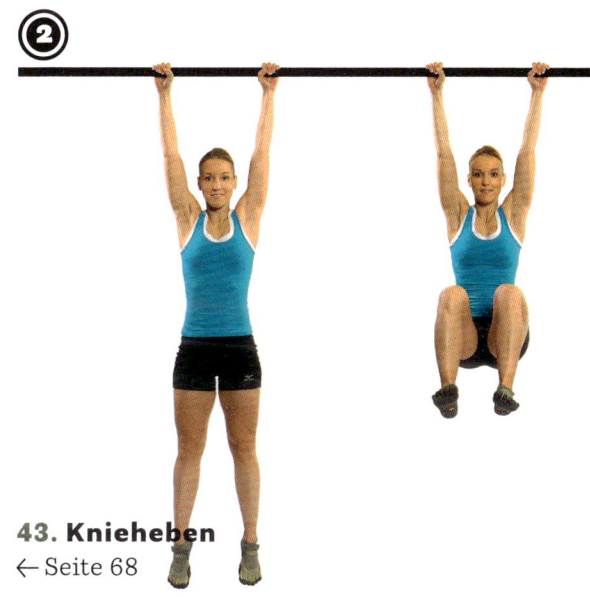

2

43. Knieheben
← Seite 68

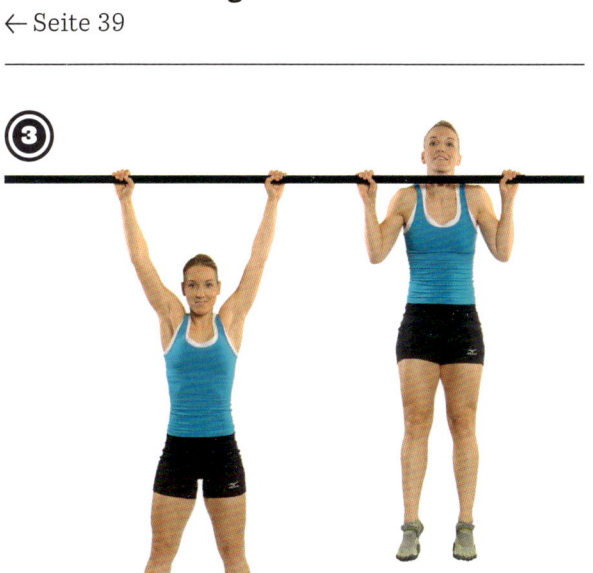

3

65. Klimmzug Ristgriff
← Seite 91

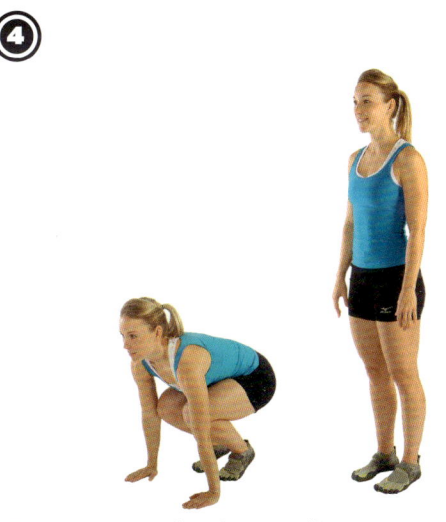

4

78. Burpee mit Liegestütz
← Seite 106

7. Tag

| 60 Sekunden | 30 Sekunden | 4 Sätze | 24 Minuten |

①

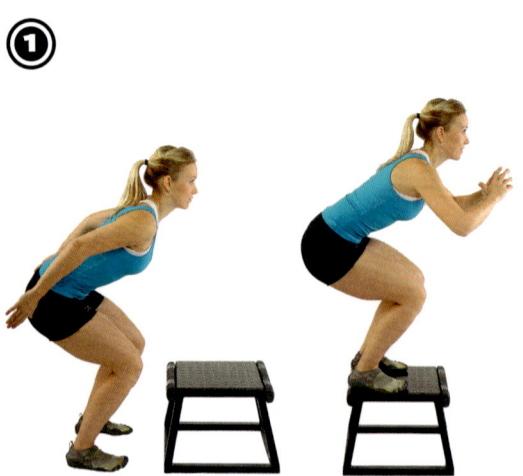

14. Kastensprung
← Seite 38

②

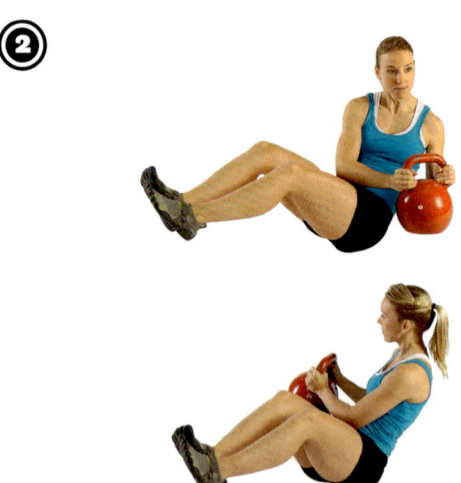

38. Twist mit Kettlebell
← Seite 63

③

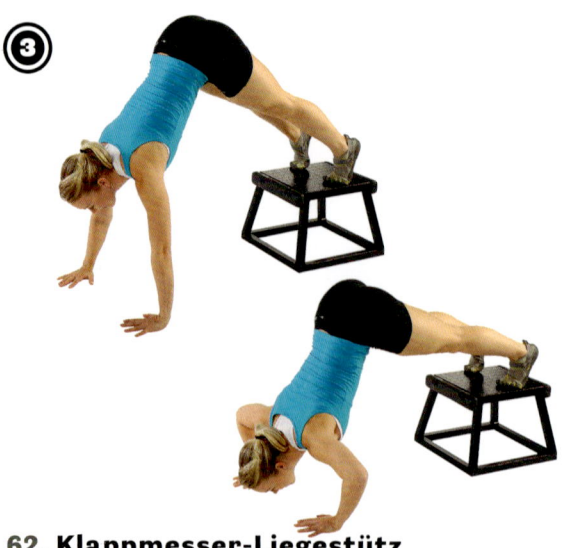

62. Klappmesser-Liegestütz
← Seite 88

④

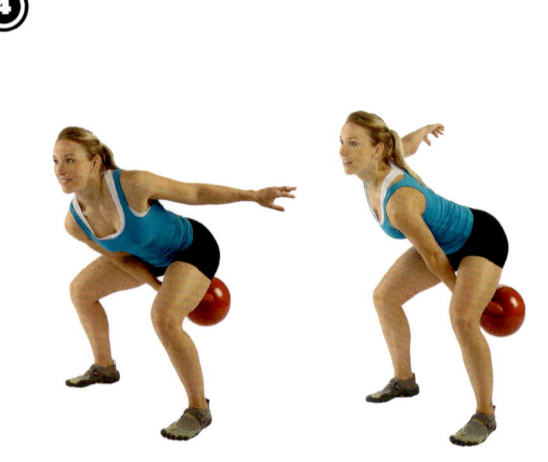

79. Swing im Wechsel
← Seite 107

8. Tag

 60 Sekunden | 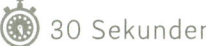 30 Sekunden | 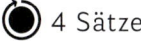 4 Sätze | 24 Minuten

①

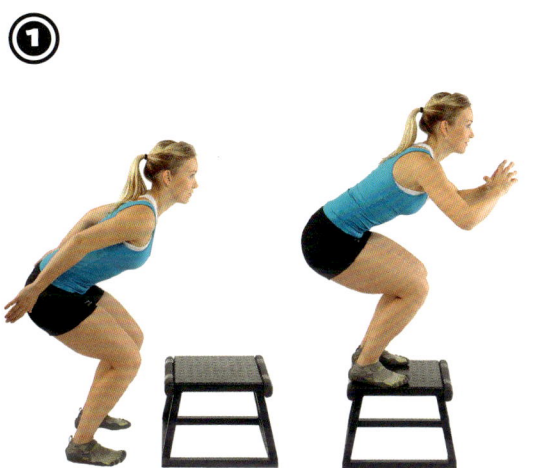

14. Kastensprung
← Seite 38

②

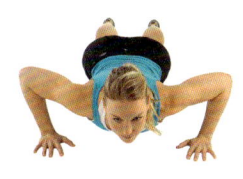

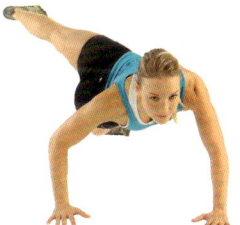

41. Skorpion
← Seite 66

③

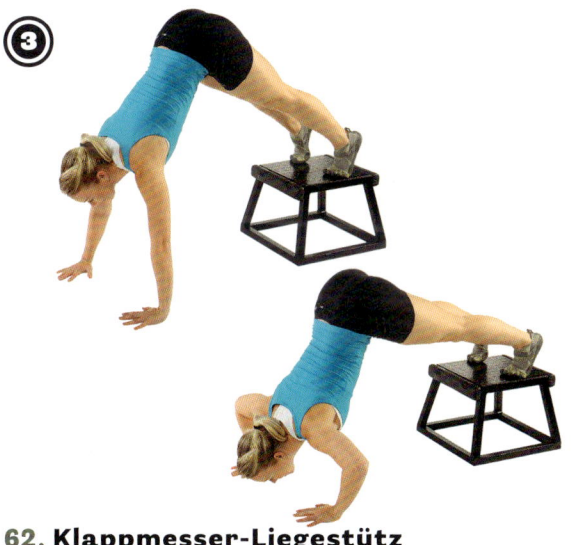

62. Klappmesser-Liegestütz
← Seite 88

④

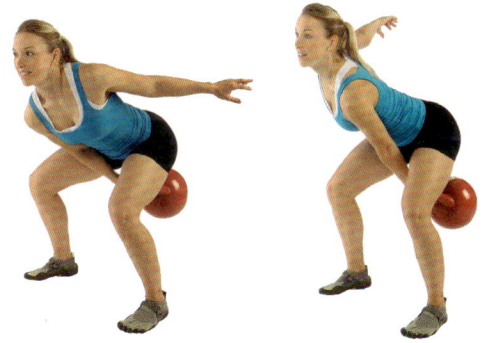

79. Swing im Wechsel
← Seite 107

9. Tag

| ⏱ 60 Sekunden | ⏱ 30 Sekunden | ⏱ 4 Sätze | ⏱ 24 Minuten |

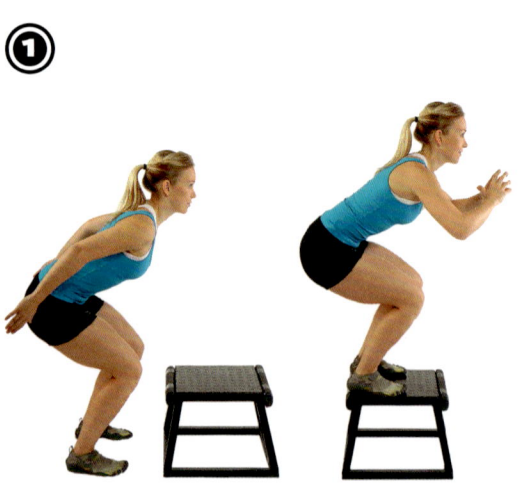

14. Kastensprung
← Seite 38

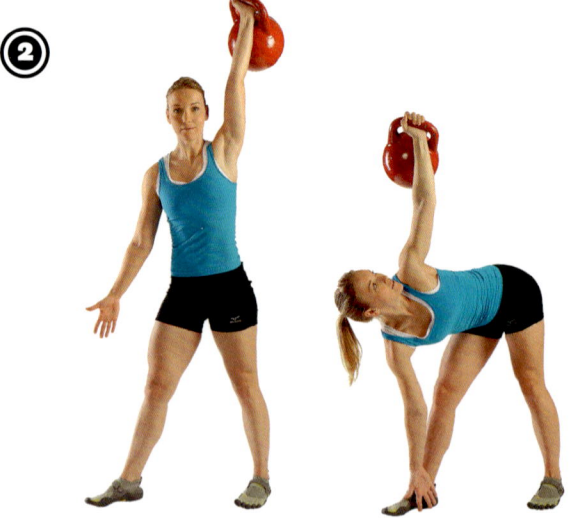

39. Windmühle
← Seite 64

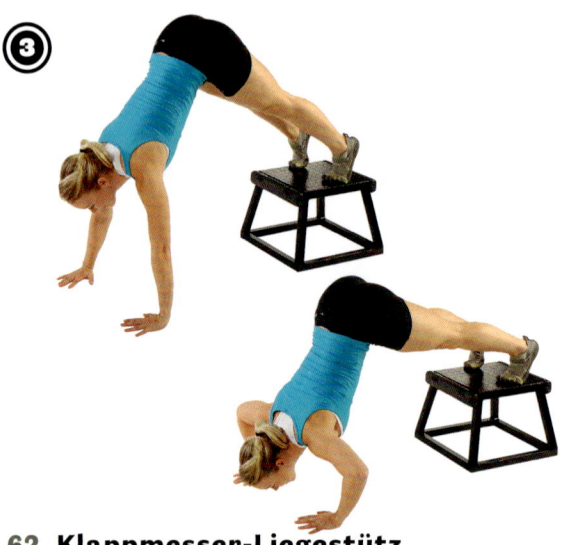

62. Klappmesser-Liegestütz
← Seite 88

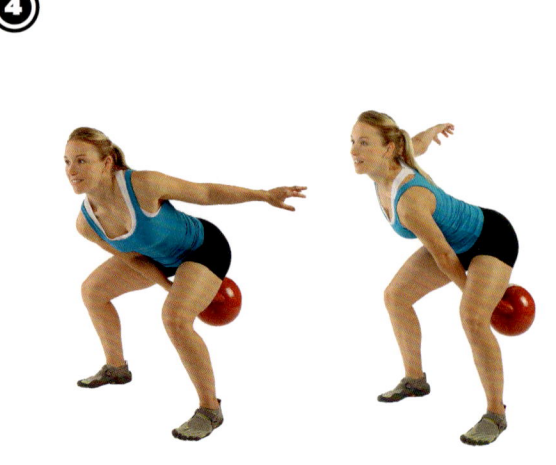

79. Swing im Wechsel
← Seite 107

10. Tag

 60 Sekunden | 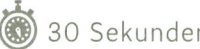 30 Sekunden | 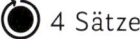 4 Sätze | 24 Minuten

①

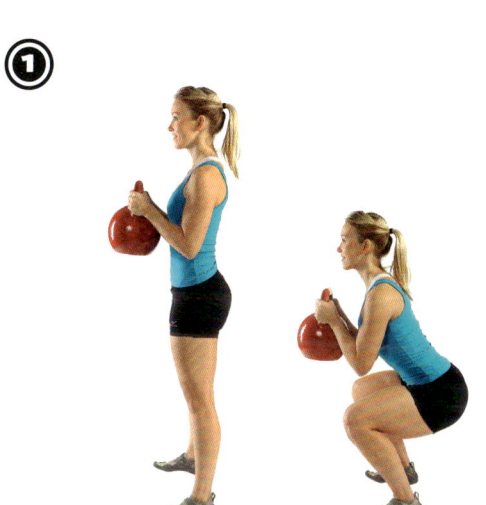

13. Kniebeuge mit Gewicht
← Seite 37

②

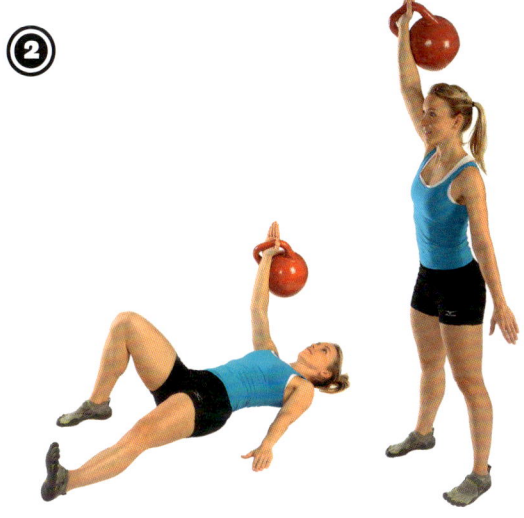

34. Turkish Get up
← Seite 59

③

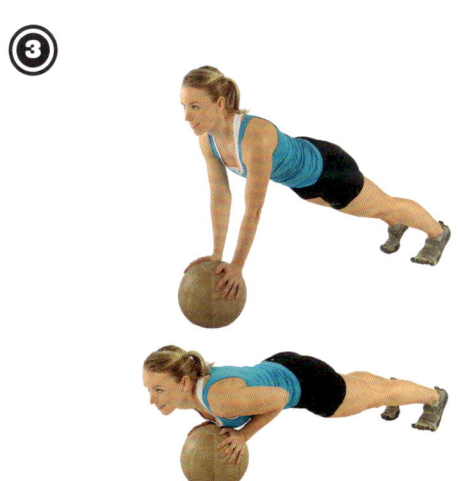

61. Ball-Liegestütz
← Seite 87

④

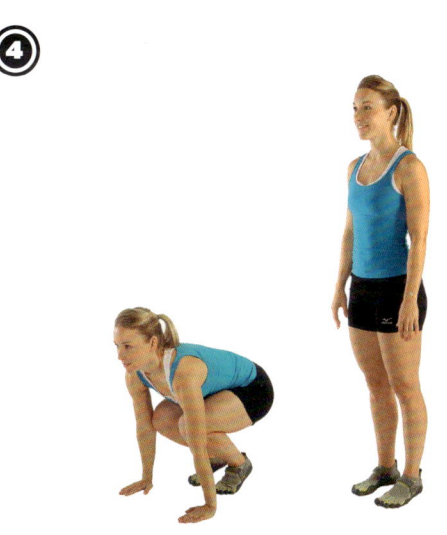

72. Burpee
← Seite 100

11. Tag | 60 Sekunden | 30 Sekunden | 4 Sätze | 24 Minuten

①

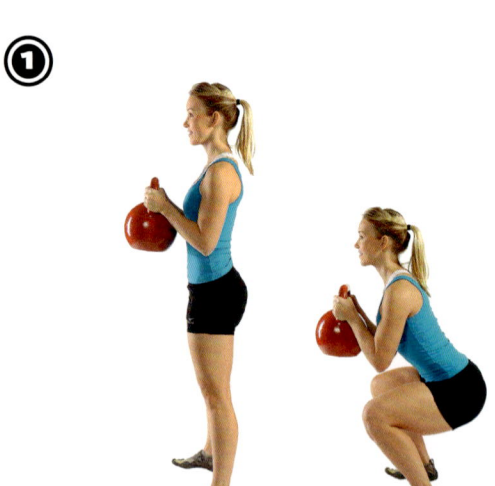

13. Kniebeuge mit Gewicht
← Seite 37

②

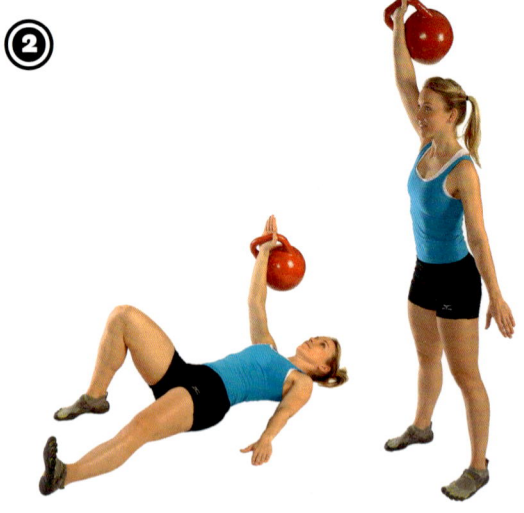

34. Turkish Get up
← Seite 59

③

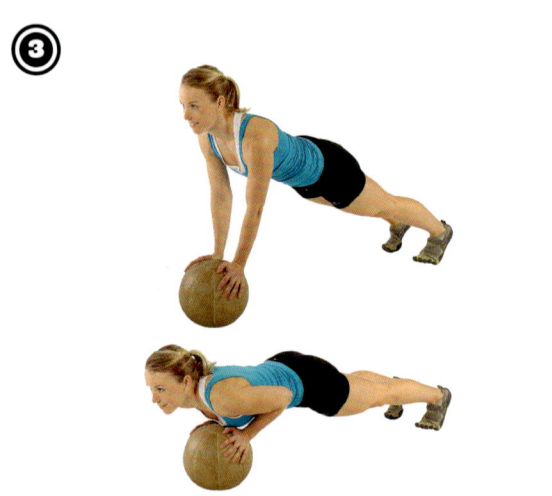

61. Ball-Liegestütz
← Seite 87

④

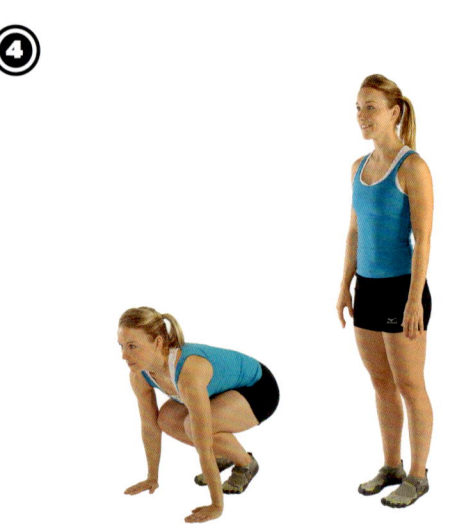

78. Burpee mit Liegestütz
← Seite 106

12. Tag

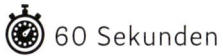 60 Sekunden | 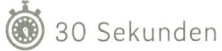 30 Sekunden | 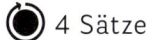 4 Sätze | 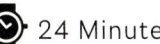 24 Minuten

①

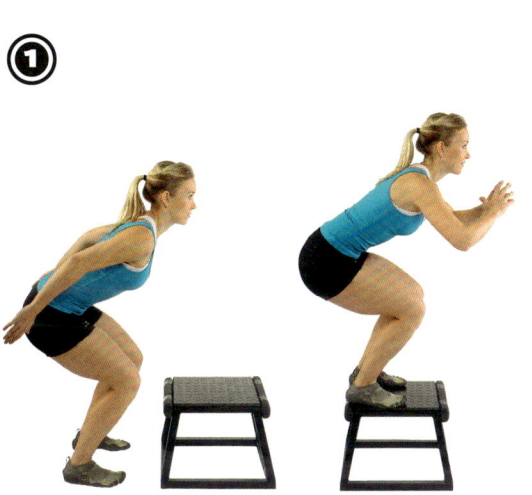

14. Kastensprung
← Seite 38

②

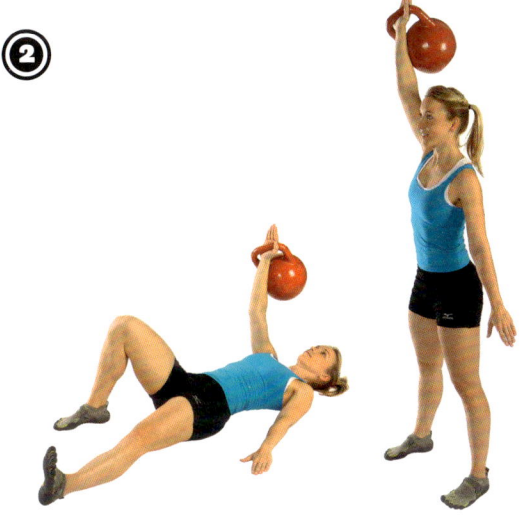

34. Turkish Get up
← Seite 59

③

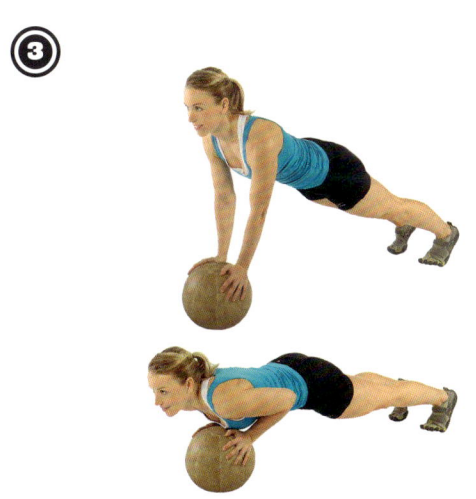

61. Ball-Liegestütz
← Seite 87

④

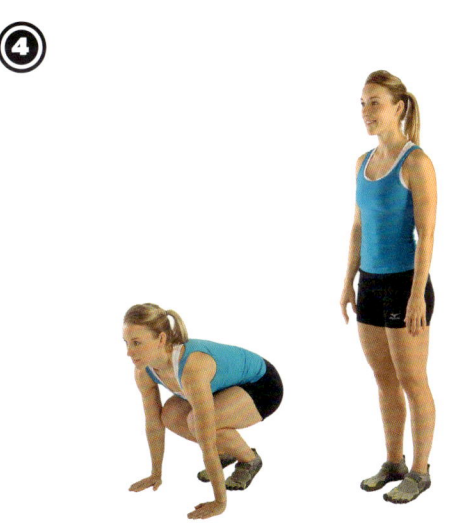

72. Burpee
← Seite 100

13. Tag | ⏱ 60 Sekunden | ⏱ 0 Sekunden | ⏱ 4 Sätze | ⏱ 8 Minuten

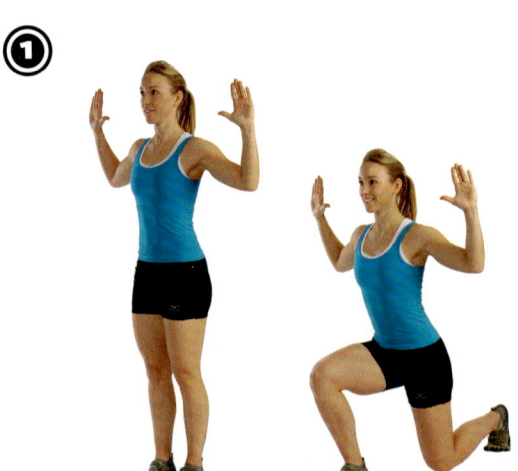

5. W-Ausfallschritt
← Seite 29

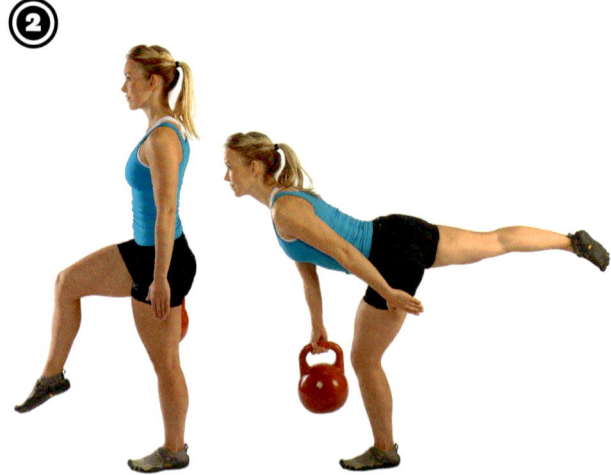

31. Einbein Good Morning mit Gewicht
← Seite 56

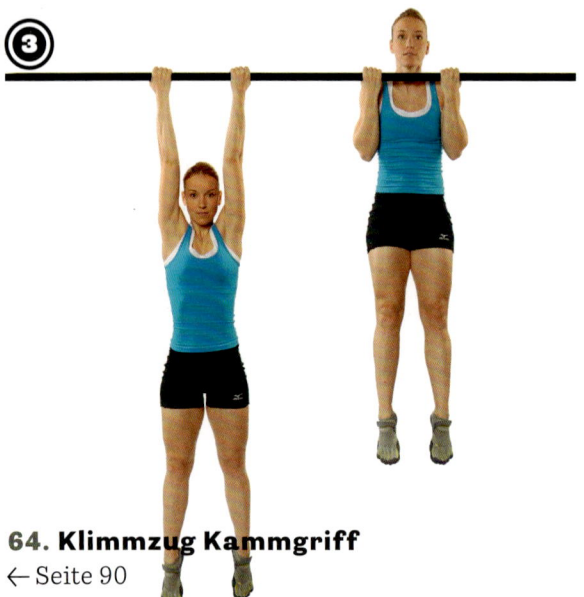

64. Klimmzug Kammgriff
← Seite 90

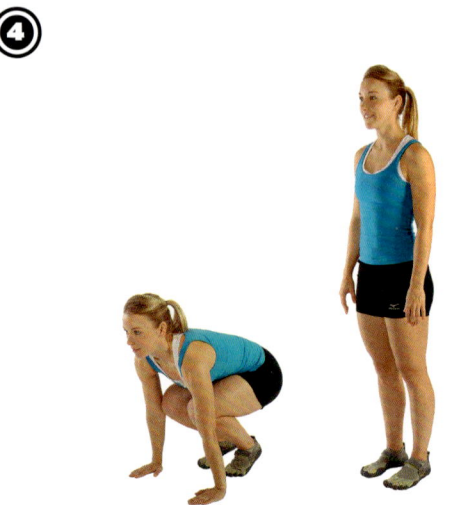

78. Burpee mit Liegestütz
← Seite 106

14. Tag | 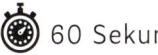 60 Sekunden | 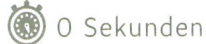 0 Sekunden | 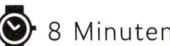 4 Sätze | 8 Minuten

①

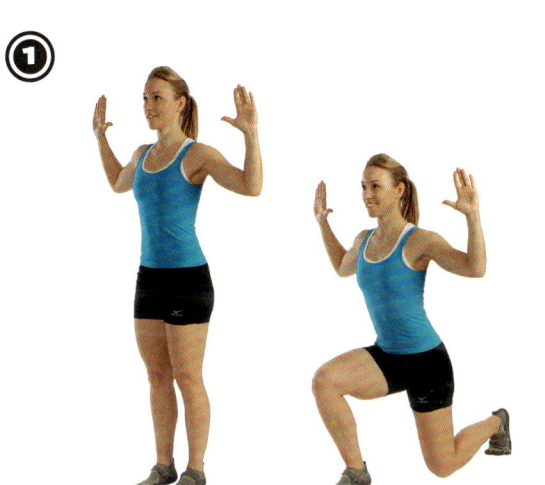

5. W-Ausfallschritt
← Seite 29

②

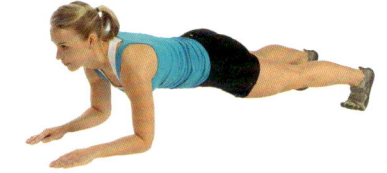

23. Planke
← Seite 48

③

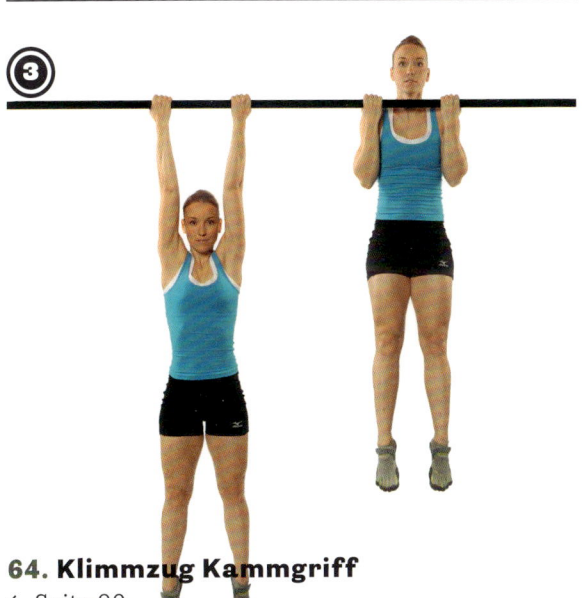

64. Klimmzug Kammgriff
← Seite 90

④

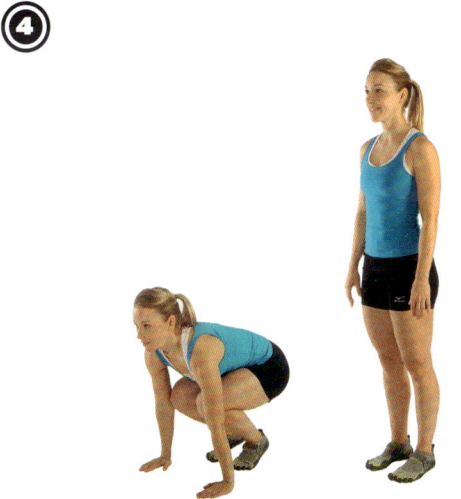

78. Burpee mit Liegestütz
← Seite 106

15. Tag

 60 Sekunden | 0 Sekunden | 4 Sätze | 8 Minuten

①

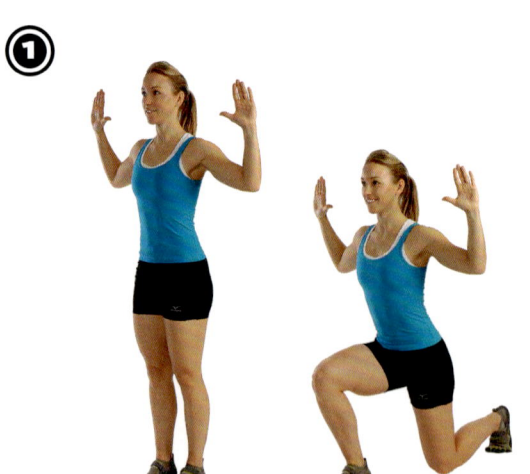

5. W-Ausfallschritt
← Seite 29

②

23. Planke
← Seite 48

③

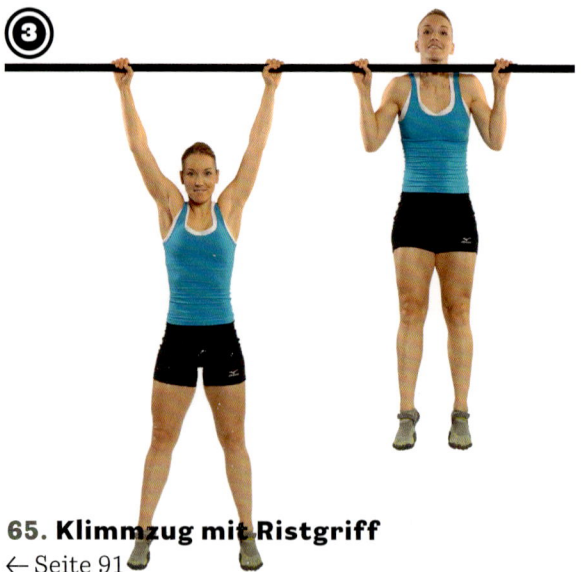

65. Klimmzug mit Ristgriff
← Seite 91

④

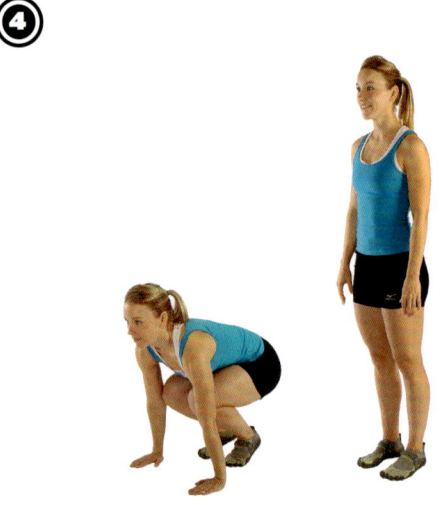

78. Burpee mit Liegestütz
← Seite 106

1. Tag

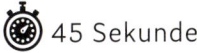 45 Sekunden | 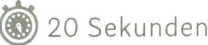 20 Sekunden | 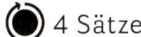 4 Sätze | 17:20 Minuten

①

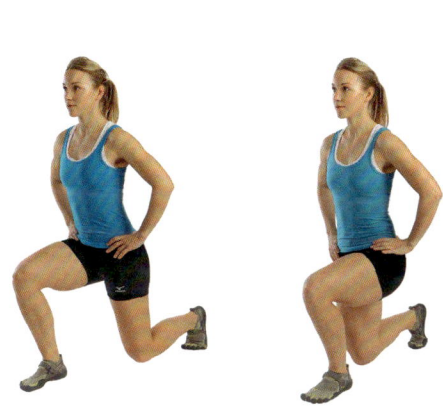

12. Sprung-Ausfallschritt
← Seite 36

②

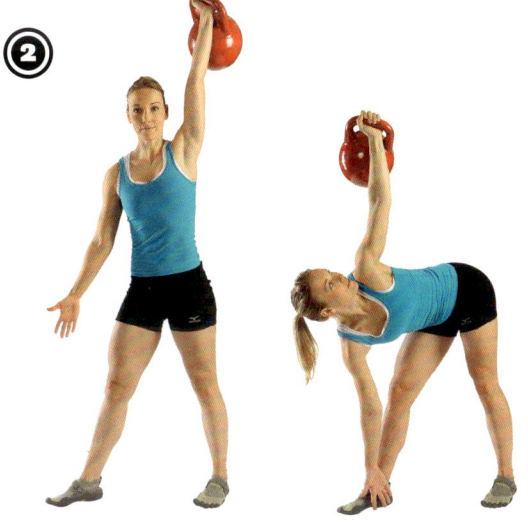

39. Windmühle
← Seite 64

③

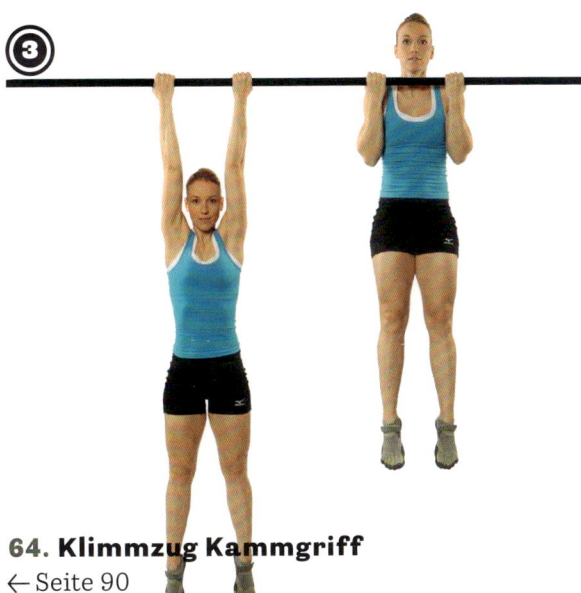

64. Klimmzug Kammgriff
← Seite 90

④

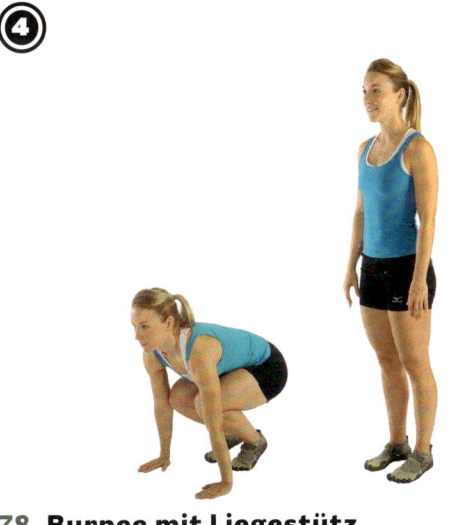

78. Burpee mit Liegestütz
← Seite 106

2. Tag | 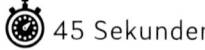 45 Sekunden | 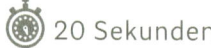 20 Sekunden | 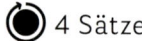 4 Sätze | 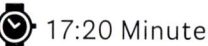 17:20 Minuten

①

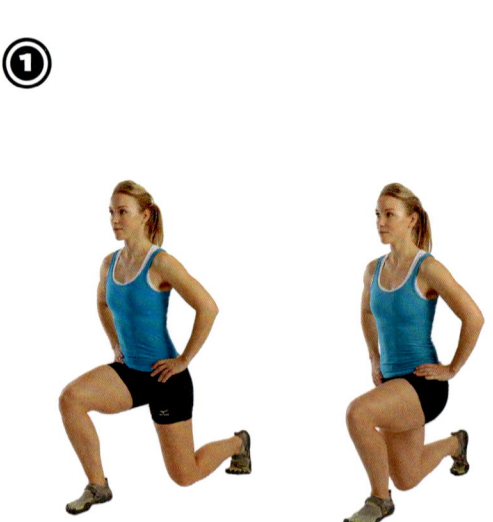

12. Sprung-Ausfallschritt
← Seite 36

②

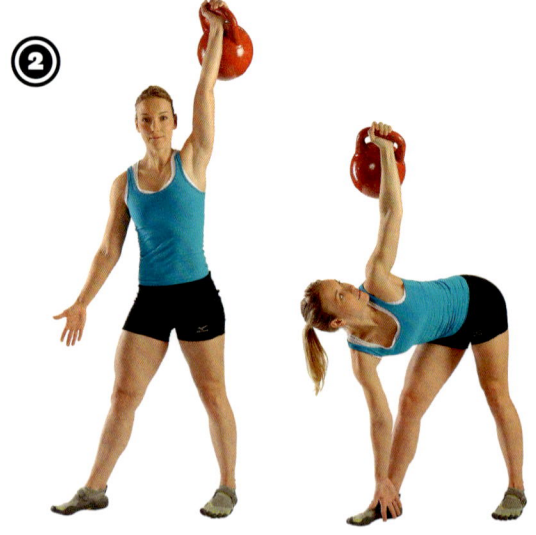

39. Windmühle
← Seite 64

③

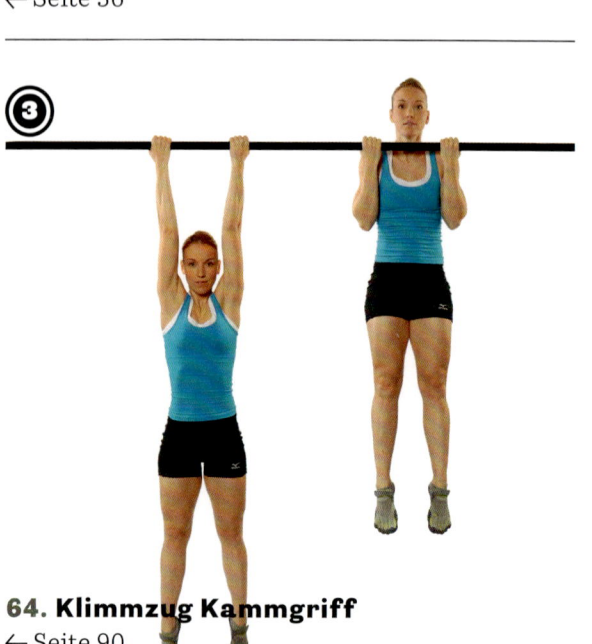

64. Klimmzug Kammgriff
← Seite 90

④

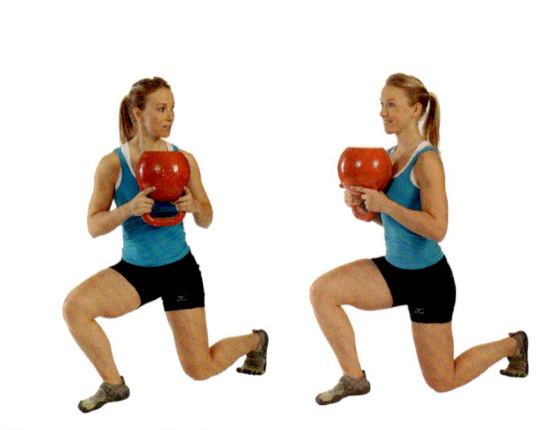

81. Lunges Walk
← Seite 109

3. Tag

 45 Sekunden | 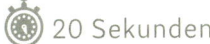 20 Sekunden | 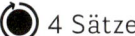 4 Sätze | 17:20 Minuten

①

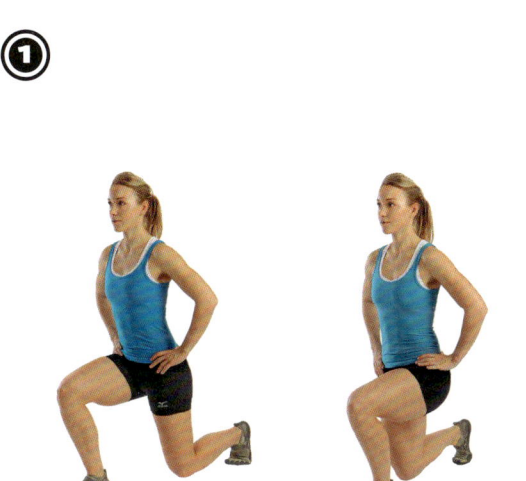

12. Sprung-Ausfallschritt
← Seite 36

②

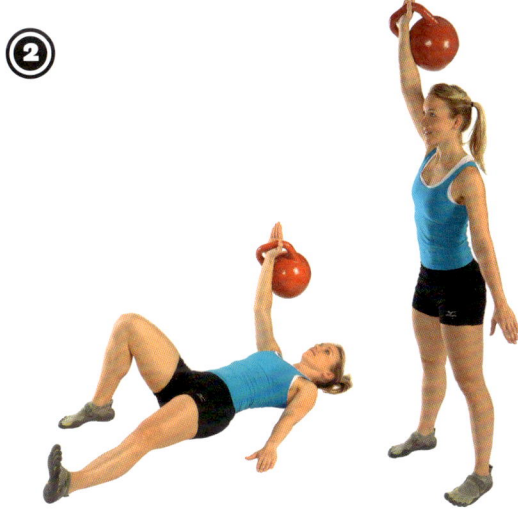

34. Turkish Get up
← Seite 59

③

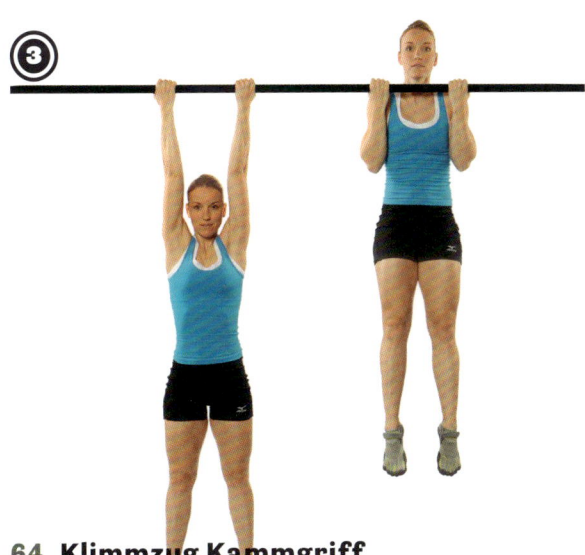

64. Klimmzug Kammgriff
← Seite 90

④

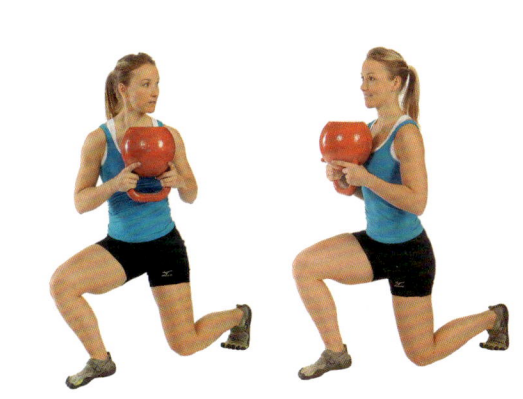

81. Lunges Walk
← Seite 109

4. Tag

 45 Sekunden | 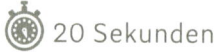 20 Sekunden | 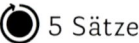 5 Sätze | 21:45 Minuten

①

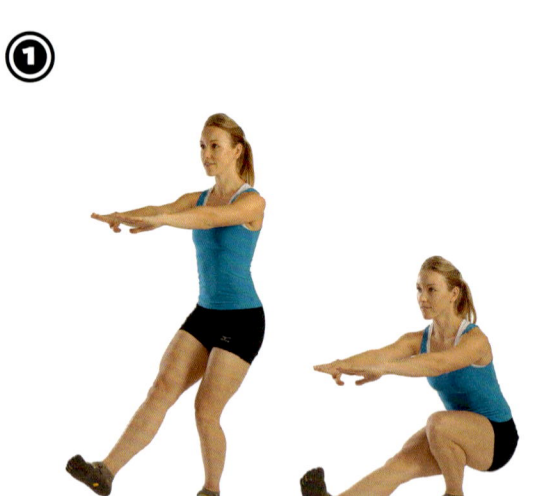

18. Pistols
← Seite 42

②

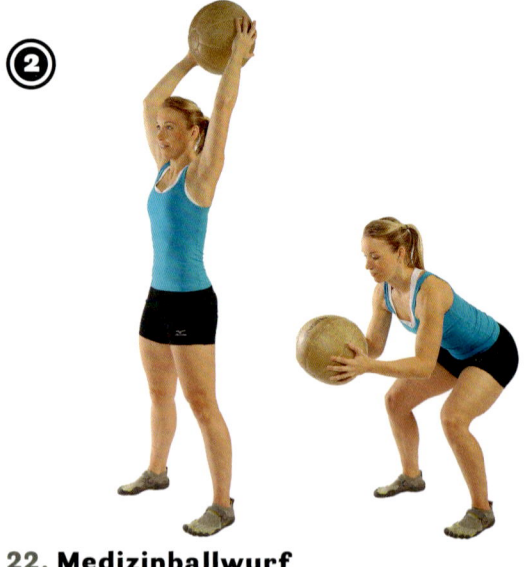

22. Medizinballwurf
← Seite 47

③

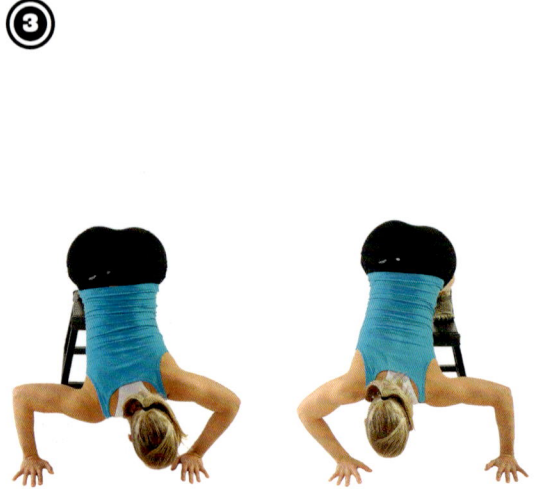

67. Seitmesser-Liegestütz
← Seite 93

④

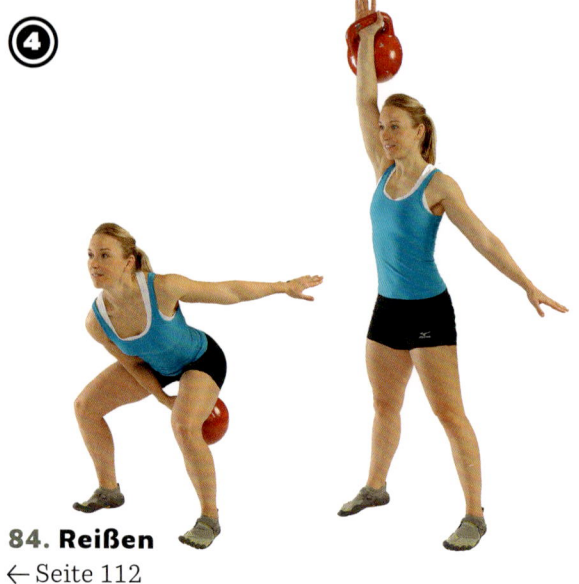

84. Reißen
← Seite 112

5. Tag

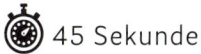 45 Sekunden | 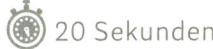 20 Sekunden | 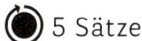 5 Sätze | 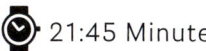 21:45 Minuten

①

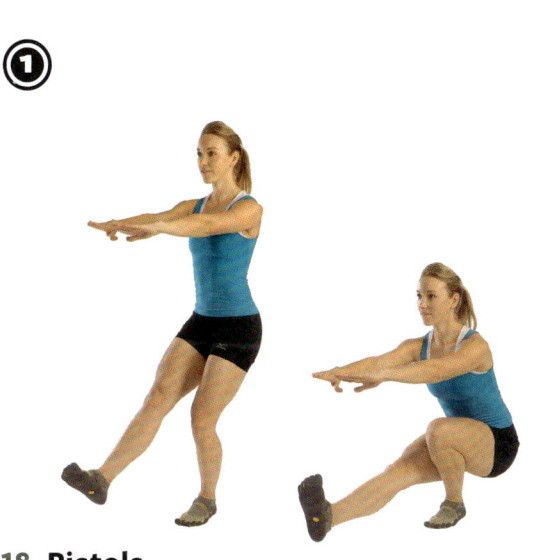

18. Pistols
← Seite 42

②

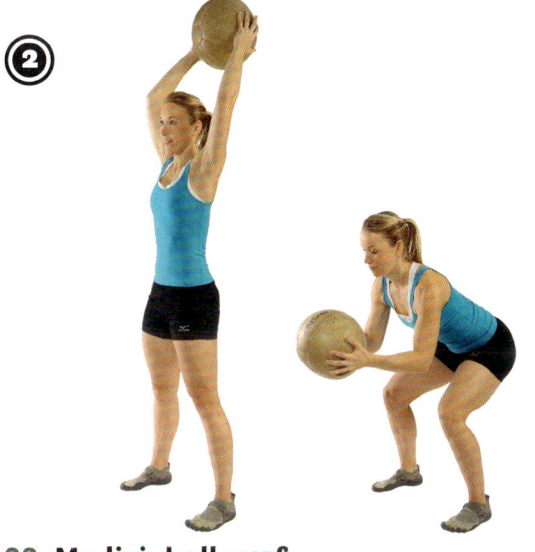

22. Medizinballwurf
← Seite 47

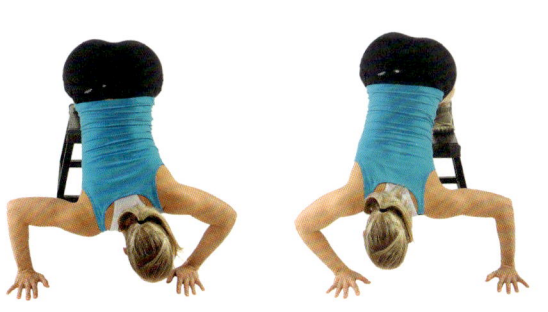

67. Seitmesser-Liegestütz
← Seite 93

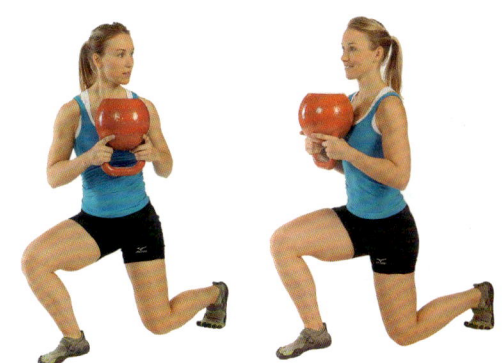

81. Lunges Walk
← Seite 109

159

6. Tag | 45 Sekunden | 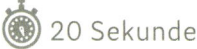 20 Sekunden | 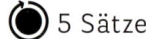 5 Sätze | 21:45 Minuten

①

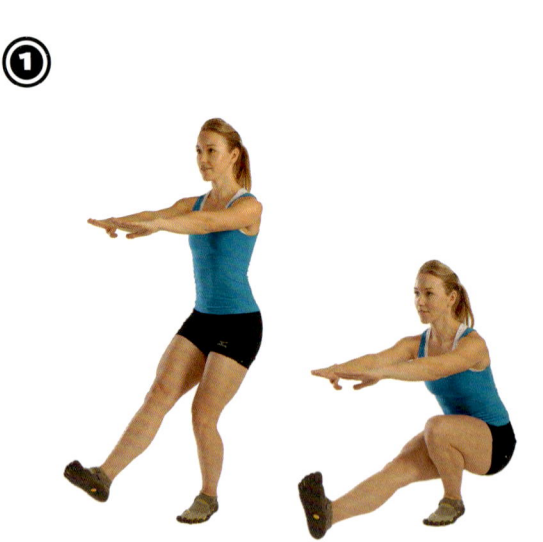

18. Pistols
← Seite 42

②

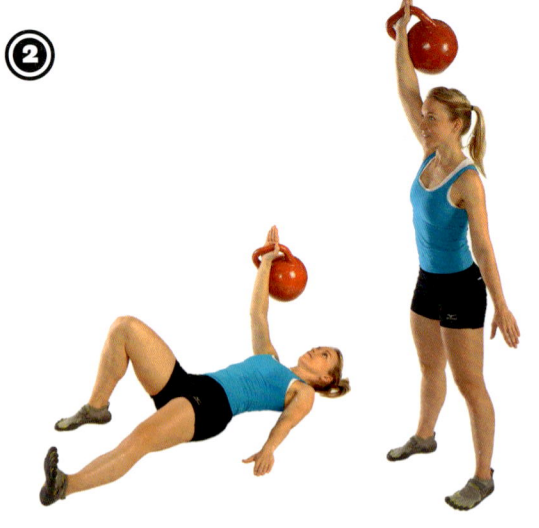

34. Turkish Get up
← Seite 59

③

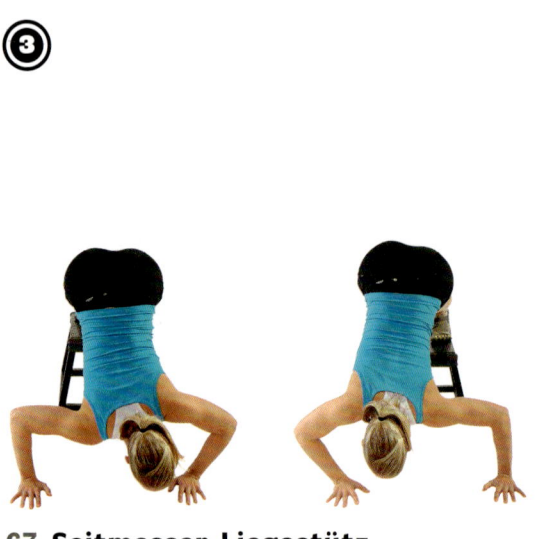

67. Seitmesser-Liegestütz
← Seite 93

④

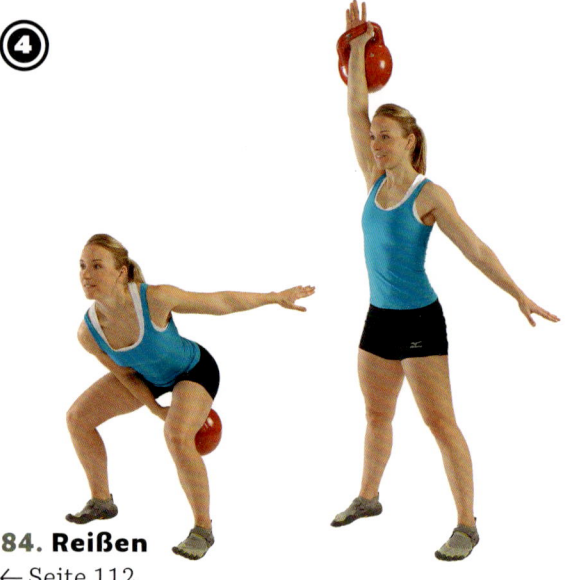

84. Reißen
← Seite 112

7. Tag

 45 Sekunden | 15 Sekunden | 5 Sätze | 20 Minuten

①

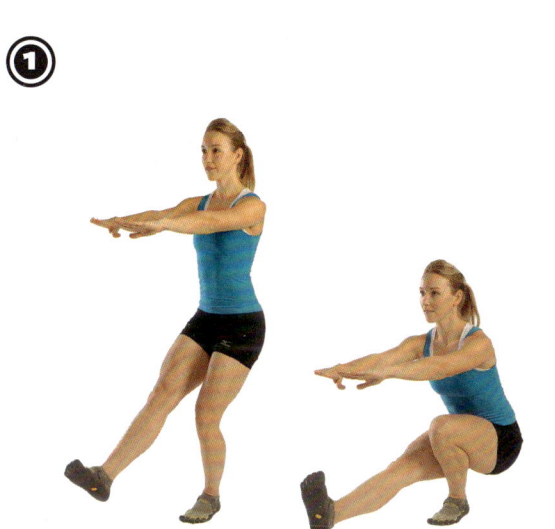

18. Pistols
← Seite 42

②

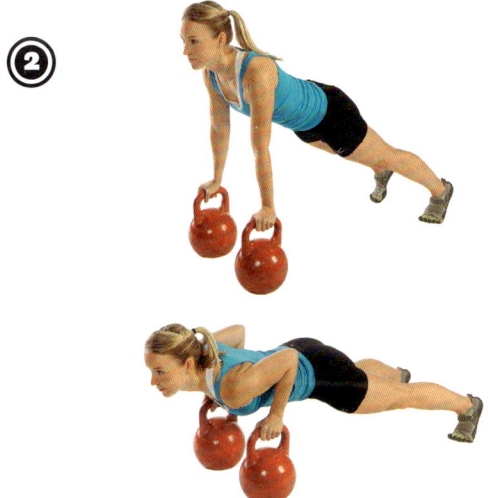

37. Rudern mit Liegestütz
← Seite 62

③

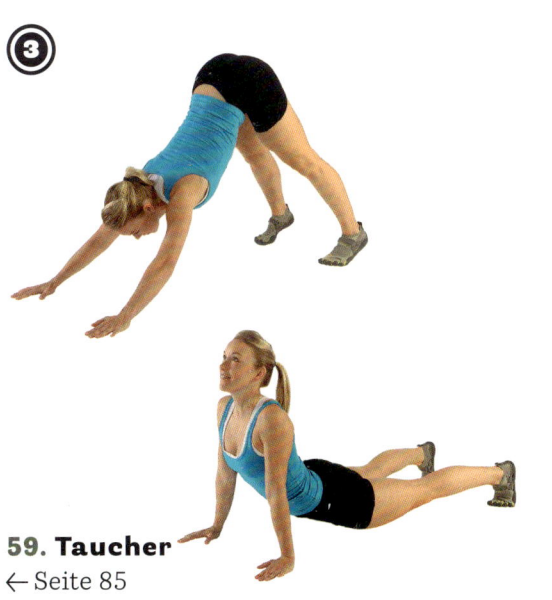

59. Taucher
← Seite 85

④

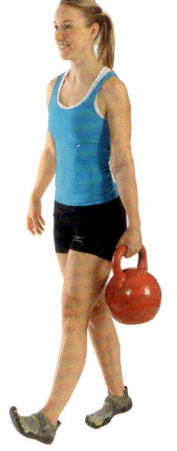

74. Farmer's Walk
← Seite 102

8. Tag

| 45 Sekunden | 15 Sekunden | 5 Sätze | 20 Minuten

①

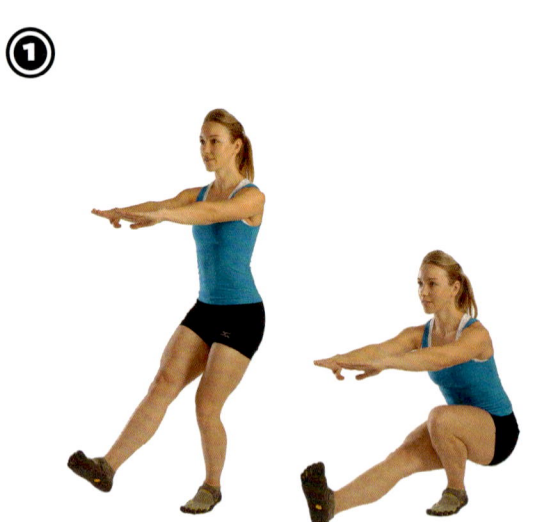

18. Pistols
← Seite 42

②

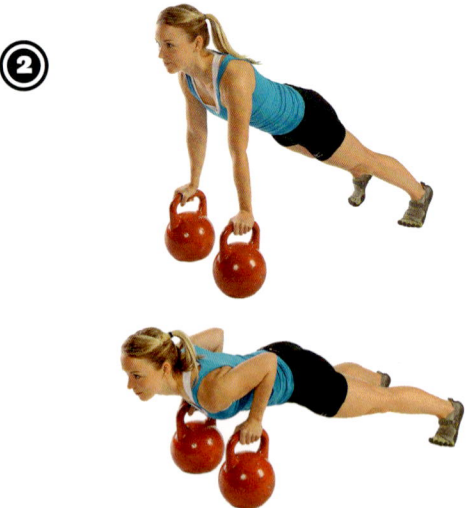

37. Rudern mit Liegestütz
← Seite 62

③

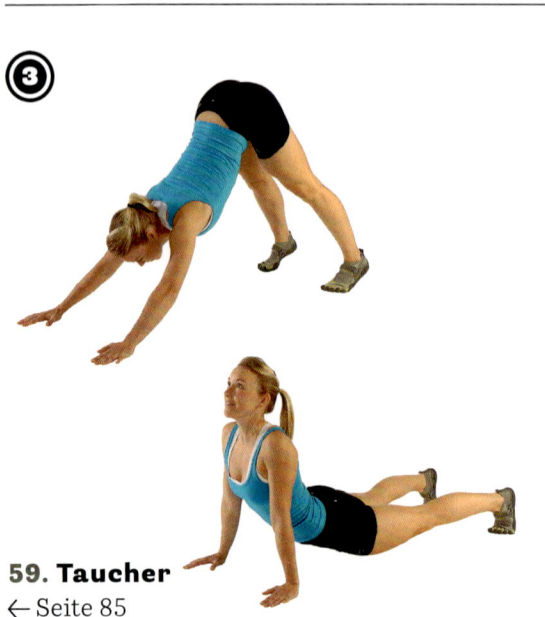

59. Taucher
← Seite 85

④

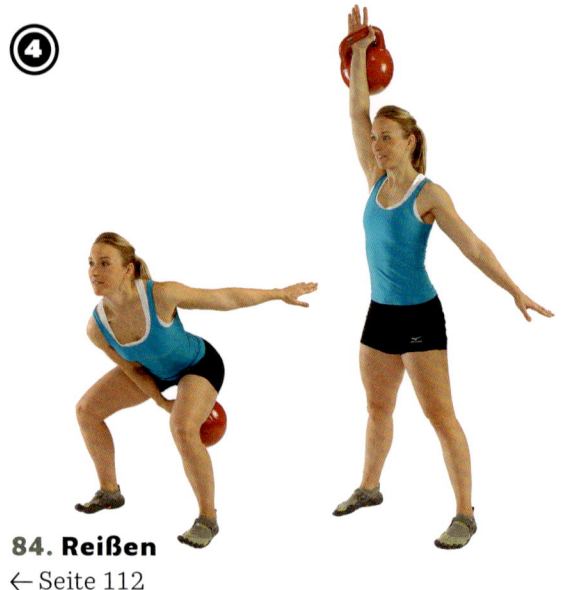

84. Reißen
← Seite 112

9. Tag

 45 Sekunden | 15 Sekunden | 5 Sätze | 20 Minuten

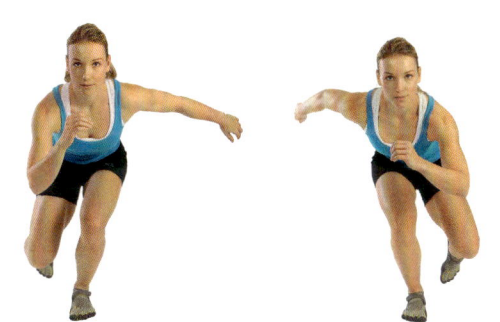

11. Eisläufer
← Seite 35

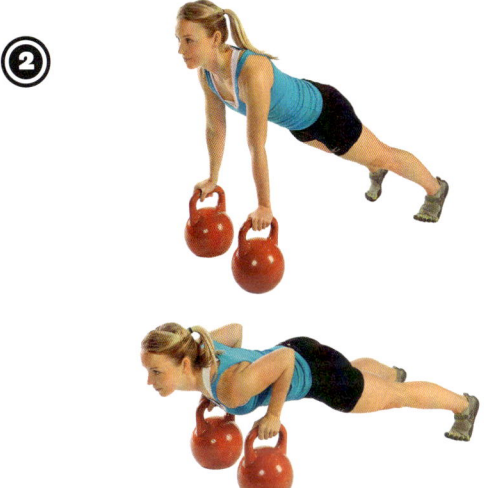

37. Rudern mit Liegestütz
← Seite 62

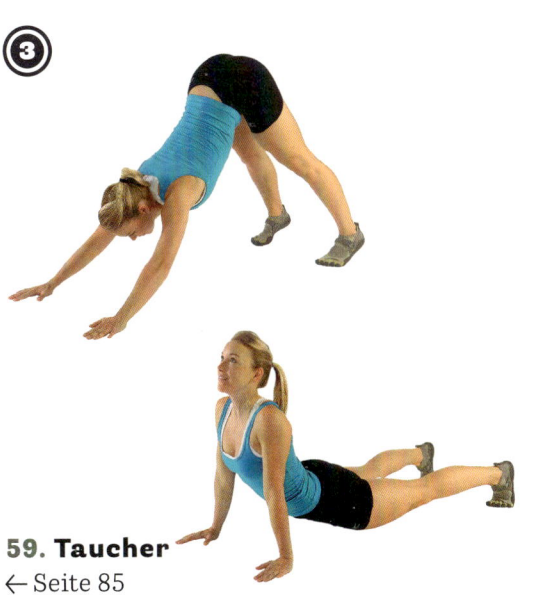

59. Taucher
← Seite 85

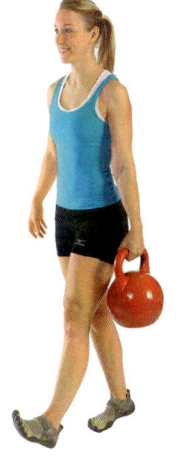

74. Farmer's Walk
← Seite 102

10. Tag

 45 Sekunden | 15 Sekunden | 5 Sätze | 20 Minuten

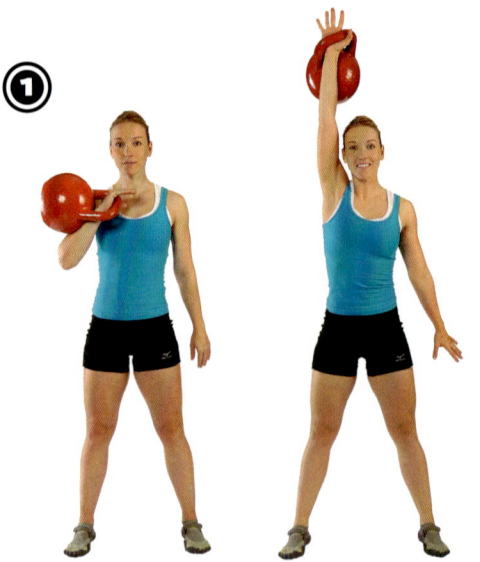

①

19. Kniebeuge über Kopf
← Seite 43

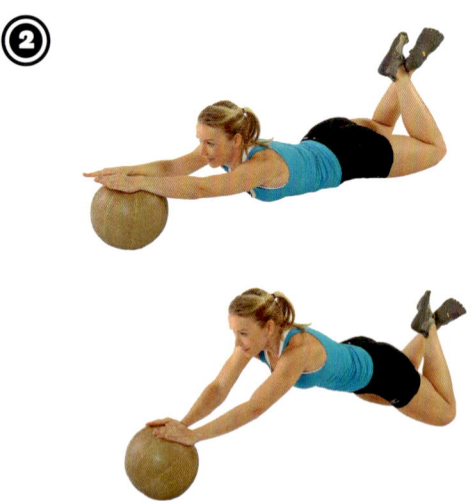

②

45. Seemanns-Liegestütz
← Seite 70

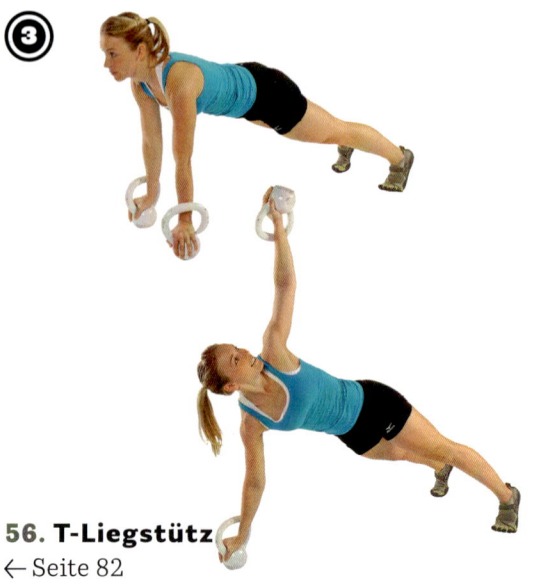

③

56. T-Liegstütz
← Seite 82

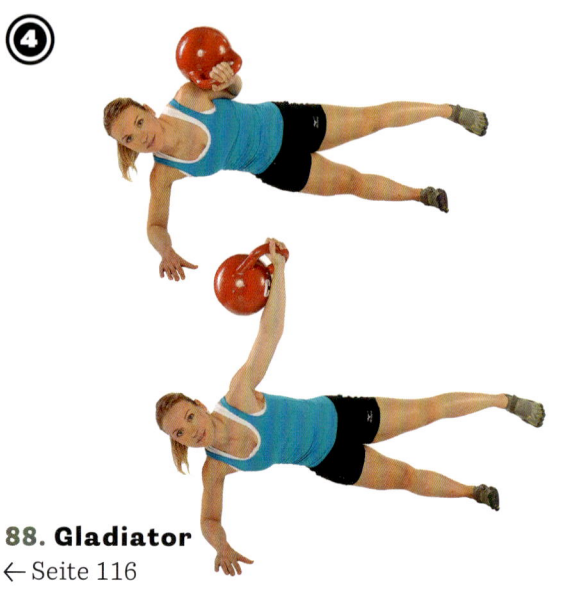

④

88. Gladiator
← Seite 116

11. Tag

 45 Sekunden | 15 Sekunden | 5 Sätze | 20 Minuten

①

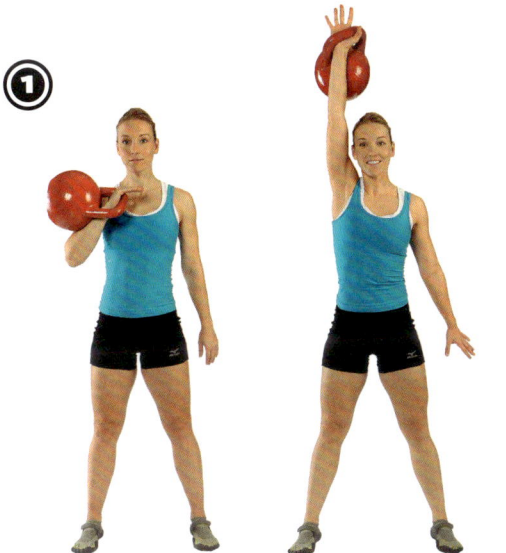

19. Kniebeuge über Kopf
← Seite 43

②

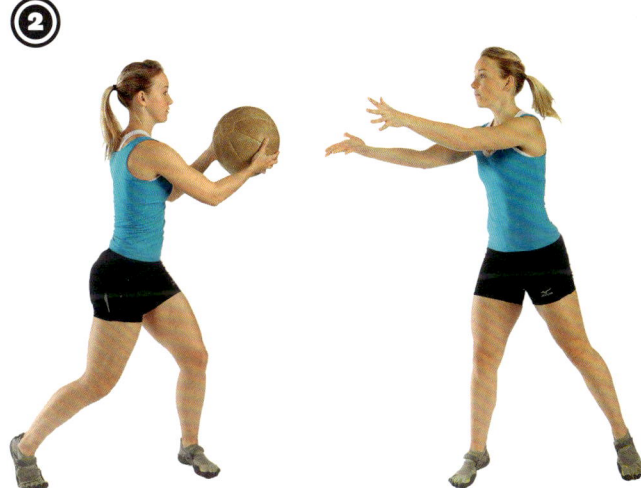

28. Seitwurf
← Seite 53

③

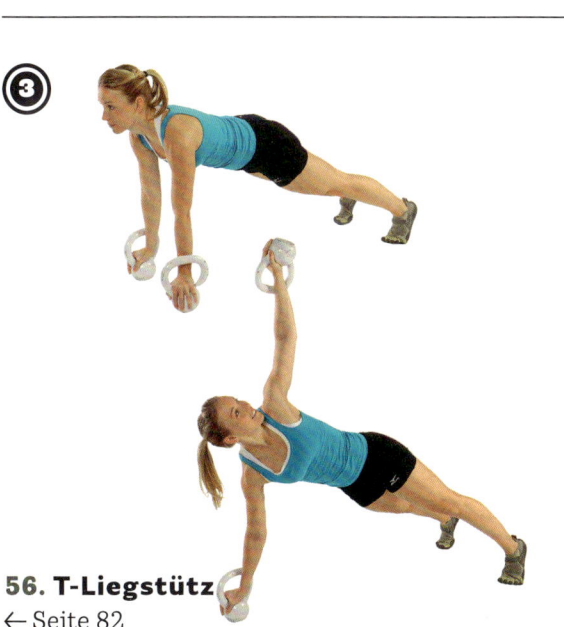

56. T-Liegstütz
← Seite 82

④

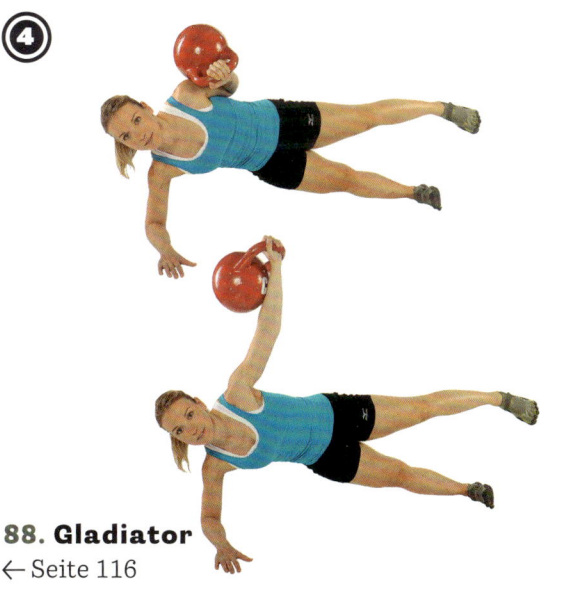

88. Gladiator
← Seite 116

12. Tag | ⏱ 45 Sekunden | ⏱ 15 Sekunden | ⏱ 5 Sätze | ⌚ 20 Minuten

 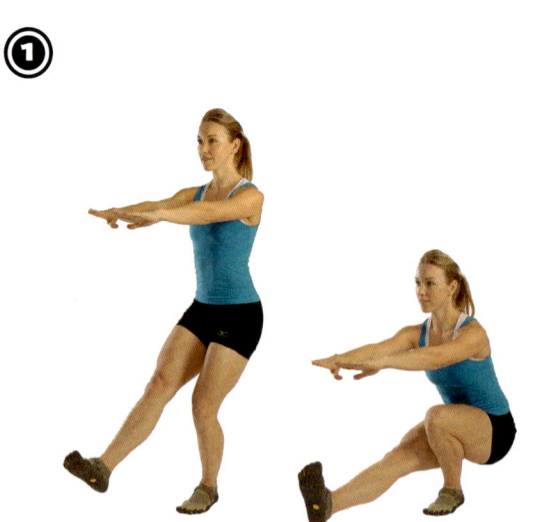

18. Pistols
← Seite 42

 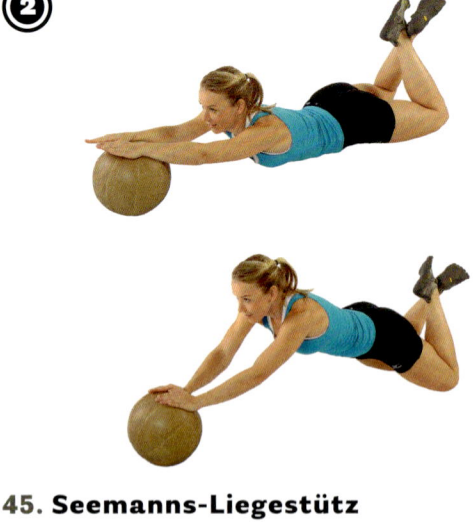

45. Seemanns-Liegestütz
← Seite 70

 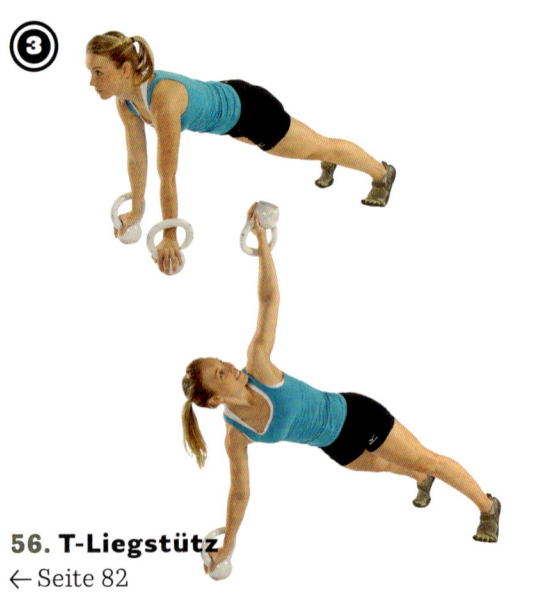

56. T-Liegstütz
← Seite 82

 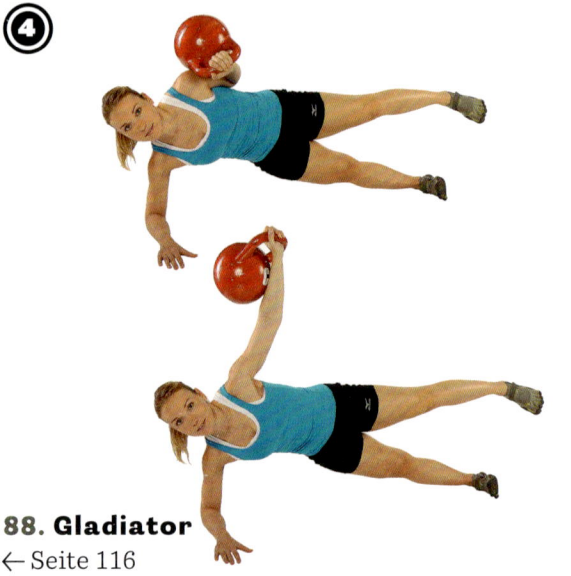

88. Gladiator
← Seite 116

13. Tag | 50 Sekunden | 10 Sekunden | 5 Sätze | 20 Minuten

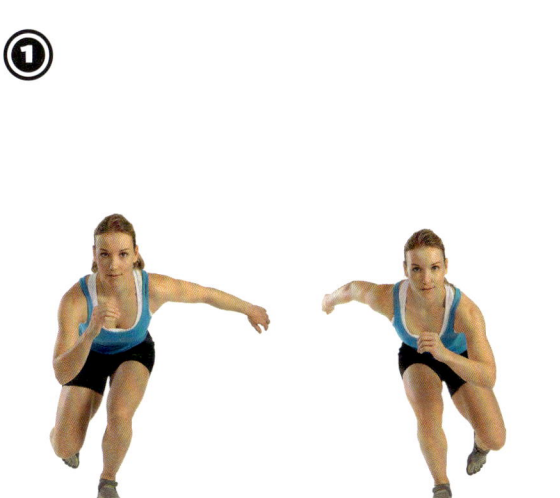

11. Eisläufer
← Seite 35

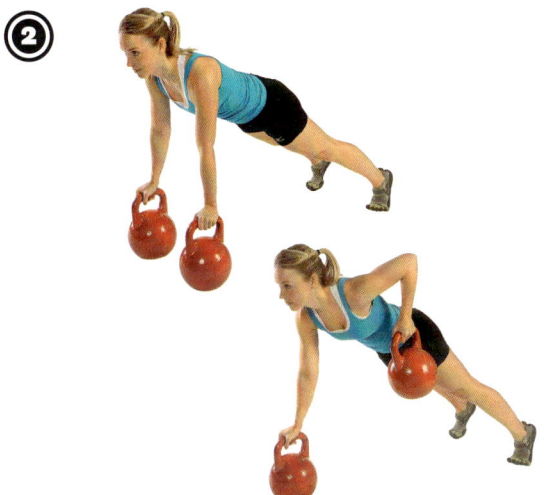

37. Rudern mit Liegestütz
← Seite 62

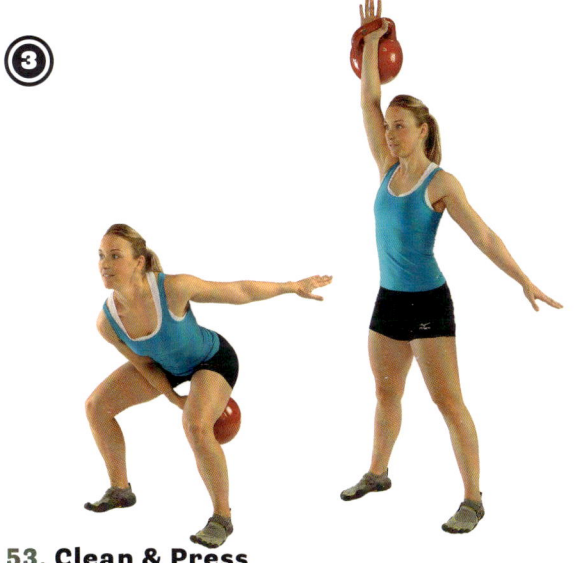

53. Clean & Press
← Seite 79

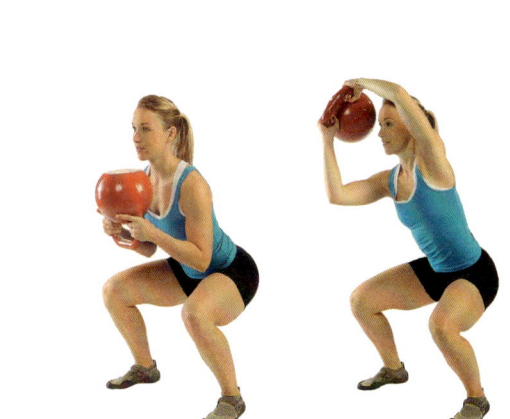

86. Kniebeuge Kreisel
← Seite 114

14. Tag | ⏱ 50 Sekunden | ⏱ 10 Sekunden | ⏱ 5 Sätze | ⌚ 20 Minuten

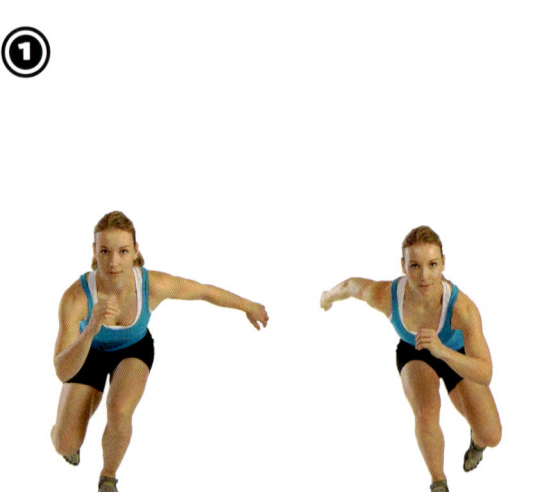

11. Eisläufer
← Seite 35

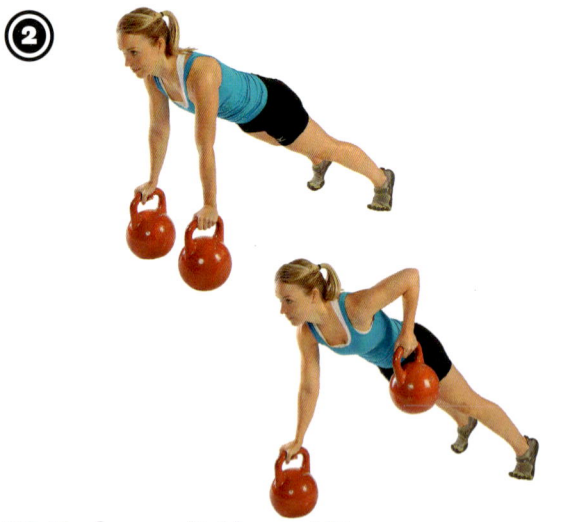

37. Rudern mit Liegestütz
← Seite 62

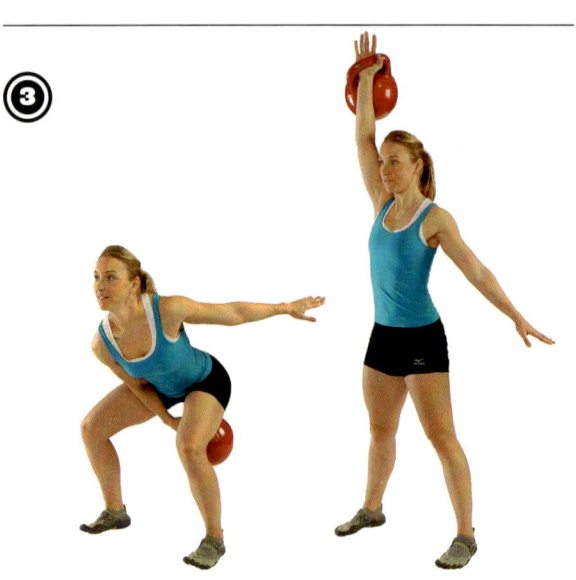

53. Clean & Press
← Seite 79

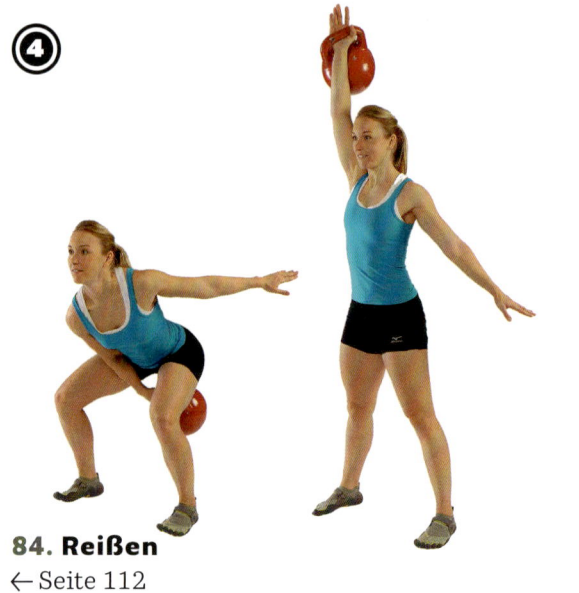

84. Reißen
← Seite 112

15. Tag

 50 Sekunden | 10 Sekunden | 5 Sätze | 20 Minuten

①

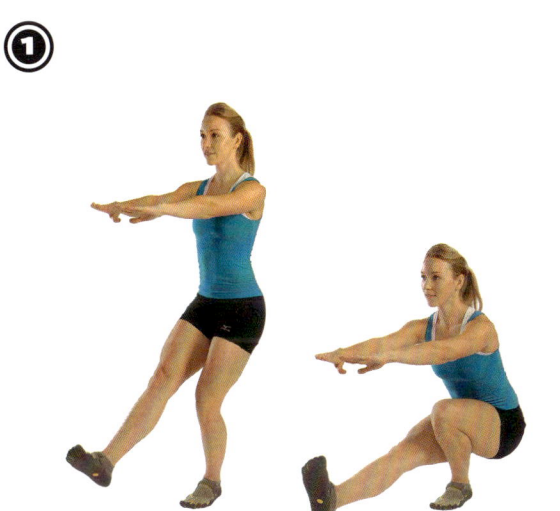

18. Pistols
← Seite 42

②

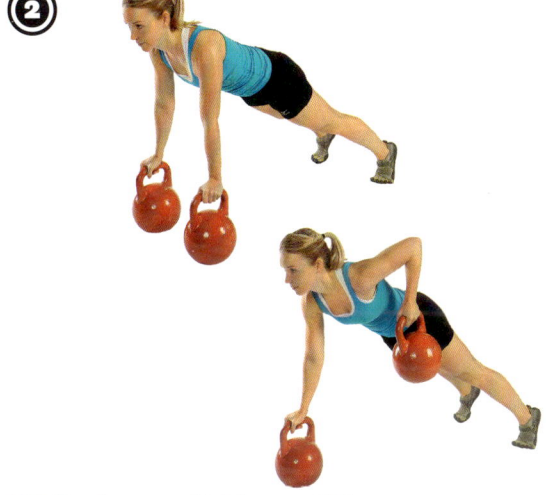

37. Rudern mit Liegestütz
← Seite 62

③

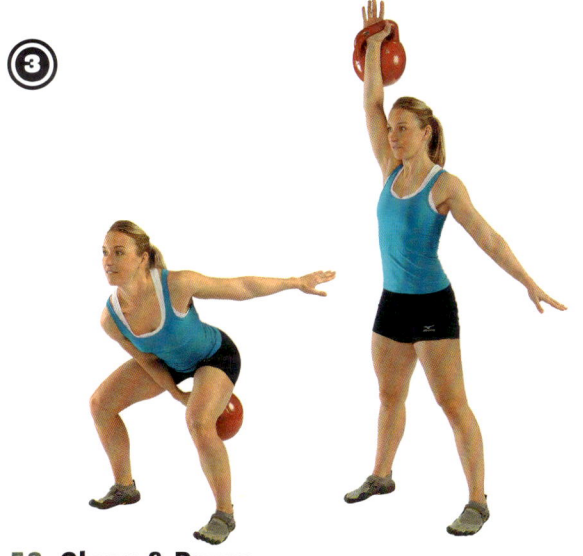

53. Clean & Press
← Seite 79

④

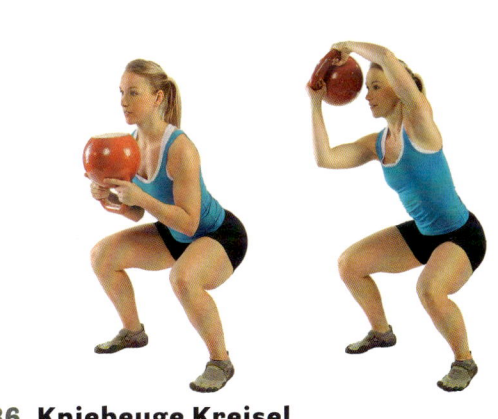

86. Kniebeuge Kreisel
← Seite 114

Für alle, die mehr über die einzelnen Übungen erfahren möchten, bietet sich die Internetrecherche an. Auf *youtube* finden sich einen Menge Videos, die die Bewegungsabläufe zeigen. Damit es Ihnen leichter fällt, die einzelnen Übungen zu finden, haben wir sie zusätzlich in Englisch aufgeführt.

A

Aufsteiger
→ *Step up*
Ausfallschritt
→ *Lunge*
Ausstoßen
→ *Push Press*

B

Ball-Liegestütz
→ *Medball Push up*
Ball-Überzug
→ *Medball Pullovers*
Ballwandern
→ *Medball Handwalk*
Ballwechsel-Liegestütz
→ *Alternating Medball Push ups*
Beckenheben
→ *Supine Hip Extension*
Beine ans Reck
→ *Meg Lfit*
Beinheben
→ *Leg Raises*
Beinheben am Reck
→ *Chin up Bar Leg Raises*

Beinheben mit Ball
→ *Medball Leg Raises*
Beinstemme
→ *Glute Bridge*
Bergsteiger
→ *Mountain Climber*
Brustdrücken
→ *Chest Press*
Burpee mit Liegestütz
→ *Burpee with Push up*
Burpee mit Liegestütz und Strecksprung
→ *Burpee*
Burpee mit Medizinball
→ *Medball Burpee*

E

Einarm-Swing
→ *One Arm Swing*
Einbein Beckenheben
→ *Single*
Einbein Good Morning mit Gewicht
→ *Single Leg Good Morning*

Eisläufer
→ *Ice Skater*

G

Getup Bottom up
→ *Bottom up*
Gladiator
→ *Gladiator Press*
Griff-Schulterpresse
→ *Bottom up Press*

H

Hampelmann
→ *Jumping Jack*

K

Kasten-Kniebeuge
→ *Single Leg Boxsquat*
Kastensprung
→ *Tirejump*
Klappmesser-Liegestütz
→ *Jackknife*
Klimmzug Kammgriff
→ *Chin up*
Klimmzug Ristgriff
→ *Pull up*
Klimmzug Stütze
→ *Muscle up*
Kniebeuge
→ *Squat*
Kniebeuge mit Gewicht
→ *Front Squat*

Kniebeuge über Kopf
→ *Overhead Squat*
Knieheben
→ *Knee Tuck*
Knie-Liegestütz
→ *Knee Push up*
Kreisel
→ *The Halo*
Kreuz-Ausfallschritt
→ *Crossover*
Kreuzheben
→ *Deadlift*

L

Liegestütz
→ *Push up*

M

Medizinballwurf
→ *Medball Slam*
Medizinballwurf nach oben
→ *Medball Throw*

P

Pistols
→ *(Leg) Pistols*
Planke
→ *Body Plank*

R

Rudern
→ *Renegade Row*

Rudern mit Liegestütz
→ *Renegade Row plus Push up*

S

Säge
→ *Body Saw*
Schulterpresse
→ *Military Press*
Seemanns-Liegestütz
→ *Sailor's Push up*
Seit-Aufsteiger
→ *Side Step up*
Seit-Ausfallschritt
→ *Side Lunge*
Seitmesser-Liegestütz
→ *Jackknife Push up Side*
Seitwurf
→ *Medball rotational Throw/Slam*
Skorpion
→ *The Scorpion (-Push up)*
Sprung-Aufsteiger
→ *Step up Jump*
Sprung-Ausfallschritt
→ *Jump Lunge*
Sprung-Kniebeuge
→ *Jump Squat*
Strecker
→ *The Stretcher*
Swing im Wechsel
→ *Alternating Swing*

T

T-Liegestütz
→ *T-Push up*
Taucher
→ *Dive Bomber*
Teil-Kniebeuge
→ *Bulgarian Split Squat*
Twist
→ *Russian Twist*
Twist mit Gewicht
→ *Russian Twist (with Kettlebell)*

U

Überzüge
→ *Pullovers*
Umsetzen
→ *Kettlebell Clean*

W

W-Ausfallschritt
→ *Tactical Lunge*
Windmühle
→ *Windmill*

LITERATUR

BAECHLE, THOMAS R.
EARLE, ROGER
Essentials of Strength Training and Conditioning; Champaign, Il., 2008

BOYLE, MICHAEL
Advances in Functional Training; Santa Cruz 2010

COOK, GRAY
Movement: Functional Movement Systems: Screening – Assessment – Corrective Strategies; Santa Cruz 2010

HÖLTKE, VOLKER
Grundlagen und Prinzipien des sportlichen Trainings; Lüdenscheid-Hellersen 2003

PLISK, STEVEN
Functional Training; NSCA Hot Topic Series; www.nsca-lift.org

SCHULER, LOU / COSGROVE, ALWYN
The new rules of lifting: six basic moves for maximum muscle; New York 2006

SEIDENSPINNER, DIETMAR
Training in der Physiotherapie; Berlin 2005

ZINTL, FRITZ
Ausdauertraining. Grundlagen, Methoden, Trainingssteuerung; München 1994

Trainingstag

⏱ .... Sek. ⏱ .... Sek.
⏱ .... Sätze ....

① Bein ....
.... Seite ....
② Rumpf ....
.... Seite ....
③ Arm ....
.... Seite ....
④ Komplex ....
.... Seite ....

Trainingstag

⏱ .... Sek. ⏱ .... Sek.
⏱ .... Sätze ....

① Bein ....
.... Seite ....
② Rumpf ....
.... Seite ....
③ Arm ....
.... Seite ....
④ Komplex ....
.... Seite ....

Trainingstag

⏱ .... Sek. ⏱ .... Sek.
⏱ .... Sätze ....

① Bein ....
.... Seite ....
② Rumpf ....
.... Seite ....
③ Arm ....
.... Seite ....
④ Komplex ....
.... Seite ....

Trainingstag

⏱ .... Sek. ⏱ .... Sek.
⏱ .... Sätze ....

① Bein ....
.... Seite ....
② Rumpf ....
.... Seite ....
③ Arm ....
.... Seite ....
④ Komplex ....
.... Seite ....

Trainingstag

⏱ .... Sek. ⏱ .... Sek.
⏱ .... Sätze ....

① Bein ....
.... Seite ....
② Rumpf ....
.... Seite ....
③ Arm ....
.... Seite ....
④ Komplex ....
.... Seite ....

Trainingstag

⏱ .... Sek. ⏱ .... Sek.
⏱ .... Sätze ....

① Bein ....
.... Seite ....
② Rumpf ....
.... Seite ....
③ Arm ....
.... Seite ....
④ Komplex ....
.... Seite ....

Trainingstag

⏱ .... Sek. ⏱ .... Sek.
⏱ .... Sätze ....

① Bein ....
.... Seite ....
② Rumpf ....
.... Seite ....
③ Arm ....
.... Seite ....
④ Komplex ....
.... Seite ....

Trainingstag

⏱ .... Sek. ⏱ .... Sek.
⏱ .... Sätze ....

① Bein ....
.... Seite ....
② Rumpf ....
.... Seite ....
③ Arm ....
.... Seite ....
④ Komplex ....
.... Seite ....

Trainingstag

⏱ .... Sek. ⏱ .... Sek.
⏱ .... Sätze ....

① Bein ....
.... Seite ....
② Rumpf ....
.... Seite ....
③ Arm ....
.... Seite ....
④ Komplex ....
.... Seite ....

Trainingstag

⏱ .... Sek. ⏱ .... Sek.
⏱ .... Sätze ....

① Bein ....
.... Seite ....
② Rumpf ....
.... Seite ....
③ Arm ....
.... Seite ....
④ Komplex ....
.... Seite ....

Trainingstag

⏱ .... Sek. ⏱ .... Sek.
⏱ .... Sätze ....

① Bein ....
.... Seite ....
② Rumpf ....
.... Seite ....
③ Arm ....
.... Seite ....
④ Komplex ....
.... Seite ....

Trainingstag

⏱ .... Sek. ⏱ .... Sek.
⏱ .... Sätze ....

① Bein ....
.... Seite ....
② Rumpf ....
.... Seite ....
③ Arm ....
.... Seite ....
④ Komplex ....
.... Seite ....

Trainingstag

⏱ .... Sek. ..... ⏱ .... Sek.

⏱ .... Sätze ....

① Bein ....

.... Seite ....

② Rumpf ....

.... Seite ....

③ Arm ....

.... Seite ....

④ Komplex ....

.... Seite ....

Trainingstag

⏱ .... Sek. ..... ⏱ .... Sek.

⏱ .... Sätze ....

① Bein ....

.... Seite ....

② Rumpf ....

.... Seite ....

③ Arm ....

.... Seite ....

④ Komplex ....

.... Seite ....

Trainingstag

⏱ .... Sek. ..... ⏱ .... Sek.

⏱ .... Sätze ....

① Bein ....

.... Seite ....

② Rumpf ....

.... Seite ....

③ Arm ....

.... Seite ....

④ Komplex ....

.... Seite ....

Trainingstag

⏱ .... Sek. ..... ⏱ .... Sek.

⏱ .... Sätze ....

① Bein ....

.... Seite ....

② Rumpf ....

.... Seite ....

③ Arm ....

.... Seite ....

④ Komplex ....

.... Seite ....

Trainingstag

⏱ .... Sek. ..... ⏱ .... Sek.

⏱ .... Sätze ....

① Bein ....

.... Seite ....

② Rumpf ....

.... Seite ....

③ Arm ....

.... Seite ....

④ Komplex ....

.... Seite ....

Trainingstag

⏱ .... Sek. ..... ⏱ .... Sek.

⏱ .... Sätze ....

① Bein ....

.... Seite ....

② Rumpf ....

.... Seite ....

③ Arm ....

.... Seite ....

④ Komplex ....

.... Seite ....

Trainingstag

🕐 .... Sek. .... 🕐 .... Sek.

🕐 .... Sätze ....

① Bein ....

.... Seite ....

② Rumpf ....

.... Seite ....

③ Arm ....

.... Seite ....

④ Komplex ....

.... Seite ....

Trainingstag

🕐 .... Sek. .... 🕐 .... Sek.

🕐 .... Sätze ....

① Bein ....

.... Seite ....

② Rumpf ....

.... Seite ....

③ Arm ....

.... Seite ....

④ Komplex ....

.... Seite ....

Trainingstag

🕐 .... Sek. .... 🕐 .... Sek.

🕐 .... Sätze ....

① Bein ....

.... Seite ....

② Rumpf ....

.... Seite ....

③ Arm ....

.... Seite ....

④ Komplex ....

.... Seite ....

Trainingstag

🕐 .... Sek. .... 🕐 .... Sek.

🕐 .... Sätze ....

① Bein ....

.... Seite ....

② Rumpf ....

.... Seite ....

③ Arm ....

.... Seite ....

④ Komplex ....

.... Seite ....

Trainingstag

🕐 .... Sek. .... 🕐 .... Sek.

🕐 .... Sätze ....

① Bein ....

.... Seite ....

② Rumpf ....

.... Seite ....

③ Arm ....

.... Seite ....

④ Komplex ....

.... Seite ....

Trainingstag

🕐 .... Sek. .... 🕐 .... Sek.

🕐 .... Sätze ....

① Bein ....

.... Seite ....

② Rumpf ....

.... Seite ....

③ Arm ....

.... Seite ....

④ Komplex ....

.... Seite ....

Trainingstag

⏱ .... Sek. .... ⏱ .... Sek.
⏱ .... Sätze ....
① Bein ....
.... Seite ....
② Rumpf ....
.... Seite ....
③ Arm ....
.... Seite ....
④ Komplex ....
.... Seite ....

Trainingstag

⏱ .... Sek. .... ⏱ .... Sek.
⏱ .... Sätze ....
① Bein ....
.... Seite ....
② Rumpf ....
.... Seite ....
③ Arm ....
.... Seite ....
④ Komplex ....
.... Seite ....

Trainingstag

⏱ .... Sek. .... ⏱ .... Sek.
⏱ .... Sätze ....
① Bein ....
.... Seite ....
② Rumpf ....
.... Seite ....
③ Arm ....
.... Seite ....
④ Komplex ....
.... Seite ....

Trainingstag

⏱ .... Sek. .... ⏱ .... Sek.
⏱ .... Sätze ....
① Bein ....
.... Seite ....
② Rumpf ....
.... Seite ....
③ Arm ....
.... Seite ....
④ Komplex ....
.... Seite ....

Trainingstag

⏱ .... Sek. .... ⏱ .... Sek.
⏱ .... Sätze ....
① Bein ....
.... Seite ....
② Rumpf ....
.... Seite ....
③ Arm ....
.... Seite ....
④ Komplex ....
.... Seite ....

Trainingstag

⏱ .... Sek. .... ⏱ .... Sek.
⏱ .... Sätze ....
① Bein ....
.... Seite ....
② Rumpf ....
.... Seite ....
③ Arm ....
.... Seite ....
④ Komplex ....
.... Seite ....